U0237149

更年期与妇科内分泌疑难病例评析

主编｜阮祥燕　Thomas Rabe　Alfred O. Mueck

TYPICAL CASES

OF

MENOPAUSAL

AND

GYNECOLOGICAL ENDOCRINOLOGY

REFINED ANALYSIS

人民卫生出版社
·北 京·

图书在版编目（CIP）数据

更年期与妇科内分泌疑难病例评析 / 阮祥燕，（德）托马斯·拉贝（Thomas Rabe），（德）阿尔弗雷德·奥托·缪克（Alfred O. Mueck）主编 . —北京：人民卫生出版社，2022.8（2023.10 重印）

ISBN 978-7-117-33427-3

Ⅰ.①更… Ⅱ.①阮…②托…③阿… Ⅲ.①更年期综合征—疑难病—病案—分析②妇科病—内分泌病—疑难病—病案—分析 Ⅳ.①R588②R711

中国版本图书馆 CIP 数据核字（2022）第 145453 号

| 人卫智网 | www.ipmph.com | 医学教育、学术、考试、健康，购书智慧智能综合服务平台 |
| 人卫官网 | www.pmph.com | 人卫官方资讯发布平台 |

更年期与妇科内分泌疑难病例评析
Gengnianqi yu Fuke Neifenmi Yi'nan Bingli Pingxi

主　　编：阮祥燕　Thomas Rabe　Alfred O. Mueck
出版发行：人民卫生出版社（中继线 010-59780011）
地　　址：北京市朝阳区潘家园南里 19 号
邮　　编：100021
E - mail：pmph @ pmph.com
购书热线：010-59787592　010-59787584　010-65264830
印　　刷：北京华联印刷有限公司
经　　销：新华书店
开　　本：889×1194　1/32　印张：11.5
字　　数：287 千字
版　　次：2022 年 8 月第 1 版
印　　次：2023 年 10 月第 3 次印刷
标准书号：ISBN 978-7-117-33427-3
定　　价：98.00 元

编委名单 （按姓氏笔画排序）

Alfred O. Mueck　德国图宾根大学

Petra Frank-Herrmann　德国法兰克福大学

Rod Baber　澳大利亚悉尼大学

Tomas Rabe　德国海德堡大学

马启敏　安阳市妇幼保健院

卢　琴　福建省立医院

代荫梅　首都医科大学附属北京妇产医院

吕淑兰　西安交通大学第一附属医院

许良智　四川大学华西第二医院

阮祥燕　首都医科大学附属北京妇产医院

李连芳　首都医科大学附属北京妇产医院怀柔妇幼保健院

何爱梅　福建医科大学附属福清市医院

宋淑敏　安阳市妇幼保健院

张　炜　复旦大学附属妇产科医院

张　蕾　北京清华长庚医院

张丽莉　厦门市妇幼保健院

罗穗豫　河南省人民医院

金凤羽　首都医科大学附属北京妇产医院

金英杰　河北省高碑店市医院

赵桂君　清华大学附属垂杨柳医院

参编人员 （按姓氏笔画排序）

丁　淼　中山大学孙逸仙纪念医院

王　珊　首都医科大学附属北京友谊医院

王月姣　首都医科大学附属北京妇产医院

王志坤　首都医科大学附属北京妇产医院

王金平　淄博市妇幼保健院

方庭枫　中山大学孙逸仙纪念医院

庄思颖　厦门市妇幼保健院

刘　俊　北京清华长庚医院

刘庆功　安阳市妇幼保健院

刘莉莉　首都医科大学附属北京妇产医院

许　新　首都医科大学附属北京妇产医院

苏　莹　河南省人民医院

杜　娟　首都医科大学附属北京妇产医院

李　扬　中山大学孙逸仙纪念医院

李　婧　首都医科大学附属复兴医院

李妍秋　首都医科大学附属北京妇产医院

杨　瑜　首都医科大学附属北京妇产医院

杨丽洁　成都中医药大学附属医院

豆竹丽　中国人民解放军空军特色医学中心

谷牧青　首都医科大学附属北京妇产医院

主编简介

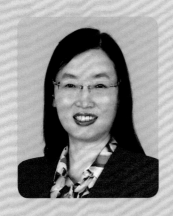

　　阮祥燕　博士后，教授、主任医师，博士生导师，德国图宾根大学客座教授，首都医科大学附属北京妇产医院妇科内分泌科创始人、科主任，首都医科大学妇产科学系执行主任，卵巢组织冻存库创始人、负责人，成功完成中国首例冻存卵巢组织移植，实现中国冻存卵巢组织移植后首例自然妊娠、完成中国冻存卵巢组织移植后首例健康婴儿诞生，中华人民共和国国务院政府特殊津贴专家，中国好医生。

　　先后 4 次到美国哥伦比亚大学、德国图宾根大学、波恩大学等做访问学者。首位入选国际妇科内分泌学会执行委员会、国际绝经学会执行委员会、国际人类生殖学会的中国籍委员。擅长更年期与妇科内分泌相关疾病的诊断与治疗，发表论文 300 余篇，SCI 100 余篇。牵头制定中国首个卵巢组织冻存与移植专家共识与指南、妊娠期乳腺癌患者生育力保护专家共识，出版论著 6 部：《妇科内分泌学热点聚焦》《更年期相关症状及疾病防治理论与实践》《生殖内分泌学热点聚焦》《妇科内分泌病例评析》《生殖内分泌学临床实践》《门诊微型宫腔镜诊断技术》；科普书：《女人要懂内分泌》第 1 版、第 2 版。主持国家自然科学基金等科研项目 50 余项。

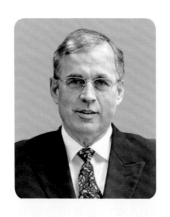

Thomas Rabe

首都医科大学附属北京妇产医院客座教授,德国海德堡大学妇产医院妇科内分泌及生殖医学中心前主任,现为德国海德堡大学妇产医院妇科内分泌学和生殖医学科顾问。中 - 德妇产科学会德方副主席。国际人道主义和平研究所暨约翰·拉贝交流中心主席。

Thomas Rabe 是约翰·拉贝的嫡孙。在妇科内分泌和生殖医学领域取得了杰出的成就。首都医科大学附属北京妇产医院阮祥燕教授团队与其合作取得多项重要填补了中国空白的项目,2018 年 10 月获中国政府友谊奖。

原创论文及综述 330 篇,科普书籍章节 200 章,科学书籍(编著、合著)超过 35 本(其中部分书籍被译成 10 种语言)。

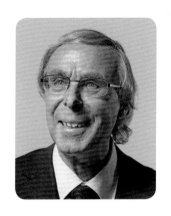

Alfred O. Mueck

德国图宾根大学教授、德国绝经学会主席,医学博士、药理学博士、生物化学博士。德国图宾根大学绝经内分泌及妇女健康中心主任,德国南部妇女健康中心主任及疑难病会诊专家,德国绝经学会前主席及终身荣誉主席。首都医科大学附属北京妇产医院妇科内分泌科荣誉主任,首都医科大学客座教授。

Alfred O. Mueck 在首都医科大学附属北京妇产医院多项国际合作项目中,起到了重要的桥梁作用,做出了重要贡献。如创建中国首个"卵巢组织冻存库""绝经门诊项目中心""微型宫腔镜中心""国际跨学科子宫内膜异位症中心"等。因与首都医科大学附属北京妇产医院内分泌科合作取得的突出成就,于 2015 年荣获中国政府友谊奖、2017 年获北京长城友谊奖、2021 年入选斯坦福"全球前 2% 顶尖科学家榜单",北京市朝阳区"凤凰计划"战略科学家、北京市特聘专家、海聚工程等诸多荣誉与奖项。主持超过 25 项国际 / 国内 I ~ IV 期临床试验,发表论文 600 余篇,摘要 500 余篇,主编 / 参编论著 15 部。

TYPICAL CASES
OF
MENOPAUSAL
AND
GYNECOLOGICAL ENDOCRINOLOGY
REFINED ANALYSIS

致谢

尊敬的各位同道们：

首先感谢您阅读此书并希望您提出宝贵意见或建议。

本书编委在百忙之中经过无数个夜晚和周末撰写此书，对每个病例逐字逐句数遍修改，付出了辛勤的劳动和汗水，经过两年的努力，终于与读者见面了！本书旨在为广大医生、医学生及同仁们分享临床诊疗中的宝贵经验，荟萃了来自3个国家、56位专家学者临床经验的精华！感谢来自德国图宾根大学的 Alfred O. Mueck 教授的倾力相助。Mueck 教授每次来中国都会进行疑难病例会诊，深入探讨药理相关知识和药物间的相互作用，并对妇科内分泌相关问题提出宝贵的意见和建议。同时感谢来自澳大利亚悉尼大学的 Rod Baber 教授、德国海德堡大学的 Thomas Rabe 教授及德国法兰克福大学的 Petra Frank-Herrmann 教授，为本书提供了精彩病例及诊疗建议。

感谢首都医科大学附属北京妇产医院的领导以及妇科内分泌科全体同道在此书的编写过程中给予的支持！

衷心感谢多年来以下项目的支持，让我和我的团队有机会得到培养、提高并走向国际。

国家自然科学基金（81671411）

北京市自然科学基金项目（7202047，7162062）

首都卫生发展科研专项项目（首发 2020-2-2112，首发 2016-2-2113）

北京市医院管理局临床医学发展专项经费资助（XMLX201710）

北京市科学技术委员会首都临床特色应用研究课题（Z161100000516143）

北京市医院管理中心"登峰"计划专项经费资助（DFL20181401）

北京市卫生系统高层次卫生技术人才（2014-2-016）

国家更年期保健特色专科建设单位

首批北京市级妇幼保健专科示范单位"更年期保健专科"〔编号:(2017)35 号〕

国家外专局:重点外国专家项目(20181100005,G20190101014)

国家引才引智示范基地(社会与生态建设类)（J2018301）

北京市健康委员会:"一带一路"妇科与生殖内分泌新技术培训班项目

中国健康促进基金会,中药防治围绝经期及绝经后妇女骨质疏松的临床研究

阮祥燕

2022 年 8 月

前言

亲爱的读者,光阴似箭,日月如梭。经历了 56 位国内外专家数十年临床宝贵经验的积累以及近 2 年编委呕心沥血的编撰及修改,《更年期与妇科内分泌疑难病例评析》终于和大家见面了。本书编撰了来自首都医科大学附属北京妇产医院妇科内分泌科和全国各地妇科内分泌专家提供的典型病例以及德国图宾根大学 Alfred O. Mueck 教授、德国海德堡大学 Thomas Rabe 教授、德国法兰克福大学 Petra Frank-Herrmann 教授及澳大利亚悉尼大学 Rod Baber 教授提供的精彩病例,共 89 例,包括:多囊卵巢综合征相关疾病、闭经相关疾病、更年期或围绝经期相关疾病、早发性卵巢功能不全相关疾病、卵巢肿物相关疾病、异常子宫出血相关疾病、生育力保护(乳腺癌、宫颈癌、子宫内膜癌患者进行卵巢组织冻存)、国际专家病例分享及其他内分泌相关疾病。本书按患者病情介绍,知识点问答和评析的方式呈现给读者,让繁忙的临床医生快速掌握每个典型病例的核心内容。

Alfred O. Mueck 教授作为本书合作主编以及德国妇产科疑难病会诊专家,从他会诊的 2 000 多例疑难病例精选出 30 多例与大家分享,这是极其宝贵的国际财富! Thomas Rabe 教授、Petra Frank-Herrmann 教授分享了青春期早发性卵巢功能不全、原发性闭经、先天性无阴道、性发育异常等妇科内分泌问题。Rod Baber 教授分享了子宫内膜癌、乳腺癌、血栓、偏头痛病史患者绝经相关问题治疗的选择。

本书主要解决疑难病例的处理问题。从医学、药理学和生理学等方面对临床遇到的疑难病例进行了详尽分析与探讨，深入浅出，一改以往提供标准答案的模式，集思广益、纳入各种不同的临床观点和经验，使得本书具有很高的科学性、热点性、可读性、实用性与临床研究的指导性。希望本书可以帮助中国妇产科、妇女保健、妇科内分泌及生殖医生及医学生增加知识、拓宽视野。

　　本书出版之际，恳切希望广大读者在阅读过程中不吝赐教，欢迎发送邮件至邮箱 renweifuer@pmph.com，或扫描封底二维码，关注"人卫妇产科学"，对我们的工作予以批评指正，如您在阅读此书的过程中发现有不足或需勘误之处，请联系我们，大家共同进步，谢谢！

阮祥燕　Thomas Rabe　Alfred O. Mueck
2022 年 8 月

目录

第一章　多囊卵巢综合征

病例1　多囊卵巢综合征过度减重后致功能性下丘脑性闭经

一、病历摘要

19岁女性，主因"闭经1年"于2020年4月10日初次就诊。患者12岁月经初潮，月经周期7天/45~60天，无痛经，经量中等，末次月经（last menstrual period，LMP）：2019年4月1日。1⁺年前诊断多囊卵巢综合征（polycystic ovarian syndrome，PCOS），节食减肥3个月体重下降20kg，之后闭经。减重前身高153cm，体重63kg，体重指数（body mass index，BMI）26.9kg/m²，目前体重43kg，BMI 18.4kg/m²。期间口服中药治疗半年，仍无月经来潮，未就诊。2020年3月外院性激素六项：卵泡刺激素（follicle-stimulating hormone，FSH）1.71mIU/ml，黄体生成素（luteinizing hormone，LH）0.14mIU/ml，雌二醇（estradiol，E_2）40.84pg/ml。

1. **既往史**　外院诊断PCOS 1⁺年，未系统治疗，无异常家族史。

2. **月经、婚育史**　12岁月经初潮，月经周期7天/45~60天，无痛经，经量中等；LMP：2019年4月1日。未婚，无性生活。

3. **体格检查**　身高153cm，体重43kg，BMI 18.4kg/m²；

1

上唇和下腹部数根长黑体毛,无痤疮,甲状腺无异常,双乳对称,发育正常。

4. 妇科检查 阴毛发育正常;肛门检查:子宫前位,偏小,无压痛,双侧附件区未及异常。

5. 辅助检查

(1)血常规(2020 年 4 月 11 日):血红蛋白(hemoglobin,Hb)138g/L,嗜碱性粒细胞百分比 1.3%,中性粒细胞百分比(proportion of neutrophil,Neut%)39.7%,Neut 1.58 × 10^9/L,余未见异常。

(2)血生化(2020 年 4 月 11 日):Ca^{2+} 2.53mmol/L,余未见异常。

(3)血甲状腺功能(2020 年 4 月 11 日):未见异常。

(4)凝血功能(2020 年 5 月 12 日):未见异常。

(5)双下肢静脉彩超:未见异常。

(6)妇科彩超:子宫前位,大小约 3.1cm × 2.9cm × 1.4cm(图 1-1),内膜显示欠清,厚度约 0.3cm。双侧卵巢均未见多囊样表现(图 1-2)。

6. 初步诊断

(1)功能性下丘脑性闭经。

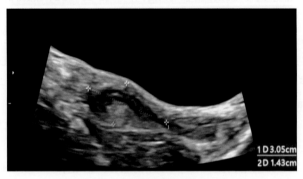

图 1-1 子宫超声表现
(子宫 3.1cm × 2.9cm × 1.4cm,内膜 0.3cm)

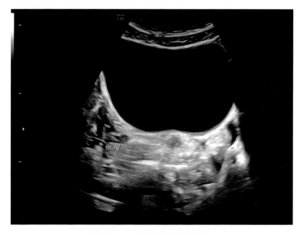

图 1-2 卵巢超声表现
（未见卵巢多囊样表现）

（2）体重过低。

（3）多囊卵巢综合征。

二、个体化的专家治疗方案

1. 饮食指导 该患者短时间内体重迅速减轻 20kg，BMI 降低至 18.4kg/m²，从而导致闭经。建议患者健康饮食，均衡营养，减少运动，逐渐增加体重。

2. 雌孕激素序贯疗法 排除禁忌证后，选用雌孕激素序贯或者雌、孕激素连续联合治疗方案。该患者 19 岁，希望有月经来潮，因此选择雌、孕激素序贯疗法。给予口服戊酸雌二醇片 1mg，连续 21 天，后 12 天加用黄体酮 200mg 1 个周期，有月经来潮，上述方案第 2 个周期停药 2 周无月经来潮，BMI 22.2kg/m²，激素六项（2020 年 8 月 22 日）见表 1-1；继而给予口服戊酸雌二醇片 2mg，连续 21 天，后 10 天加用黄体酮 200mg，有撤退性出血，激素六项（2020 年 10 月 25 日）见表 1-1。

表 1-1　不同时期性激素六项结果

检测日期	E₂/(pg·ml⁻¹)	P/(ng·ml⁻¹)	PRL	FSH/(mIU·ml⁻¹)	LH/(mIU·ml⁻¹)	T/(nmol·L⁻¹)
2020 年3 月	40.84			1.71	0.14	
2020 年8 月 22 日	32.00	0.43	6.52ng/ml	6.85	2.91	2.22
2020 年10 月 25 日	28.61	0.31	326.00μIU/ml	5.71	6.71	2.06

注:E₂. estradiol, 雌二醇;P. progesterone, 孕酮;PRL. prolactin, 催乳素;FSH. follicle-stimulating hormone, 卵泡刺激素;LH. luteinizing hormone, 黄体生成素;T. testosterone, 睾酮

3. 对症和期待治疗　随访过程中,戊酸雌二醇片 1mg 及黄体酮 200mg 第 1 个周期结束后,患者出现下肢水肿,凹陷性,右侧显著,无疼痛及酸胀,皮温正常,足背动脉搏动良好,停止激素治疗,再次复查凝血功能及下肢静脉彩超检查无异常,排除血栓。考虑为营养不良性水肿,嘱避免剧烈运动、夜间抬高患肢,1 个月 BMI 增加至 20kg/m²,水肿自行缓解。后继续给予戊酸雌二醇片 2mg,连续 21 天,后 10 天加用黄体酮 200mg 治疗 9 个周期,BMI 23kg/m²,停药后月经自然来潮 2 次,周期 30 天,目前尚在随访中。

三、病例分析

下丘脑性闭经(hypothalamic amenorrhea,HA)是中枢神经系统及下丘脑各种功能和器质性疾病引起的闭经,是继发性闭经最常见的类型。按病因分为功能性、基因缺陷或器质性、药源性 3 种类型,其中功能性在临床中最为常见,精神应激、长期剧烈运动、神经性厌食、体重急剧下降等均可导致功

能性下丘脑性闭经。而 PCOS 也可引起下丘脑性闭经和卵巢性闭经。

1. 下丘脑性闭经的诊断　消瘦是下丘脑性闭经的原因之一。该患者体重在 3 个月内减少 20kg,减少了体重的31.7%,减重后体形偏瘦,血 FSH 及 LH 均降低,LH 更明显,E_2水平低,妇科超声子宫体积偏小,内膜薄,分析该患者闭经原因为功能性下丘脑性闭经,与体重过低相关。

2. 体重过低引发下丘脑性闭经的治疗

(1)心理疏导:询问患者是否存在引起精神心理压力过大的因素,如工作、学习压力大,导致精神过度紧张,鼓励其放松心情、开阔心胸。同时引领患者树立正确的审美观,向其阐述闭经的危害,帮助其消除节食动机。耐心讲解具体的治疗方案,争取良好的医患沟通合作及患者家属的支持。必要时建议患者行心理咨询以克服心理障碍。该患者 19 岁,大学生,学习压力较大,因此要减轻心理压力,避免精神过度紧张。

(2)均衡营养,增加体重:超过 50% 的 PCOS 患者超重或肥胖,超重或肥胖的 PCOS 患者应通过生活方式干预达到减重 5%~15%,以改善雄激素增多症、月经稀少、无排卵、胰岛素抵抗和高脂血症。2018 PCOS 评估和管理的国际循证指南也指出如超重患者在 6 个月内 BMI 减轻 5%~10% 会产生显著的临床效果。该患者减重前 BMI 26.9kg/m^2,属于超重人群,确实应该减重,但是不可急功近利。

身体脂肪含量对于恢复排卵和月经非常重要。成年年轻女性需要至少 20.5% 的体脂才能维持正常月经。通过节食减重,脂肪组织大量损失,机体对长期的能量缺乏会产生生理适应,身体会将可利用能量物质重新分配以维持对生存必不可少的生理过程,如运动、细胞代谢和体温调节,而同时抑制生长和繁殖。动物实验和临床研究也证实能量缺乏是下丘脑性闭经的诱因之一,其主要通过影响垂体前叶对促性腺激素的合成与分泌而致闭经。该患者也是因为能量缺乏,身体将能量重新分配,从而导致内分泌紊乱甚至闭经。

　　该患者还出现了一过性双下肢水肿,考虑营养不良,因长时间负氮平衡,致血浆蛋白减少,胶体渗透压降低,同时皮下脂肪减少导致组织松弛,组织压降低,引起水肿,体重增加,营养状况改善后自行缓解。

　　所以对于该患者首要任务就是增加体重,随着体重增加,性腺轴功能可能逐渐恢复,有研究表明恢复月经需要至少6~12个月的体重稳定,但是在某些情况下,体重稳定后,月经周期也没有恢复正常,这也强调了心理因素和压力的重要性。该患者为大学生,学习压力大,治疗期间一方面鼓励增加体重,另一方面需进行心理疏导,缓解压力。

　　(3)内分泌治疗:下丘脑性闭经为低促性腺素性闭经,可采用雌、孕激素序贯疗法。本病例采用雌、孕激素序贯疗法,患者定期有撤退性出血,用药前需排查动静脉血栓、乳腺癌、子宫内膜癌等。

　　该患者既往诊断为 PCOS,体重迅速减轻后诱发功能性下丘脑性闭经,雌、孕激素序贯治疗有效,随着体重逐渐恢复正常,下丘脑受抑制程度逐渐减轻,FSH 及 LH 有所上升,有望随着体重的稳定,逐渐停药后恢复排卵。但需警惕的是,一旦功能性下丘脑性闭经治疗好后仍可能会出现 PCOS 的表现。

　　此外,对于功能性下丘脑性不孕患者还可以采用促性腺激素释放激素(gonadotropin-releasing hormone, GnRH)泵脉冲治疗或者促性腺素诱导排卵的方法。Berga 等认为认知行为疗法是治疗功能性下丘脑性闭经方法中最合适的一种因果疗法,通过为患者提供压力管理、情感支持、放松训练和心理教育等非药物干预手段消除致病诱因,可充分恢复卵巢功能及其伴随的神经内分泌改变。

　　综上所述,PCOS 的患者超重或者肥胖非常多见,减轻体重确实可改善病情,但是需要把握度,过犹不及,过度减肥可能会导致功能性下丘脑性闭经,造成更严重的后果。

(王 珊 蔡晓辉)

病例 2 GnRH 泵治疗来曲唑失败的多囊卵巢综合征患者成功受孕并分娩 1 例

一、病历摘要

31 岁女性,主因"月经稀发 10 余年,未避孕未孕 3 年"于 2018 年 9 月 3 日就诊。患者 13 岁月经初潮,月经周期 6~7 天 /30 天,无痛经,经量中等,2008 年自然受孕足月分娩一男婴,产后月经稀发,月经周期延长至 30~90 天 1 次,未系统治疗,近 3 年来因有二胎生育要求,曾先后于外院给予中药调理,口服炔雌醇环丙孕酮片及减重治疗效果均不满意,未避孕一直未孕,遂就诊笔者医院。

1. 既往史 既往体健,否认高血压、糖尿病及 PCOS 家族史。2018 年行剖宫产术,否认其他手术及外伤史。

2. 月经、婚育史 13 岁月经初潮,月经周期 6~7 天 /30 天,无痛经,经量中等,LMP:2018 年 6 月 9 日。G_3P_1,2008 年自然受孕足月剖产分娩一男婴,体重 3 100g,配偶及儿子均体健。

3. 体格检查 体温、脉搏正常,血压 133/90mmHg,身高 161cm,体重 88kg,BMI 33.95kg/m²,腰围 102cm,臀围 108cm,发育正常,体形肥胖。面部无痤疮,无满月脸、水牛背,无多毛。全身皮肤无黑棘皮病。甲状腺未触及异常。心、肺、腹查体未见异常。

4. 妇科检查 外阴已婚未产型,阴道通畅,未见异常分泌物,子宫颈光滑,无举摆痛,子宫后位,大小正常,质地中等,活动度好，无压痛，双侧附件区未及异常。

5. 辅助检查

（1）雄激素四项：2018 年 9 月 28 日为总睾酮（total testosterone，TT）1 174.73pg/ml，游离睾酮（free testosterone，FT）14.9pg/ml，生物活性睾酮（bioavailable testosterone，BioT）368pg/ml，余未见异常；2019 年 1 月 7 日为 TT 684.08pg/ml，性激素结合球蛋白（sex hormone-binding globulin，SHBG）178.5nmol/ml，余未见异常。

（2）抗米勒管激素（anti-Müllerian hormone，AMH）：2018 年 9 月 4 日为 19.97ng/ml；2019 年 1 月 4 日为 13.92ng/ml。

（3）不同时期性激素六项的结果：见表 1-2。

表 1-2   不同时期性激素六项结果

检测日期	FSH/ (IU· L^{-1})	LH/ (IU· L^{-1})	E$_2$/ (pg· ml^{-1})	P/ (ng· ml^{-1})	PRL/ (ng· ml^{-1})	T/ (ng· dl^{-1})
2018 年 9 月 4 日	6.50	8.23	56.44	0.74	11.98	
2018 年 12 月 27 日	7.50	4.76	36.45	0.45	12.74	
2019 年 8 月 16 日	8.08	10.69	302.94	0.46	11.47	84.29

（4）血生化：2018 年 9 月 4 日为高密度脂蛋白（high density lipoprotein，HDL）0.85mmol/L，同型半胱氨酸 15.2μmol/L，余未见异常；2018 年 12 月 27 日为甘油三酯 2.22mmol/L，余未见异常。

（5）血清促甲状腺激素、空腹胰岛素、皮质醇及血常规均正常。

（6）阴道超声：2018 年 9 月 3 日，子宫后位，大小 5.4cm×

6.1cm×3.8cm,内膜厚 0.4cm,右侧卵巢长径约 3.2cm,左卵巢长径约 3.4cm,双侧卵巢内均可见多于 12 个小卵泡回声(图 1-3)。2019 年 8 月 21 日,子宫后位,大小 6.6cm×6.2cm×4.6cm,内膜厚 0.6cm,左卵巢大小 2.8cm×2.2cm,卵泡数>12 个,右侧卵巢大小 2.9cm×2.8cm,卵泡数>12 个。

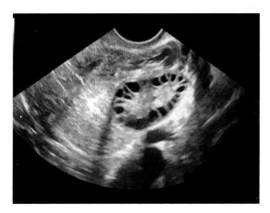

图 1-3　卵巢超声表现
(可见卵巢多囊样改变)

6. 诊断
(1)多囊卵巢综合征。
(2)肥胖。
(3)继发不孕。
(4)剖宫产史。

二、治疗经过

1. **减重**　根据目前的诊断,由于该患者为肥胖型 PCOS,建议减重治疗。采用静态代谢率测定、体成分运动功能测定,同时参照中国营养学的标准,根据育龄期体质营养环境运动指导系统所出具的个体化营养和运动指导报告,从最佳营养学的角度,给予患者个体化的营养指导,并改变不良的饮食及生活习惯。同时综合患者神经、肌肉、关节和抗骨折能力等参数来确定适合该患者的个体化运动方式,以达到有效减轻体重的目的。

2. 调整月经周期　在个体化营养指导及运动指导的基础之上同时给予屈螺酮炔雌醇片(Ⅱ)(含炔雌醇 20μg 和屈螺酮 3mg)调整月经周期,在药物撤退性出血第 3 天开始口服,1 次/d,每晚 1 片,连续用药 28 天,不停药,继续口服,共 3 个周期,用药期间月经规律。

3. 诱导排卵　经过个体化营养指导、运动指导及口服屈螺酮炔雌醇片(Ⅱ)的综合干预方案 3 个周期后患者游离睾酮降至正常,AMH 较前降低,体重减轻 1kg。因患者有生育要求,2018 年 12 月开始给予来曲唑片(2.5mg/片)促排卵治疗:月经周期第 3 天开始口服,2 片/次,1 次/d,连续用药 5 天,共促排卵治疗 6 个周期。促排过程中,自月经周期第 8~10 天开始经阴道 B 超监测卵泡发育,每 2~3 天监测 1 次,前 3 个周期有优势卵泡生长,排卵未孕,后 3 个周期均无优势卵泡生长。

4. GnRH 脉冲治疗　因来曲唑诱导排卵失败,遂决定改为 GnRH 脉冲治疗。至带泵前体重共减轻 10.5kg,BMI 降低至 29.9kg/m²,腰围 99cm,臀围 103cm。

2019 年 8 月 16 日予以 GnRH 脉冲泵通过皮下脉冲注射 GnRH 类似物戈那瑞林(每 90 分钟 1 次脉冲,6μg/次,皮下输注),之后定期行 B 超监测卵泡大小并逐渐调整 GnRH 泵脉冲剂量。

2019 年 8 月 23 日 查 FSH:7.61IU/L,LH:7.15IU/L,E_2:62.01pg/ml,T:73.14ng/dl,B 超监测左侧最大卵泡 1.03cm,右侧最大卵泡 0.97cm,GnRH 脉冲泵的剂量为 6μg/90min。

2019 年 9 月 16 日 查 FSH:4.66IU/L,LH:4.13IU/L,E_2:131.28pg/ml,B 超监测左侧最大卵泡 1.31cm × 1.01cm,调整 GnRH 脉冲泵的剂量为 22μg/90min 并维持不变。

2019 年 9 月 20 日 查 FSH：3.42IU/L，LH：5.04IU/L，E_2：254.89pg/ml，P：0.37ng/ml，T：48.57ng/dl，B 超示左侧卵巢 3.6cm×2.5cm，右侧卵巢 3.5cm×2.3cm，左侧最大卵泡 2.17×1.91cm，注射用重组人绒毛膜促性腺激素 5 000IU 肌内注射，并指导同房。

2019 年 9 月 23 日 查 FSH：3.99IU/L，LH：2.77IU/L，E_2：91.78pg/ml，P：2.03ng/ml，PRL：14.28ng/ml，T：53.14ng/ml，B 超监测已排卵。

2019 年 10 月 3 日自测尿妊娠试验阳性，停泵。

2019 年 10 月 10 日查血人绒毛膜促性腺激素（human chorionic gonadotropin，hCG）：1 664.26IU/L，P：19.2ng/ml。

2019 年 10 月 28 日 B 超示：宫内早孕单活胎。

2019 年 12 月 5 日 B 超示：宫内孕，单活胎，超声孕周提示 12^{+4} 周。

2020 年 5 月 29 日剖宫产分娩一男婴，母子平安。

三、病例分析

PCOS 是一种常见的生殖内分泌代谢性疾病，以高雄激素血症、慢性无排卵、卵巢多囊样改变为特征，在育龄期女性的患病率高达 6%~21%，约占排卵障碍性不孕的 75%，严重影响患者的生育功能及远期健康，对于有生育要求但持续无排卵或稀发排卵的 PCOS 患者，治疗主要以诱导排卵为主。目前，来曲唑（letrozole，LE）是国内外指南推荐的一线促排卵方案，常用于克罗米芬（clomiphene citrate，CC）抵抗，但 LE 的排卵率也仅为 60%~80%，其余患者对 LE 无反应。对于一线促排失败的患者可应用促性腺激素，但多胎妊娠及卵巢过度刺激综合征的发生率高。

GnRH 脉冲泵是符合下丘脑 - 垂体 - 卵巢轴生理调节机制的治疗方法，它通过脉冲皮下注射 GnRH 类似物的方式，模拟下丘脑 GnRH 生理性脉冲分泌模式，从而达到有效刺激垂体分泌促性腺激素,进而促使性腺发育,分泌性激素及配子生成,获得生育能力。目前,该技术在特发性促性腺激素功能低下型性腺功能减退症(idiopathic hypogonadotropic hypogonadism,IHH)、中枢性继发性闭经等疾病的治疗方面都有所应用,并且都取得了一定疗效,但对于 PCOS,尤其是在来曲唑促排治疗失败后,却较为少见。

PCOS 患者应用 GnRH 促排卵的用法和剂量目前尚无统一的标准。主要因治疗的疾病和给药途径的不同而不同。给药途径包括静脉注射(i.v.)和皮下注射(s.c.)。i.v. 途径的起始剂量为每脉冲 2.5~5.0μg,s.c. 途径通常需要更高的 GnRH 剂量,由中国医师协会内分泌代谢科医师分会起草的 GnRH 脉冲治疗专家共识所推荐的起始剂量为 s.c. 途径,每 90 分钟 1 次脉冲,10μg/ 次。由于静脉用药便利性差,静脉炎的发生率为 1.5%。因此,s.c. 更安全、更方便,在临床上已成为治疗首选。国外有关报道显示 PCOS 患者应用 GnRH 泵的剂量高于 IHH 和功能性下丘脑闭经,但排卵率却减低,其疗效不佳可能与女性不同的内分泌特征有关。治疗过程中应根据受试者的内分泌情况和超声监测的卵泡大小,逐步调整 GnRH 的脉冲剂量。

GnRH 泵的缺点是费用昂贵,调节过程繁琐,长期佩戴可能出现局部皮肤丘疹、硬结等不良反应。

该患者在 LE 诱导排卵 6 个周期,后 3 个周期均无优势卵泡生长的情况下改行 GnRH 脉冲治疗。GnRH 皮下注射途径的初始剂量为 6μg/90min,低于 GnRH 脉冲治疗共识所推荐的剂量。自第 7 天起动态监测卵泡发育,根据卵泡大小及激素水平调整 GnRH 泵剂量,最大至 22μg/90min。带泵第 36 天,B 超监测左侧最大卵泡 2.17cm × 1.91cm,双侧卵巢不大,卵巢过度刺激的风险很小,同时激素水平无 LH 峰值,遂给予 hCG 5 000IU “扳机”诱导排卵,从而增加妊娠机会。本病例经过上述治疗,1 周左右 LH、LH/FSH 比值及 T 下降,仅第 1

周期便自然受孕,并规律产检至孕足月分娩,说明 GnRH 脉冲泵治疗可以作为来曲唑诱导排卵失败的 PCOS 患者的可行选择。在动态监测优势卵泡达到 18~20mm 时可配合使用 hCG,从而更准确地预测和诱导排卵,提高妊娠率。

(豆竹丽)

病例 3 多囊卵巢综合征患者个体化治疗后成功妊娠 1 例

一、病历摘要

35 岁女性,主因"诊刮术后闭经半年,有生育需求",于 2021 年 3 月 17 日就诊于首都医科大学附属北京妇产医院内分泌科。患者平素月经欠规律,月经周期:7~8 天 /3~6 个月。半年前因异常子宫出血于当地医院行诊断性刮宫术,术后病理提示增殖期子宫内膜(具体不详)。诊刮术后半年月经未来潮,为进一步调节月经,有生育需求就诊。

1. **既往史** 既往体健,否认高血压、糖尿病、甲状腺疾病等慢性疾病史,否认肝炎、结核等传染病病史,否认手术、外伤史,否认药物过敏史。

2. **个人史** 无烟、酒等不良嗜好,无毒物及放射线接触史。

3. **月经、婚育史** 14 岁月经初潮,月经周期 7~8 天 /3~6 个月,经量中等,无痛经。已婚,G_1P_1,2010 年剖宫产一女活婴。

4. **家族史** 父亲患糖尿病,否认其他家族遗传病病史。

5. **体格检查** 身高 167cm,体重 87kg,BMI 31.19kg/m²,腰围 87cm,臀围 101.5cm,血压 112/80mmHg,脉搏 70 次 /min。面部痤疮、脂溢性脱发、颈部黑棘皮病,乳晕可见数根长毛。甲状腺未及明显异常。

6. 专科检查　外阴已婚型,阴毛呈男性化分布;阴道通畅;子宫颈光滑;子宫前位,常大,活动可,无压痛;双附件区未及异常。

7. 初步诊断

(1)闭经。

(2)肥胖。

8. 辅助检查

(1)血 β-hCG(2021 年 3 月 17 日):<1.2IU/L。

(2)性激素六项(2021 年 3 月 17 日):FSH 5.34IU/L,LH 11.35IU/L,E_2 47.17pg/ml,P 0.26ng/ml,FT 8.72pg/ml。

(3)AMH:5.42ng/ml。

(4)空腹胰岛素:161.27pmol/L。

(5)肝肾功能、尿酸、皮质醇未见异常。

(6)经阴道盆腔 B 超提示:子宫后位,大小 5.4cm×4.6cm×3.7cm,内膜 0.9cm,左卵巢长径 3.7cm,卵泡数大于 12 个/平面,右卵巢长径 3.2cm,卵泡数大于 12 个/平面。

(7)经软件分析后生成的个体化饮食营养指导报告提示:患者饮食糖、脂摄入过量,运动不足。

(8)MC/MES00-042 肌肉功能分析仪定量测定:BMI 32.85kg/m²,全身脂肪百分比 40.8%,下肢肌肉分布系数 1.03,下肢最大肌力 2.13。

自 2021 年 3 月 18 日起给予口服地屈孕酮 10mg,b.i.d.,共 10 天,停药 2 天后出现撤退性出血。

9. 确定诊断

(1)多囊卵巢综合征。

(2)肥胖。

10. 进一步治疗方案

(1)调整生活方式:根据个体化饮食营养指导报告以及肌肉功能分析仪定量测定结果,制订个体化饮食运动方案。

(2)制订调节月经周期的治疗方案:给予炔雌醇屈螺酮片

（Ⅱ），1 天 1 片，共 3 个周期。

（3）减轻体重：餐后口服奥利司他胶囊 0.12g，严格遵循个体化饮食运动方案。口服复合维生素片。

该患者自 2021 年 4 月 7 日起开始严格遵照治疗方案进行治疗 3 个月。于 2021 年 7 月 6 日月经来潮第 2 天来院复查。

患者自诉用药期间每月规律撤退性出血，面部痤疮、脱发症状缓解。查体：身高 167cm，体重 65kg，BMI 23.3kg/m²，血压 126/82mmHg，脉搏 81 次 /min，腰围 80cm，臀围 99cm，FSH 5.71IU/L，LH 8.13IU/L，E_2 39.34pg/ml，P 0.09ng/ml，FT 7.94pg/ml，AMH 5.00ng/ml。患者有生育需求，自停药后月经第 8 天起超声监测卵泡发育情况，提示恢复自然排卵。患者自 2021 年 8 月 16 日起进行监测排卵 2 个周期，均因子宫内膜薄、卵泡发育慢等未成功妊娠。于 2021 年 10 月 14 日月经第 8 天，开始第 3 周期排卵监测，当日子宫内膜厚 0.35cm，给予生长激素 6IU q.d.，每日皮下注射，共用药 9 天。2021 年 10 月 23 日超声提示已排卵，子宫内膜厚 1.35cm，指导同房并给予黄体支持治疗。2021 年 11 月 10 日血 β-hCG 1 379.84IU/L，提示早孕。

二、病例分析

1. 闭经 该患者为育龄期女性，既往月经周期 3~6 个月，诊刮术后闭经 6 个月，属于继发性闭经。根据血 hCG 阴性排除妊娠。盆腔超声未提示子宫存在器质性病变，孕激素药物撤退试验阳性反应，提示有内源性雌激素产生。根据患者既往月经稀发、高雄激素体征，超声提示卵巢多囊样改变，考虑该患者属于 PCOS 导致的卵巢性闭经。

2. 多囊卵巢综合征 该患者月经稀发，存在高雄激素的临床表现，实验室指标符合高雄激素血症诊断，超声提示双侧卵巢见直径 2~9mm 的卵泡>12 个 / 平面，排除其他可能导致高雄激素血症的病因,患者符合 2003 年发表的鹿特丹 PCOS 诊断标准。由于 PCOS 病因尚不明确,存在异质性且并发症多样,针对 PCOS 的治疗需因人而异。首先,应用经软件分析生成的个体化饮食营养指导报告,采用 MC/MES00-042 肌肉功能分析仪定量测定,分析患者自身现状和存在的问题,调节生活方式、减重、降脂,提出科学、个体化的治疗建议与饮食运动方案。根据该患者的分析结果,嘱其减少脂肪与碳水化合物摄入,增加有氧运动、改变不良生活习惯。同时辅助奥利司他减重,补充复合维生素,以避免减重期间维生素摄入不足。其次,采取复方短效避孕药炔雌醇屈螺酮片(Ⅱ)进行调节月经周期并降雄。该患者有生育需求,因此在 3 个周期的预处理后,对患者进行促排卵治疗,并动态监测卵泡发育情况。PCOS 为全身代谢性疾病,通常与不孕、妊娠期并发症、代谢综合征(心血管疾病、胰岛素抵抗、2 型糖尿病、血脂异常、内脏肥胖、非酒精性脂肪性肝病等)、慢性炎症疾病、子宫内膜癌,甚至焦虑抑郁等精神心理疾病相关,患者应进行长期随访,预防远期并发症。

3. 生长激素在薄型子宫内膜人群中的应用　生长激素(growth hormone, GH)是垂体分泌的含量最大的激素,受下丘脑控制。在生殖领域,生长激素参与性别分化和青春期成熟,参与配子发育、甾体激素生成、排卵过程。生长激素作用于性腺靶组织上的受体(GHR),诱导胰岛素样生长因子Ⅰ(insulin like growth factor, IGF-Ⅰ)的生成,直接或间接调节女性生殖功能。GH/IGF-Ⅰ直接作用于卵母细胞,提高线粒体数量和卵母细胞线粒体三磷酸腺苷水平,并降低胚胎非整倍体率,提高卵子质量。GH 作用于颗粒细胞,间接促进成熟窦卵泡的募集能力,减少卵泡闭锁,促进卵泡生长发育。同时,研究表明 GH 可增加子宫内膜厚度、改善薄型子宫内膜血流状况。该患者属于薄型子宫内膜,卵泡发育慢,每日给予生长激素 6IU,根据内膜以及卵泡发育情况酌情停药,最终实现妊娠的目标。

4. **长期管理随访** 该患者目前孕 15 周,已行产前筛查未见明显异常。由于该患者有 PCOS 病史,因此孕期患妊娠糖尿病、妊娠高血压等疾病风险较高,需营养门诊就诊,调节饮食运动,控制孕期体重,定期监测血压、血糖。

代谢综合征是一种以腹型肥胖、胰岛素抵抗、高血压、高脂血症为特征的病理状态。PCOS 患者发生代谢异常(如 2 型糖尿病、高血压、血脂异常和心血管疾病等)的风险较健康人群高。该患者需长期管理,产后还需继续进行生活方式的指导,酌情调节月经周期,预防远期并发症。

(李妍秋)

参考文献

[1] TEEDE HJ, MISSO ML, BOYLE JA, et al. Translation and implementation of the Australian-led PCOS guideline: clinical summary and translation resources from the International Evidence-based Guideline for the Assessment and Management of Polycystic Ovary Syndrome. Medical Journal of Australia, 2018, 209 (7): S3-23.

[2] AGNES, A. The importance of restoring body fat mass in the treatment of anorexia nervosa: an expert commentary. J Popul Ther Clin Pharmacol, 2019, 26 (3): e9-e13.

[3] GORDON CM, ACKERMAN KE, BERGA SL, et al. Functional hypothalamic amenorrhea: an endocrine society clinical practice guideline. J Clin Endocrinol Metab, 2017, 102 (5): 1413-1439.

[4] Collaborative Group on Hormonal Factors in Breast Cancer. Type and timing of menopausal hormone therapy and breast cancer risk: individual participant meta-analysis of the worldwide epidemiological evidence. Lancet, 2019, 394 (10204): 1159-1168.

[5] TRANOULIS A, LAIOS A, PAMPANOS A, et al. Efficacy and safety of pulsatile gonadotropin-releasing hormone therapy among patients with idiopathic and functional hypothalamic amenorrhea:

a systematic review of the literature and a meta-analysis. Fertil Steril, 2018, 109 (4): 708-719.

［6］ALVES ED, BONFÁA LO, PIGATTO GR, et al. Photobiomodulation can improve ovarian activity in polycystic ovary syndrome-induced rats. J Photochem Photobiol B, 2019, 194: 6-13.

［7］LIZNEVA D, SUTURINA L, WALKER W, et al. Criteria, prevalence, and phenotypes of polycystic ovary syndrome. Fertil Steril, 2016, 106 (1): 6-15.

［8］潘烨, 王泽, 冯海英, 等. 来曲唑促排卵研究进展. 中国实用妇科与产科杂志, 2018, 34 (3): 340-343.

［9］李萌, 阮祥燕. 多囊卵巢综合征的诊断治疗与管理. 中国医刊, 2018, 53 (5): 465-468.

［10］杨绍玲, 李鸿. 促性腺激素释放激素脉冲泵治疗的应用及进展. 国际内分泌代谢杂志, 2018, 38 (2): 124-127.

［11］胡淑敏, 冷义福, 牟琳琳, 等. 生长激素在薄型子宫内膜患者冻融胚胎移植周期内膜准备中应用的临床研究. 中华生殖与避孕杂志, 2019, 39 (12): 963-967.

［12］ROSENFIELD RL, EHRMANN DA. The Pathogenesis of Polycystic Ovary Syndrome (PCOS): The Hypothesis of PCOS as Functional Ovarian Hyperandrogenism Revisited. Endocr Rev, 2016, 37 (5): 467-520.

［13］FENG Q, GAO B, HUANG H, et al. Growth hormone promotes human endometrial glandular cells proliferation and motion through the GHR-STAT3/5 pathway. Ann Transl Med, 2020, 8 (4): 53.

［14］CHAPLIN A, CARPÉNÉ C, MERCADER J. Resveratrol, Metabolic Syndrome, and Gut Microbiota. Nutrients, 2018, 10 (11): 1651.

第二章　更年期综合征

病例4　围绝经期异常子宫出血反复7次刮宫

一、病历摘要

49岁女性，主因"阴道间断流血6年，加重半月余，反复刮宫7次"就诊。患者月经初潮年龄13岁，既往月经规律，月经周期7天/27~30天，量适中，无痛经。2013年开始出现经期延长，经量增多，月经周期长短不定，并从2013年开始每年进行1次诊断性刮宫术，先后共进行6次，子宫内膜病理均提示无恶性疾病，子宫颈检查无异常。先后曾不规范应用去氧孕烯炔雌醇片、炔诺酮、孕激素等药物，患者的异常子宫出血仍未得到有效控制。2018年病情加重，阴道流血量增多，伴有活动后胸闷、气短，无阴道异常排液及同房后出血，无潮热、出汗、失眠等不适。查血红蛋白降至89g/L，于2019年1月22日在首都医科大学附属北京妇产医院妇科行第7次宫腔镜手术。手术中进行分段诊刮术、子宫内膜息肉切除术及部分子宫内膜切除术，术后病理提示不伴细胞非典型增生的子宫内膜增生，部分符合息肉形成，偶见鳞皮碎片。随后给予药物纠正贫血，预防感染治疗。术后患者阴道流血淋漓不净，2019年3月7日口服炔诺酮10天停药（剂量不详）。2019年3月18日再次出现阴道流血量多,伴血块,持续半月余未净,2019 年 4 月 1 日就诊于首都医科大学附属北京妇产医院内分泌科。

1. 既往史　体健,否认肝炎、结核等传染病病史,否认高血压、糖尿病等病史,否认手术史、外伤史。

2. 个人史　无吸烟、饮酒等不良嗜好,否认食物、药物过敏史,否认流行病地区居住史。

3. 生育史　G_2P_2,自然分娩 2 次,第 2 次自然分娩后行绝育术。

4. 体格检查　神志清楚,对答切题,情绪激动,边诉边哭。身高 167cm,体重 87kg,腰围 96cm,臀围 103cm,血压 136/91mmHg。无贫血貌,全身浅表淋巴结未见肿大。

5. 妇科检查　外阴已婚经产型,阴道通畅,阴道内见暗红色血;棉签擦净后观察子宫颈光滑、略肥大,子宫颈 2 点、6 点处可见纳氏囊肿;子宫后位,正常大小,活动度好,无压痛,双附件未及明显异常。

6. 辅助检查

(1)血常规(2020 年 4 月 1 日):Hb 101g/L。

(2)性激素六项:FSH 7.87IU/L,LH 4.92IU/L,E_2 54.56pg/ml,P 0.18ng/ml,PRL 9.47ng/ml,T 28.00ng/dl。

(3)AMH:0.08ng/ml。

(4)抑制素 B:<10.00pg/ml。

(5)盆腔超声(2020 年 4 月 1 日):子宫体大小约 6.2cm×6.0cm×5.9cm,肌层回声均质,子宫腔居中,内膜厚约 1.1cm,回声欠均。右卵巢长径约 2.7cm,左卵巢长径约 3.5cm,回声未见异常。

(6)更年期综合征评估:Kupperman 评分 16 分。

(7)PHQ-9 抑郁症筛查量表:8 分(自杀倾向评分 2 分)。

7. 诊断

(1)围绝经期异常子宫出血。

(2)轻度贫血。

（3）子宫内膜息肉。

（4）围绝经期综合征。

（5）围绝经期抑郁。

8. 治疗过程　2019 年 4 月 1 日（内分泌科就诊日）开始口服地屈孕酮，20mg/d，连用 10 天。服药期间阴道流血逐渐减少，呈咖啡色持续 5 天，停药后撤退性出血，似平日月经量；2020 年 5 月 6 日复查妇科超声：子宫内膜厚 0.98cm，回声均匀，左侧卵巢可见卵泡 2 个，最大卵泡 0.96cm，右卵巢大小 4.8cm×3.4cm，回声不均，内可见 3.14cm×2.83cm 无回声，最大卵泡 1.27cm，子宫后方见少量积液。性激素检测：FSH 7.87IU/L，LH 4.92IU/L，E_2 54.56pg/ml，P 0.18ng/ml。于停药第 5 天再次给予口服地屈孕酮，20mg/d，连用 20 天，服药第 5 天阴道流血明显减少，第 7 天阴道出血停止；此后给予患者地屈孕酮，月经第 14 天开始，每天口服 20mg，每周期 10 天，同时联合心理辅导；坚持此用药方案，3 个月复查 1 次，3 个月后抑郁症状明显缓解，每个月规律地撤退性出血。

9. 随访　持续随访 1 年，依从性好，每个月规律地撤退性出血。再次 Kupperman 评分 6 分，围绝经期综合征症状明显改善，PHQ-9 抑郁症筛查量表 4 分，无自杀情绪。

二、病例分析

这是一例临床上非常常见的围绝经期异常子宫出血病例。患者反复异常子宫出血 7 年，反复刮宫 7 次，此患者 7 年无性生活。不规范的诊疗不仅给患者身体造成重复伤害，更使她们的心理承受着极大的痛苦和负担，同时也会对家庭关系的和谐造成严重影响，甚至会发生抑郁、焦虑等精神问题。

根据患者的临床表现，明确异常子宫出血（abnormal uterine bleeding，AUB）的诊断需要，全面详细地掌握病史、查体和辅助检查，围绝经期 AUB 的诊断类似于育龄期 AUB 的病因分类诊断，按照"PALM-COEIN"分类系统，尽可能早地明确诊断,给予有效的治疗措施。

围绝经期是女性向绝经期过渡的阶段,无排卵是此时期女性月经紊乱的主要原因。AUB 是围绝经期的标志性事件,在围绝经期患者的所有妇科咨询中 AUB 占 70% 以上。此病例为典型的围绝经期排卵功能障碍性异常子宫出血(AUB-O)。AUB-O 是卵巢功能衰退导致的出血,治疗原则包括:①控制急性出血;②调整月经周期;③保护子宫内膜;④避免再次异常子宫出血。该患者在宫腔镜下进行诊断性刮宫多次,尽管已经排除子宫内膜恶性病变,但未进行规范的长期药物管理而导致异常子宫出血反复发生。围绝经期 AUB-O 要重视长期管理和定期随访,以避免病情反复和子宫内膜恶变。药物治疗为主要治疗方式,药物以激素治疗为主,孕激素是最常用的治疗药物,包括地屈孕酮、炔诺酮、醋酸甲羟孕酮、左炔诺孕酮片和左炔诺孕酮宫内释放系统(levonorgestrel-releasing intrauterine system,LNG-IUS)。个体化治疗非常重要,地屈孕酮和 LNG-IUS 都适用于围绝经期的AUB-O 的长期管理。但该患者由于多年反复异常子宫出血已经导致严重的抑郁情绪,考虑到 LNG-IUS 开始治疗阶段最常见的症状为阴道流血淋漓不净,选择此方案将加重患者的抑郁情绪,因此选用了口服地屈孕酮进行周期治疗方案,效果满意。

(鞠 蕊)

病例 5　围绝经期女性口服炔诺酮致新发脑血栓

一、病历摘要

50 岁女性,主因"月经紊乱 3 年,醒后发现言语不利伴右侧肢体无力 2.5 小时"入院。患者平素月经规则,月经周期 7 天 /30 天,量中,无痛经。3 年前出现月经周期缩短至 20 天,经期时长时短,经量时多时少。2019 年 10 月 11 日就诊行分段诊刮术,病理示:慢性子宫内膜炎及颈管炎。术后未继续月经管理,月经周期不规则。2020 年 6 月因"阴道出血 4 个月"行盆腔超声示:子宫增大,子宫多发肌瘤,内膜厚 16.3mm,回声不均,内可见散在小无回声,左卵巢 28mm×15mm,其内可见 3 个卵泡,最大 11mm×8mm,右卵巢 39mm×26mm,其内未见明显卵泡,右侧卵巢另可见 30mm×22mm 的无回声区。Hb 87g/L,hCG 0.01mIU/ml。再次行诊刮术,术中探查子宫腔深度 7cm,术后病理示:子宫内膜单纯增生。术后给予患者口服黄体酮胶囊(具体剂量不详),服药第 11 天出现阴道出血量多,医生考虑月经来潮,嘱停药。随后嘱其月经第 5 天口服炔诺酮 5mg/ 次,12 小时 1 次,服用 22 天。患者口服炔诺酮 22 天,停药后出血的第 4 天复诊,医嘱当日开始继续服药,方案同前。患者用药 4 个周期,于 2020 年 11 月自行停药,未复诊。随后月经周期 1~2 个月,经期 7 天,经量较多。2021 年 2 月 5 日因"贫血、心悸"于当地医院就诊,查 Hb 89g/L,建议再次诊刮术,患者拒绝后离院。2021 年 2 月 24 日转院复查 Hb 80g/L,盆腔超声提示子宫内膜厚 9mm。当日再次口服炔诺酮 5mg,1 次 /d,嘱其服药至 Hb 提高接近正常后可停药。2021 年 2 月 28 日,服药的第 4 天,患者上午出现睡醒后言语不利伴右侧肢体无力 2 小时,急诊住内科病房。

1. 既往史 高血压病史 10 年,自诉口服药物治疗血压控制平稳;住院追问病史发现脑膜瘤 3 年,每年复查无明显变化,未特殊治疗。G_4P_2,自然流产 2 次,顺产 2 次,绝育术。

2. 体格检查 身高 160cm,体重 50kg,BMI 19.53kg/m^2。左上肢血压 181/112mmHg,右上肢 173/112mmHg,脉搏 78 次 /min,神清,贫血貌,言语不利,右侧鼻唇沟浅,伸舌右偏,左侧上下肢肌力 V 级,肌张力正常,右侧上下肢肌力 V 级,肌张力正常。

美国国立卫生院卒中量表(NIH Stroke Scale,NIHSS)评分 3 分,改良 RANKIN 量表评分 2 分,洼田饮水试验正常。

3. 妇科检查 外阴正常,阴道通畅,黏膜光滑,子宫颈光滑,子宫前位,正常大小,无压痛,双附件区未及明显异常。

4. 辅助检查

(1)头颅 CT:①左侧基底节区、右侧放射冠区腔隙性脑梗死;②左侧半卵圆中心大脑镰旁脑膜瘤。

(2)颈部血管彩超:双侧颈动脉粥样硬化。

(3)双下肢动脉彩超:双下肢动脉粥样硬化伴斑块形成。

5. 诊断

(1)脑梗死:①左侧大脑中动脉;②大动脉粥样硬化。

(2)高血压病 3 级很高危。

(3)子宫肌瘤。

(4)异常子宫出血。

(5)贫血。

(6)脑膜瘤。

(7)慢性咽喉炎。

(8)高同型半胱氨酸血症。

(9)双侧颈动脉粥样硬化。

(10)双下肢动脉粥样硬化。

6. 治疗计划 住院后即停用炔诺酮,月经来潮,量适中,6 天自止。常规内科治疗,药物补充铁剂,住院 10 天复查 Hb 77g/L,病情平稳出院。出院后继续随访患者月经情况。

二、病例分析

虽然患者超声提示有子宫肌瘤,但查体和刮宫中均提示子宫无明显增大。根据患者住院后的辅助检查和查体结果,符合围绝经期女性卵巢排卵功能障碍所导致的 AUB。由于此时期女性子宫内膜无孕激素保护,可能引起子宫内膜病变,当疑有子宫内膜病变时,可行诊刮术。但刮宫术后应该给出长期管理方案。

2018 年《围绝经期异常子宫出血诊断和治疗专家共识》中指出,围绝经期 AUB 的诊断应进行详细的病史询问(包括既往史、出血和血栓的家族史、用药史),体格检查应包括全身查体和妇科检查。实验室检查要排除妊娠和甲状腺功能异常,注意凝血功能。以上评估即便在门诊也应该充分考虑。诊断评估对于成功的治疗决策至关重要,并且对治疗分类有重要影响,将影响到治疗是否恰当,特别是激素、非激素或手术治疗的选择。该患者既往有高血压病史和脑膜瘤病史,在妇科门诊的治疗过程中,既往史未提及,这可能导致患者用药的危险因素评估不足。

在围绝经期 AUB 的临床治疗中,炔诺酮是广泛应用且效果良好的人工合成孕激素,尤其在急性重症出血的患者中。根据出血量,推荐酌情每天使用炔诺酮 5~15mg。如急性重症出血量多时,可 5mg/ 次,每 8 小时 1 次至出血停止;出血停止后 3~7 天减量至 5mg/ 次,每 12 小时 1 次;使用 3~7 天后,如无突破性出血再次减量为每天 1 次,5mg/ 次,用药至 21~25 天。为防止药物减量过程中发生的突破性出血,也可选择 5mg/ 次,每 8 小时 1 次,至 Hb 含量正常,或共服药 22 天后停药;停药后 3~7 天发生撤退性出血。因病因并未去除,停药后多数患者会复发,需随后继续应用孕激素控制月经周期,长期管理。在长期管理的过程中,建议应用天然孕激素或接近天然孕激素的地屈孕酮治疗。但要注意,脑膜瘤是孕激素应用的禁忌证。

炔诺酮在体内可转化为炔雌醇发挥一定的雌激素作用。国内外现有研究发现,炔诺酮可导致静脉血栓发生的风险增加,尤其高血压患者大剂量用药,发生脑血管病的危险高达 8.84 倍。因此,在高血压的围绝经期患者中,要注意选择天然孕激素治疗。

由于该患者存在诸多激素治疗禁忌证,但不给予医学干预,AUB 还将再次发生。反复贫血危及患者健康甚至生命安全,故建议在脑血栓疾病控制平稳后尽快手术治疗为宜。

(金英杰　鞠　蕊)

病例 6   脑膜瘤患者能进行激素补充治疗吗

一、病历摘要

58 岁女性,因"绝经 5 年,睡眠障碍伴情绪改变 5 年,腰背关节痛半年"就诊。患者 5 年前自然绝经,绝经后出现睡眠障碍伴情绪改变,2 年前无明显诱因出现右眼视力下降,无明显头痛,无恶心、呕吐,无眼球运动障碍,无肢体乏力及抽搐,于当地眼科就诊后行头颅 MRI,提示颅内占位性病变,为进一步治疗患者于 2019 年 11 月就诊于北京天坛医院,临床诊断为脑膜瘤,2019 年 12 月在全麻下行右额颞断颧弓蝶骨嵴肿瘤切除术及人工硬膜修补术,镜下将肿瘤病灶全部切除。术后病理诊断脑膜瘤。现术后 1 年,恢复好,复查头颅 MRI 未见肿瘤复发。目前患者主要有睡眠障碍,需口服安眠药,经常出现情绪波动且不能自控,对生活缺乏信心,易疲乏,伴有腰背部及关节痛,皮肤感觉异常,性生活困难(Kupperman 评分 22 分)。患者 2020 年 12 月就诊于北京天坛医院妇科门诊进行咨询。

1. 既往史　高血压病史 3 年余,口服药物控制血压尚可。否认肝炎、结核等传染病史,否认心脏病及糖尿病等病史,否认血栓栓塞病史。

2. 月经、婚育史　既往月经规律,绝经 5 年,无绝经后出血,G_4P_3。

3. **家族史**　否认家族遗传性疾病史。

4. **体格检查**　身高 167cm，体重 75kg；BMI 26.89kg/m^2。腰围 82cm，臀围 93cm，血压 141/88mmHg。一般情况好，心肺未及异常，腹软，无压痛。四肢活动好。神经系统检查未见异常。

5. **妇科检查**　外阴萎缩；阴道通畅，黏膜菲薄，点状充血；子宫颈萎缩，子宫萎缩，活动好，无压痛，双附件区未及包块，无压痛。

6. **辅助检查**

(1)性激素六项(2020 年 12 月 16 日)：FSH 98.11mIU/ml，LH 36.55mIU/ml，E$_2$ 20.76pg/ml，P 0.41ng/ml，PRL 4.37ng/ml，T 0.15ng/ml。

(2)甲状腺功能：无明显异常。

(3)盆腔超声检查(2020 年 12 月 16 日)：子宫中位，大小约 3.3cm×3.4cm×2.9cm，内膜呈线状，厚约 0.3cm，双侧卵巢萎缩，盆腔未见明显异常。

(4)液基薄层细胞学检查(thin-prep cytology test，TCT)：未见上皮内病变细胞。

(5)人乳头瘤病毒(human papilloma virus，HPV)：阴性。

(6)双能 X 线骨密度检查：骨量减少。

(7)乳腺超声：乳腺组织分布均匀，未见占位性病变。

(8)Kupperman 评分：22 分。

7. **诊断**

(1)更年期综合征。

(2)脑膜瘤(肿瘤全部切除术后)。

(3)骨量减少。

8. **治疗**

(1)心理指导。

(2)补钙、合理饮食、生活习惯及运动指导。

(3)给予植物药莉芙敏改善更年期相关症状。

二、病例分析

脑膜瘤是一种生长缓慢的良性脑肿瘤,占所有颅内肿瘤的 15%~20%,女性发病大概为男性的 2 倍。最常见的部位是颅骨或小脑幕的下部,其次是蝶骨嵴、鞍上区和嗅沟。脑膜瘤来源于蛛网膜绒毛、血管周围间隙基质和脉络膜丛中的蛛网膜细胞。大多数脑膜瘤是界限分明的薄包膜肿瘤。它们生长缓慢,可能会压迫大脑并侵蚀到邻近的结构中。目前的研究认为高剂量电离辐射和某些罕见的遗传因素是脑膜瘤发病的危险因素,但这只能解释一小部分患者的病因。超过 70% 的脑膜瘤表达孕激素受体,而 30% 的脑膜瘤也会表达雌激素受体。很多文献报道女性脑膜瘤发病率高可能与性激素在这些肿瘤的发展中发挥作用有关。在 50~64 岁的女性中,有文献报道脑膜瘤与乳腺癌之间有显著的联系,脑膜瘤的患者发生乳腺癌的概率有小幅升高,在已经确诊为乳腺癌的女性中,未来脑膜瘤的发生率有所升高。因此,患脑膜瘤的妇女应被视为乳腺癌筛查的高危人群。

有关激素替代治疗与中枢神经系统肿瘤相关性的百万妇女参与的研究结果显示,110 万绝经女性中,平均随访 5.3 年,中枢神经系统肿瘤的发生率为 1.15‰,与完全没有接受激素替代治疗(hormone replacement therapy,HRT)的患者相比,中枢神经系统肿瘤的发生率稍有增加,但是这种风险的增加主要与单用雌激素有关,雌孕激素联合治疗并没有增加神经系统肿瘤发生的风险。而肿瘤的病理类型(神经胶质瘤、脑膜瘤、听神经瘤)与激素使用的时间、药物的种类并无显著相关性。从这一点上好像是性激素的使用会增加神经系统肿瘤发生的风险。但是这些研究的证据等级较低,而且绝大部分并不是直接证据。而且,神经系统肿瘤的发生率本身比较低,目前有关 HRT 治疗与神经系统肿瘤的研究大都是回顾性的,而且神经系统肿瘤本身也会影响患者的认知和记忆,这些混杂因素可能会影响 HRT 治疗与神经系统肿瘤之间关系的结论。

2020 年发表的癌症幸存者激素替代治疗的一篇综述表明,神经系统肿瘤,尤其是脑膜瘤和胶质瘤,可能对雌激素敏感,甚至对孕酮更敏感,激素可以刺激它们的生长和复发,因此应避免对这些患者进行激素替代治疗。另一篇有关激素在绝经前脑膜瘤患者中的研究表明,对于已经明确诊断的脑膜瘤年轻患者,在避孕或者生殖的相关治疗中,应尽量避免使用孕激素类药物,以避免肿瘤压迫症状的发生和肿瘤进展的风险。

关于在脑膜瘤患者中使用绝经激素治疗(menopause hormone therapy,MHT)目前仍是存在争议的。一般来说,孕激素是禁忌的,因为绝大多数脑膜瘤都表达有孕激素受体,即使是左炔诺孕酮宫内节育系统也不推荐使用,所以并不推荐有子宫的脑膜瘤术后患者接受绝经激素治疗,即使手术已经完全将肿瘤切除。而对于无子宫的女性,绝经激素治疗中仅需要应用雌激素,但仍然有一些数据表明雌激素也能刺激脑膜瘤生长,虽然速度很慢。因此,对于无子宫的女性,只有在定期通过影像学检查密切监测脑膜瘤变化的情况下,才可以谨慎应用雌激素,而不能仅仅观察患者临床症状(如头痛、视力等)。若患者更年期症状严重,肿瘤专家评估为无瘤存活,患者知情同意,可考虑个体化地进行绝经激素治疗。

随着手术和放化疗水平的不断提高,肿瘤患者的存活率逐渐提高。肿瘤患者在治疗疾病后不仅要延长生存期,还需要提高生存质量。考虑到激素补充治疗有可能会增加肿瘤复发风险,因此在进行绝经激素治疗前,需要与患者及家属充分沟通,并与相关专科医师进行充分地商讨,平衡治疗的利与弊,确有禁忌证或患者不愿意接受绝经激素治疗时,可采用一些替代产品来缓解相关症状,如黑升麻提取物,不刺激雌孕激素受体,并且也能改善患者的一些更年期症状。此外,一些抗抑郁药物(如文拉法辛)对改善潮热也有一定作用,需要与专科医师共同会诊讨论后使用。而一些含有大豆或红三叶草的草药并不推荐使用,因为它们可能含有黄体酮类的物质而刺激孕激素受体。这类患者日常饮食中的豆制品食用也不宜过多,但 2~3 次 / 周是没问题的。

(张露平 阮祥燕 Alfred O. Mueck)

病例 7 绝经综合征合并甲状腺癌术后 MHT 治疗 1 例

一、病历摘要

56 岁女性,因"子宫肌瘤子宫次全切除术后 7 年,睡眠不佳、潮热、烦躁 2 年"于 2013 年 1 月首次就诊。

1. **既往史** 患者既往体健,无高血压、糖尿病、心脏病病史,否认遗传病及肿瘤家族史。2006 年因子宫肌瘤于外院行子宫次全切除术。

2. **月经、婚育史** 患者已婚,G_4P_1,流产 3 次,LMP:2006 年。

3. **妇科检查** 外阴正常,阴道畅,少量白色白带,子宫颈光滑,盆腔空虚。

4. **初步诊断** 围绝经期?

5. **辅助检查**

(1)性激素六项:E_2 24.0pg/ml,LH 10.1IU/L,FSH 29.4IU/L,T 0.39ng/ml,P 0.33ng/ml,PRL 5.1ng/ml。

(2)甲状腺功能、胰岛素释放试验、血皮质醇测定、血常规、凝血、肝肾功未见异常。

(3)乳腺钼靶提示:双侧乳腺增生、双乳腺病。

(4)更年期生理功能测定:中度围绝经期综合征;轻度张力性尿失禁。

（5）经阴道子宫及双附件超声、心电图、骨密度、宫颈细胞学未见异常。

6. 确定诊断

（1）绝经期综合征。

（2）子宫次全切除术后。

（3）乳腺增生。

7. 治疗方案　替勃龙 1 片，1 次 /d，口服。

8. 随访

用药后患者症状明显改善，因个人原因，于 2013 年 5 月~2014 年 11 月期间，自行停药，未规律随诊。

2015 年 1 月再次出现潮热出汗就诊。性激素六项：E_2 11.8pg/ml，LH 42.2IU/L，FSH 50.7IU/L，T 0.24ng/ml，P 0.45ng/ml，PRL 10.2ng/ml。甲状腺功能、胰岛素释放试验、血皮质醇测定、血常规、凝血功能、肝肾功能未见异常。心电图、经阴道子宫及双附件超声未见异常。宫颈细胞学未见异常。乳腺钼靶：乳腺纤维囊性变，考虑 BI-RADS 1 类。更年期生理功能测定：绝经综合征。各项检查无激素治疗禁忌，给予半水合雌二醇贴片每周 1 贴，外用，共 4 周；替勃龙 1 片，1 次 /d，口服，用药后症状明显缓解。此后一直遵医嘱服药，定期复查。

2016 年 5 月复查乳腺钼靶：乳腺增生，BI-RADS 3 类。因患者担心，停止替勃龙及半水合雌二醇贴片治疗。患者停药 1 周后即出现潮热、盗汗、睡眠差，故再次给予替勃龙 1 片，1 次 /d，口服，患者症状缓解，规律用药并随访。6 个月后复查乳腺钼靶：乳腺纤维囊性变，BI-RADS 3 类。

2017 年 1 月出现潮热、盗汗加重，复查性激素：E_2 <11.8pg/ml，LH 41.2IU/L，FSH 55.4IU/L，T 0.20ng/ml，P 0.3ng/ml，AMH<0.06ng/ml。调整替勃龙 1.5 片，1 次 /d，口服；戊酸雌二醇片 1 片，1 次 /d，口服。症状明显改善。每 1~3 个月复查，期间根据患者症状变化，调整替勃龙及戊酸雌二醇片用量。

2018 年 1 月体检发现甲状腺结节，穿刺病理考虑甲状腺癌，行甲状腺切除术，术后病理示，①甲状腺左叶及峡部：乳头状癌，侵及甲状腺被膜；②甲状腺右叶：滤泡大小不等，间质纤维组织增生，灶区多核巨细胞聚集；③左、右中央区淋巴结：未见癌转移。术后口服左甲状腺素钠片，并定期复查，监测甲状腺功能，调整左甲状腺素钠片用量。

2018 年 3 月妇科内分泌门诊复查，性激素：$E_2<11.8$pg/ml，LH 35IU/L，FSH 42.2IU/L，T 0.34ng/ml，P 0.19ng/ml，PRL 7.3ng/ml，硫酸脱氢表雄酮（dehydroepiandrosterone sulfate，DHEAS）96.2μg/dl，雄烯二酮（androstenedione，AND）1.46ng/ml，SHBG 20.1nmol/L，游离睾酮指数（free testosterone index，FAI）5.9；胰岛素释放试验未见异常；经阴道子宫及双附件超声未见异常；乳腺钼靶：乳腺增生，BI-RADS 3 类。诊断：绝经期综合征；双乳增生；甲状腺癌术后。给予替勃龙 1 片，1 次 /d，口服；雌二醇凝胶 1.5mg，1 次 /d，外用。此后坚持常规复查（不超过半年 1 次）及激素治疗，无异常发现。

2019 年 4 月因患者自行扪及乳腺包块，行超声检查提示乳腺占位，行右乳腺包块微创手术，术后病理：乳腺组织局灶见泡沫细胞、淋巴细胞、浆细胞聚集。复查骨密度无明显降低。

2019 年 8 月复查性激素：$E_2<11.8$pg/ml，LH 44.2IU/L，FSH 55.6IU/L，T 0.17ng/ml，P 0.39ng/ml，PRL 9.8ng/ml，DHEAS 100.0μg/dl，AND 1.17ng/ml，SHBG 19.7nmol/L，FAI 3.0；总胆固醇（total cholesterol，TC）6.41mmol/L，低密度脂蛋白胆固醇（low density lipoprotein-cholesterol，LDL-C）5.2mmol/L。自行停用雌二醇凝胶，调整替勃龙 3/4 片，1 次 /d，口服。此后定期复查，无不适及异常，故替勃龙减至 1/2 片，1 次 /d，口服。

2020 年 6 月患者自觉潮热，复查各项指标无明显异常，调整替勃龙至 1 片，1 次 /d，口服；嘱定期复查。患者规律用药至今，现无潮热、盗汗、睡眠障碍等不适，继续定期复查（最迟半年 1 次),用药至今。

2021 年 1 月乳腺钼靶:乳腺增生,BI-RADS 3 类。

二、病例分析

绝经激素治疗的把控,需要严格根据患者的病情及检查,在有适应证、无禁忌证的情况下进行,但也绝非可怕不可及。

该患者因子宫肌瘤子宫次全切除术后 7 年,出现睡眠不佳、烦躁、潮热等症状,于 2013 年门诊就诊,性激素检测提示雌激素偏低,FSH 升高,诊断绝经期综合征,有激素治疗适应证,且无乳腺癌、无性激素依赖性肿瘤、无活动性动静脉血栓栓塞性疾病等禁忌证,遂开始 MHT 治疗。考虑患者系子宫次全切除术后,无需孕激素保护子宫内膜,但患者乳腺增生,属激素治疗慎用情况,故选用不增加乳腺密度的替勃龙治疗,每 1~6 个月随诊,监测血常规、凝血功能、肝肾功能、性激素、经阴道子宫附件超声、乳腺钼靶、骨密度等。患者潮热等血管舒缩症状缓解,检测各项指标无异常。治疗过程中,根据复查时患者症状变化、用药持续时间,不断调整用药种类(包括替勃龙、半水合雌二醇贴片、戊酸雌二醇片、雌二醇凝胶等)及剂量,2018 年患者因甲状腺癌行甲状腺切除术,术后左甲状腺素钠片治疗,监测甲状腺功能。鉴于每次减药或停药后症状复发,故术后继续替勃龙治疗。现患者激素治疗 8+ 年,其中甲状腺癌术后用药至今 3 年,乳腺良性病变术后 2 年,血管舒缩症状缓解,骨密度无明显降低,未发生乳腺恶性肿瘤、心脑血管意外及深静脉血栓,各项生化指标未见异常,治疗效果满意。

本例患者系绝经期综合征、甲状腺癌术后、右乳良性肿物切除术后、双乳增生、肌瘤子宫次全切除术后,有潮热、盗汗等症状,且无激素应用禁忌证,给予激素补充治疗 8+ 年。期间虽因甲状腺癌行手术切除,乳腺良性病变行手术切除等,但仍在严密监测下一直使用激素治疗至今。因此,绝经激素治疗的随访尤为重要。如在随访过程中,有其他情况发生,如本例的甲状腺癌、乳腺良性肿物等,在相应科室处理后应再次评估患者各项指标及激素应用的适应证、禁忌证及慎用情况,并根据患者评估的结果决定是否继续用药。本例患者虽患甲状腺癌及乳腺良性肿物并经手术切除,但因两者并非激素治疗禁忌,且患者仍有激素治疗的指征,至少每半年随访 1 次,并一直在严密监测下继续应用激素治疗至今。说明长期绝经激素治疗并不可怕,但需要根据患者年龄、症状、各项随访的检查结果等,进行个体化调整,决定是否继续用药、改药或停药。且治疗的总体时间,也依赖于患者随访过程中出现的具体情况,到目前为止,尚无一定之规。

(许良智 潘 卓)

病例 8 绝经后长期个体化大剂量替勃龙治疗更年期症状

一、病历摘要

80 岁女性,2004 年因"潮热、盗汗、反复尿路感染 8 年,加重 2 周"到首都医科大学附属北京妇产医院内分泌科就诊。患者 53 岁自然绝经,55 岁开始不规律绝经激素治疗,效果不佳。初次就诊前因易怒、胸闷、气短、潮热(6~12 次 /d)、盗汗(1~2h/ 次)、反复尿路感染于多家医院就诊,心电图、心脏超声、心肌酶等全面检查后未见明显异常,诊断为"更年期综合征"。经过全面体检,排除禁忌证后给予周期序贯治疗方案:尼尔雌醇 2.0mg,每 14 天 1 次,每 4 周后半周期给予醋酸甲羟孕酮治疗,6mg,q.d.,共 10 天。此方案间断治疗 8 年,症状改善不明显,遂就诊于首都医科大学附属北京妇产医院妇科内分泌科。

1. 既往史 既往体健,否认肝炎、结核、甲状腺疾病等其他疾病史,无手术史,无药物过敏史。

2. 个人史 无吸烟、饮酒等不良嗜好,无毒物及放射线接触史。

3. 月经、婚育史 14 岁月经初潮,月经周期 6~7 天 /28~30 天,经量中,无痛经。适龄结婚,G_4P_2。

4. 家族史 父母已故,否认高血压、血栓、肿瘤等疾病家族史和家族遗传病病史。

5. 体格检查 生命体征正常,血压 130/80mmHg,身高1.60m,体重 62kg,BMI 24.21kg/m^2,一般状态良好,妇科查体子宫缩小,余无异常。

6. 辅助检查

(1)2004 年 11 月性激素检查:FSH 13.57IU/L,LH 6.94IU/L,E_2 147.05pg/ml。

(2)2004 年 10 月阴道超声检查:子宫大小 6.67cm×5.02cm×4.37cm,子宫前壁可见一个 2.0cm 的低回声结节。子宫内膜 6.2mm,双卵巢未见异常。

7. 确定诊断

(1)更年期综合征。

(2)子宫肌瘤。

(3)子宫内膜增厚。

8. 诊治经过

(1)治疗方案 1(不同种类 MHT 的应用史)

1)完善化验检查,包括性激素六项,血生化全项,血常规,甲状腺功能,胰岛素水平,盆腔检查,子宫颈筛查(TCT、HPV),心电图,乳腺钼靶,腰椎骨密度(定量 CT,quantitative computed tomography,QCT),营养代谢及肌肉功能测定。

2)建议患者进行绝经后生活方式的改变,包括在专业辅助检查后进行个体化饮食、运动和生活方式指导。

3）因子宫内膜增厚，给予地屈孕酮10mg，q.d.，14天治疗。

4）停用尼尔雌醇/醋酸甲羟孕酮，并在随后的8年里（2004—2011年年底）换用不同激素补充用药方案：雌二醇/屈螺酮、戊酸雌二醇/醋酸环丙孕酮、雌二醇/地屈孕酮及结合雌激素0.3mg t.i.d./地屈孕酮10mg q.d.，每个月10天治疗。因患者合并阴道干涩等症状，给予普罗雌烯阴道胶囊10mg q.n.及结合雌激素乳膏1.25g q.n.外用。此外，给予骨化三醇胶囊预防骨质疏松。然而，患者仍诉症状控制不满意，且不能耐受用药期间的阴道不规则出血。

（2）治疗方案2（替勃龙从正常剂量增加到大剂量）：2012年开始应用替勃龙1.25mg/d，之后增加到2.5mg/d，由于仍然没有获得满意的效果，故将剂量增加到5mg/d，每种剂量应用3~6个月。因症状控制不满意，从2014年开始应用替勃龙7.5mg/d。替勃龙与地屈孕酮联合长周期序贯，以避免子宫内膜过厚，避免突发性出血。具体用药，替勃龙2.5mg t.i.d.，p.o.，每3个月联合地屈孕酮10mg q.d.，p.o.，10天；普罗雌烯阴道胶囊10mg，q.n.，外用；骨化三醇胶囊0.25mg，q.d.，p.o.，预防骨质疏松症。

9. 随访情况　体格检查（2020年9月）：身体超重（身高160cm，体重66kg，BMI 25.78kg/m²），腰围100cm，臀围107cm；妇科检查显示绝经后变化，未见其他异常。

10. 辅助检查

（1）阴道超声检查：子宫大小5.7cm×5.3cm×5.2cm，子宫前壁可见一个2.6cm的低回声结节。子宫内膜6.0mm，双卵巢未见异常。

（2）激素六项检查（2019年11月）：FSH 30.38IU/L，LH 16.16IU/L，E_2<11.8pg/ml，P 0.37ng/ml，PRL 12.0ng/ml，T 23.71ng/dl。

（3）肝肾功能等辅助检查结果见表2-1。

表 2-1　实验室检查结果(2019 年 9 月 16 日)

项目	结果	参考范围
ALT/(IU·L^{-1})	28.60	5.00~40.00
AST/(IU·L^{-1})	24.30	5.00~40.00
LDH/(IU·L^{-1})	179.00	109.00~245.00
BUN/(mmol·L^{-1})	4.00	1.60~8.30
Cr/(μmol·L^{-1})	55.60	45.00~106.00
INS/(pmol·L^{-1})	52.86	21.00~174.00
GLU/(mmol·L^{-1})	5.02	3.90~6.10
CHO/(mmol·L^{-1})	4.25	0.00~5.20
TG/(mmol·L^{-1})	0.69	0.00~1.70
HDL/(mmol·L^{-1})	1.08	1.04~1.60
LDL/(mmol·L^{-1})	2.69	2.07~3.37
Apo-A1/(g·L^{-1})	1.26	1.20~1.60
Apo-B/(g·L^{-1})	0.85	0.60~1.10
TSH/(mIU·L^{-1})	5.56	0.55~4.78
T$_3$/(nmol·L^{-1})	1.740	0.92~2.79
T$_4$/(nmol·L^{-1})	79.90	58.10~140.60
FT$_3$/(pmol·L^{-1})	4.25	3.50~6.50
FT$_4$/(pmol·L^{-1})	12.38	11.50~22.70
aTG/(U·ml^{-1})	17.70	0.00~60.00
aTPO/(U·ml^{-1})	33.70	0.00~60.00

续表

项目	结果	参考范围
COR/(nmol·L^{-1})	589.71	118.60~618.00
CRP/(mg·L^{-1})	0.85	0.00~10.00
REE/(kcal·d^{-1})	1 829.00	1 000~1 224
BMD/(mg·cm^{-3})	276.90	>120

注:ALT. alanine aminotransferase,谷丙转氨酶;AST. aspartate aminotransferase,谷草转氨酶;LDH. lactate dehydrogenase,乳酸脱氢酶;BUN. urea nitrogen,尿素氮;Cr. creatinine,肌酐;INS. insulin,胰岛素;GLU. glucose,血糖;CHO. cholesterol,总胆固醇;TG. triglyceride,甘油三酯;HDL. high density lipoprotein,高密度脂蛋白;LDL. low density lipoprotein,低密度脂蛋白;Apo-A1. apolipoprotein A1,载脂蛋白 A1;Apo-B. apolipoprotein B,载脂蛋白 B;TSH. thyroid stimulating hormone,促甲状腺激素;T$_3$. total thyroglobulin 3,总甲状腺球蛋白 3;T$_4$. total thyroglobulin 4,总甲状腺球蛋白 4;FT$_3$. free thyroglobulin 3,游离甲状腺球蛋白 3;FT$_4$. free thyroglobulin 4,游离甲状腺球蛋白 4;aTG. anti thyroglobulin antibody,甲状腺球蛋白抗体;aTPO. anti-thyroid peroxidase antibody,抗甲状腺过氧化物酶抗体;COR. cortisol,皮质醇;CRP. C-reactive protein,C 反应蛋白;REE. energy expenditure at rest,静息代谢率;BMD. bone mineral density,骨密度。

(4)促甲状腺激素略高于正常,但其余甲状腺指标均正常。

(5)腰椎 QCT(2019 年 11 月 19 日):腰椎骨密度 276.9mg/cm^3(>120mg/cm^3,诊断为正常)。

(6)双侧乳房 X 线检查(2019 年 11 月 19 日):BI-RADS 2 类,双侧乳房增生,考虑良性改变,建议随诊。

(7)静止状态能量消耗为 1 829kcal/d,高于参考状态(1 224kcal/d),反映了基本状态下的能量代谢。

(8)替勃龙 7.5mg,q.d.,2014 年至今的治疗期间,日间血管舒缩症状发作次数由平均 6 次 /d 减至 1~2 次 /d,夜间盗汗次数由 2~4 次 / 夜减至 2 次 / 夜。潮热 / 盗汗强度也显著降低。尿频由 2~6h/ 次降至 2 次 /d。表 2-2 为改良 Kupperman 评分,显示了大剂量替勃龙的良好疗效。

表 2-2 改良 Kupperman 评分(2020 年 9 月 1 日)

症状	基本分/分	程度评分			
		0分	1分	2分	3分
潮热、出汗	4	无	<3 次 /d (√)	3~9 次 /d	≥10 次 /d
感觉异常	2	无(√)	偶尔	经常	经常且严重
失眠	2	无(√)	偶尔	经常,安眠药有效	经常且严重,影响工作生活
抑郁	2	无(√)	偶尔	经常,可自控	失去生活信息
焦虑	1	无(√)	偶尔	经常,不影响工作和生活	经常,无法自控
眩晕	1	无(√)	偶尔	经常	影响工作和生活
疲乏	1	无	偶尔(√)	经常,不影响工作和生活	影响日常生活
骨关节痛	1	无	偶尔(√)	经常,不影响功能	功能障碍
头痛	1	无(√)	偶尔	经常,不影响工作和生活	需服药
心悸	1	无	偶尔(√)	经常,能忍受	需治疗
皮肤蚁走感	1	无(√)	偶尔	经常,能忍受	需治疗
性生活	2	正常	性欲减退(√)	性生活困难	性欲丧失
尿路感染	2	无	偶尔(√)	≤3 次 / 年,能自愈	>3 次/年,需服药

注:总分是在轻、中、重度评分基础上乘相应症状因子 4、2、1 后相加。35 分为重度,20~35 分是中度,<20 分是轻度。

二、病例分析

1. 替勃龙的适应证及常用剂量　应用替勃龙的主要原因是 8 年来患者应用各种常规 MHT 的疗效均不满意,而且患者还存在情绪抑郁、乏力、性欲减退等问题。针对该患者病情,雄激素作用可能改善患者相应症状。由于笔者临床用药经验丰富,因此决定应用替勃龙。但是替勃龙在很多指南中不推荐用于老年妇女,主要是因为其可能增加卒中的风险。

替勃龙是一种合成类固醇激素,具有雌、孕、雄三种激素样作用。替勃龙在 90 个国家被批准用于治疗绝经后患者的更年期症状,在 55 个国家被批准用于预防骨质疏松症。老年妇女及有高血压、吸烟、糖尿病、心房颤动等卒中危险因素的妇女不宜应用替勃龙。通常的推荐剂量为 1.25~2.5mg/d,因此在该病例报告中,3 倍的高剂量引起了对临床研究中已知风险的担忧。

2. 替勃龙的用药风险　应用 MHT 的主要担忧是增加乳腺癌的发病风险。根据相关研究结果,替勃龙增加了乳腺癌患者的复发风险,而在健康的绝经后妇女中,替勃龙引起的乳腺组织刺激少于常规 MHT。最可能的解释是,替勃龙对隐匿、潜伏的乳腺癌转移灶具有雌激素效应。替勃龙可降低结肠癌的绝对发病率(1.3/1 000 人·年),降低 69% 的相对危险。替勃龙可能增加子宫内膜癌的风险,但在 3 年治疗期间绝对风险很小。为了降低这种风险,该患者在长周期序贯联合治疗中加用地屈孕酮。

替勃龙可降低高密度脂蛋白胆固醇,这在该患者中没有出现,但可以改善脂蛋白 a 和增加纤溶酶原水平,这两者都可能降低静脉血栓形成的风险。替勃龙治疗对血压和空腹血糖无影响。在实验室评估中,除了促甲状腺激素(thyroid stimulating hormone,TSH)值增加外,所有值都在正常范围内(见表 2-2)。因为患者没有甲状腺功能减退的症状,此例患者建议每 6 个月检查 1 次甲状腺功能。

3. **总结**　MHT 的类型和剂量的选择应个体化,并在治疗过程中密切监测。此例严重血管舒缩及反复泌尿生殖系症状的老年患者采用不同类型的 MHT 治疗 24 年。在最初的 8 年里,外院妇科应用尼尔雌醇治疗效果欠佳,因为这是 17-炔雌醇的衍生物,与结合雌激素或雌二醇相比,其效果要差得多。然而,在接下来的 8 年里,笔者医院应用这些雌激素的治疗效果也不尽如人意,直到改用替勃龙,从最初的常规剂量 1.25mg/d 到后来的维持剂量 7.5mg/d。良好的耐受性可能与种族背景有关,在解释本例患者时应该考虑到这一点。该患者的特殊情况值得进一步探索 MHT 在老年妇女中的应用,期待以个体化、整体的方法来管理更年期症状。

(张凌燕)

病例 9　绝经后期颗粒细胞瘤致子宫内膜增厚 1 例

一、病历摘要

57 岁女性,主因"绝经 5 年余,体检发现子宫内膜增厚"就诊。

1. **既往史**　患者既往无慢性疾病和肿瘤病史,无肿瘤家族史。

2. **月经、婚育史**　适龄结婚,G_1P_1,剖宫产分娩。平素月经规律,49 岁自然绝经,绝经后无阴道出血、腹痛等不适;未应用绝经激素治疗。

3. **治疗经过**　2017 年 9 月患者绝经 5 年常规体检,妇科检查无异常,彩超检查发现内膜厚约 0.9cm,右卵巢内可见低至无回声(图 2-1),考虑诊断"盆腔肿物、子宫内膜增厚

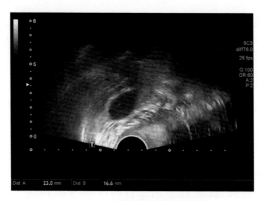

图 2-1　超声下的卵巢肿物

待查",给予地屈孕酮 10mg,口服,2 次 /d,共 10 天,停药后有少量阴道出血。用药后 1 个月化验结果提示:FSH 44.39mIU/ml、LH 26.6 3mIU/ml、E$_2$ 36.0pg/ml;糖类抗原(carbohydrate antigen,CA)12-5 16.80U/ml、癌胚抗原(carcinoembryonic antigen,CEA)2.32ng/ml、CA19-9 27.49kU/L。门诊诊断为"子宫内膜增生?绝经期",建议行宫腔镜检查。术中见子宫腔有一直径约 0.8cm 的息肉样物并摘除,其余内膜未见异常。术后病理诊断:(子宫腔)子宫内膜息肉。术后继续应用地屈孕酮后半周期治疗 5 个月,每月均有少量撤退性出血。2018 年 4 月,宫腔镜检查后 6 个月再次复查盆腔超声提示子宫内膜厚约 0.8cm,回声欠均;右附件区可见无回声,大小约 2.8cm×2.1cm,边界清,内透声差。复查性激素:FSH 45.56mIU/ml、LH 41.09mIU/ml、E$_2$ 44.0pg/ml、P 1.12ng/ml;CA12-5 13.50U/ml、CEA 2.69ng/ml;因"子宫内膜增厚、右附件区囊性肿物,不除外性索间质肿瘤",建议手术探查。患者于 2018 年 6 月 15 日在北京大学第三医院行"腹腔镜探查、粘连松解及全子宫双附件切除术"。术中见子宫前位、萎缩、表面光滑;左附件:卵巢大小 3cm×3cm×2cm,卵巢及输卵管外观未见明显异常;右附件:卵巢实性增大约 4cm×4cm×3cm,卵巢及输卵管外观未见明显异常。术后病理诊断:右侧卵巢性索间质肿瘤,大小

2.7cm×2cm×1cm,结合免疫组织化学及基因检测结果,符合颗粒细胞瘤;子宫内膜息肉,其余子宫内膜呈增殖期改变。该患者为成人型颗粒细胞瘤,术后随访至今,未发现复发征象。

4. 确定诊断

(1)右卵巢颗粒细胞瘤。

(2)绝经后期。

二、病例分析

卵巢颗粒细胞瘤(granulosa cell tumours,GCT):属于性索间质肿瘤,发病率为(0.05~1.70)/100 000。GCT 呈低度恶性,占卵巢恶性肿瘤的 2%~5%,大多数患者诊断时手术病理分期为Ⅰ期,5 年生存率高达 90%,但是易远期复发,复发多见于初始治疗 5~10 年后,20 年生存率低于 50%。

GCT 能分泌雌激素,临床表现有不规则阴道出血、闭经、不育、子宫内膜病变、假性性早熟和腹痛或腹胀。体格检查可有盆腹腔包块或胸腔积液、腹水,故能早期发现。多数 GCT 的预后相对较好,但是也有一些肿瘤具有侵袭性或倾向于术后多年复发,故明确诊断和预测预后对于有效治疗十分重要。

1. 病理学检查

病理上 GCT 分为成人型 GCT 和幼年型 GCT。成人型 GCT 占卵巢肿瘤的 1.5%,占 GCT 的 95%,其中约 5% 发生在月经初潮前,33% 发生在育龄期,62% 发生在绝经后;95% 为单侧。幼年型 GCT 仅占 GCT 的 5%,其中 45% 发生在 10 岁以下,32% 发生在 10~20 岁,20% 发生在 20~30 岁,3% 发生在 30 岁以后;98% 为单侧。

2. 实验室检查

(1)抑制素测定:抑制素是卵巢颗粒细胞分泌的一种二聚体的蛋白激素,属转化因子家族,抑制垂体分泌促卵泡激素。Boggess 等发现,GCT 患者的抑制素水平比正常女性高,并且抑制素水平在 GCT 临床消退期间呈持续下降,而在复发前约 11.5 个月再次升高,且升高程度与肿瘤大小直接相关。若在

GCT 临床消退期间抑制素水平上升,则提示存在隐性病灶。因此,测定血清抑制素水平有助于 GCT 的诊断和监测。

(2)AMH 测定:AMH 也称为抗米勒管激素,在男性胎儿发育过程中,AMH 抑制米勒系统发育。卵巢也产生 AMH,青春期后其水平显著下降。Rey 等研究发现,正常绝经后妇女不表达 AMH,育龄妇女及卵巢腺癌和囊肿、非卵巢的恶性肿瘤组织中 AMH 表达呈低水平(<5.0μg/L),而 90% 的成人型 GCT 的 AMH 表达呈高水平(6.8~117.9μg/L)。因此,AMH 可作为成人型 GCT 的肿瘤标记物,而且由于 AMH 仅在性索间质肿瘤组织中表达,特异性高于抑制素。

(3)其他:如卵泡调节蛋白(follicle regulatory protein,FRP)、胶原和层粘连蛋白测定,也有助于诊断。

3. GCT 的治疗

(1)手术治疗:手术一直是治疗 GCT 的首选方案。GCT 的诊断往往在手术中才能明确,一旦诊断明确,最好行全面的分期手术,包括全子宫、双侧附件、大网膜、阑尾、盆腔淋巴结和腹主动脉旁淋巴结切除术。

(2)化疗和放射治疗:GCT 症状出现早,根据国际妇产科联盟(Federation of International of Gynecologists and Obstetricians,FIGO)临床分期标准,诊断时为 I 期者占 60%~78%。观察表明,对于 I 期患者,手术后是否辅以化疗,5 年生存率相同(94%~100%),故对 I 期无高危因素的患者,治疗以手术结合随访即可;但是对于有高危因素(术前肿瘤破裂、高分裂相或分化差)的 I 期患者及 II 期以上或复发患者,术后需辅以化疗或放疗。

4. GCT 的预后相关因素

确定与 GCT 相关的预后因素,对制订术后治疗方案和判断预后十分重要。

(1)临床分期:I 期患者 5 年生存率达 90%~100%,而 III 期患者 5 年生存率仅 44%~64%。表明临床期别与预后呈显著相关性。

（2）高核分裂相：核分裂相<4/ 高倍镜视野者，5 年生存率为 100%；核分裂相为 5~9/ 高倍镜视野者为 80%；>10/ 高倍镜视野者为 0。

（3）年龄、肿瘤大小及术前肿瘤破裂情况：对幼年型 GCT 患者来说，年龄<10 岁和假性性早熟者，预后较好。年龄>40 岁，初发肿瘤直径>5cm 者，预后较差。术前肿瘤破裂使临床期别升高，同时提示肿瘤生长迅速，是复发的高危因素。

（4）其他，如 DNA 倍体和 S 期片段比、Ki-67 和 *P53* 基因等也对判断预后有帮助。

根据 STRAW+10 女性生殖衰老分期，该患者处于绝经后期。该患者初诊就医发现子宫内膜增厚。绝经后子宫内膜增厚常见于子宫内膜增生、子宫内膜息肉、子宫黏膜下肌瘤、子宫内膜炎、子宫内膜癌等；结合性激素检测 E_2 36.0pg/ml（>20pg/ml）；彩超提示右卵巢偏囊性肿物；患者无绝经后激素治疗，因此绝经后女性雌激素水平升高伴子宫内膜增厚，说明有内源性雌激素分泌；患者已处于绝经后期，说明体内存在分泌雌激素的肿瘤，结合彩超提示患者有卵巢偏囊性肿物，应该想到有卵巢性索间质肿瘤的可能，应及早行宫腹腔镜探查术，以早期明确诊断。该患者给予地屈孕酮治疗，发现有撤退性出血，性激素看到 E_2 高于绝经后水平，就考虑患者未绝经；因子宫内膜增厚给患者做了宫腔镜检查，发现子宫内膜息肉，除外了子宫内膜不良病变，继续用地屈孕酮后半周期调经治疗；半年余后复查彩超，仍提示右附件区囊性肿物，且较前有所增大，考虑卵巢肿瘤的可能，建议患者手术治疗。

综上，绝经后女性，如果出现阴道出血、子宫内膜增厚，化验检查显示雌激素水平升高，超声显示卵巢增大、囊肿等与绝经不符的表现，要想到卵巢颗粒细胞瘤的可能，尽早手术探查，一旦明确诊断即行肿瘤分期手术，期别高者可辅以放化疗，并注意术后随访以防复发。

（李连芳）

病例 10　中医中药治疗更年期综合征典型病例

一、病历摘要

51 岁女性,主因"入睡困难伴潮热盗汗 1^+ 年,加重半年"来院就诊。2019 年 1 月患者因子宫内膜癌前病变行子宫全切术,术后入睡困难、易醒多梦、夜间汗出、时有潮热,服用阿普唑仑治疗效果不明显。2019 年 10 月,患者因工作压力大,思虑过多,睡眠障碍及潮热盗汗较前明显加重。患者曾到西医妇科就诊,因拒绝服用激素药物,只暂间断服用阿普唑仑治疗,无明显疗效。患者入睡困难,入睡时间 60~90 分钟,易醒,醒后不易再睡,潮热,大于 10 次 /d,夜间盗汗,汗出部位以头面部及前胸为主,常伴有情绪波动、口干、咽痛、心悸、疲倦等不适,时有四肢酸痛,大便不成形,喜温饮,双下肢发凉。舌质淡,齿痕舌,苔白腻,脉滑。2020 年 3 月患者于成都中医药大学附属医院治未病中心就诊。

1. 家族史　否认家族高血压、糖尿病等慢性疾病史,母亲绝经时间不详。

2. 婚育史　已婚,育有 1 女,体健。

3. 体格检查　血压 130/85mmHg,脉搏 78 次 /min,身高 158cm,体重 55kg,心律齐,心前区听诊无异常,腹软无压痛,双下肢无水肿。外观为女性特征,全身皮肤未见黄染及出血点、未见紫纹、白纹,头颅及全身外观未见畸形。腹部触诊未及包块。肛门外观正常,四肢活动好。下肢毛细血管轻度静脉曲张。

4. 辅助检查

(1) 性激素检查(2020 年 3 月 27 日成都某医院):FSH

43.47mIU/L,LH 37.11mIU/L,E$_2$ 105.6pg/ml,P 0.19ng/ml。

(2)生化全套检查(2020年2月25日成都某医院):总胆固醇5.82mmol/L,余无异常。

(3)腹部超声检查(2020年2月25日成都某医院):肝内囊性占位。

(4)颈部超声检查(2020年2月25日成都某医院):双侧颈动脉中内膜不规则增厚伴左侧斑块形成。

(5)骨密度测定(2020年2月25日成都某医院):T值−0.8055。

(6)Kupperman评分:26分。

(7)匹兹堡睡眠质量指数(pittsburgh sleep quality index,PSQI)评分:16分。

5. 临床诊断 围绝经期失眠。

6. 中医辨证 脾阳不足、肝肾亏虚。

7. 中医治法 温补脾阳、补益肝肾。

8. 针灸治疗

(1)选取穴位:四神聪、列缺、照海、太冲、足三里、复溜、涌泉(图2-2~图2-5)。

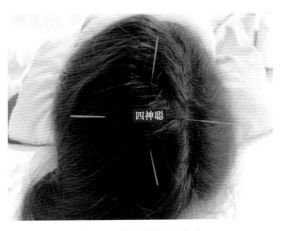

图2-2 四神聪穴位治疗

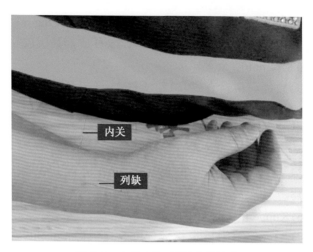

图 2-3　内关穴位、列缺穴位治疗

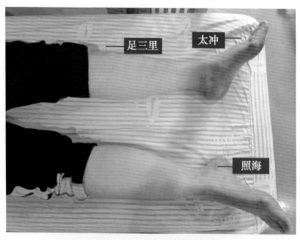

图 2-4　足三里穴位、太冲穴位、照海穴位治疗

（2）针灸方法：四神聪选用 1 寸毫针平刺 0.5~0.8 寸，列缺选用 1 寸毫针斜刺 0.2~0.3 寸，照海和太冲选用 1 寸毫针直刺 0.5~0.8 寸，足三里选用 1.5 寸毫针直刺 0.8~1.2 寸。足三里、复溜、涌泉选用温和灸。留针行灸 30 分钟，隔日治疗 1 次。

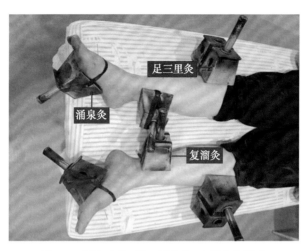

图 2-5 涌泉穴位、足三里穴位、复溜穴位治疗

9. 随访 患者治疗 1 个月后睡眠恢复正常,入睡时间小于 30 分钟,睡眠质量较好,无潮热盗汗,大便成形,怕冷症状明显好转,舌质淡,齿痕基本消失,苔薄白,脉弦。

二、病例分析

围绝经期失眠症(perimenopausal insomnia,PMI),又称为"围绝经期睡眠障碍""更年期失眠",是围绝经期女性的多发病,主要表现为睡眠质量差、夜晚难入眠等。随着快节奏时代的出现,人们各方面压力急剧提升,PMI 的患病率也升高。国外有研究报道绝经前后女性睡眠障碍的患病率从 16% 升到 60%,我国 PMI 的患病率高达 80%。睡眠障碍不仅影响人体内分泌激素,加重围绝经期综合征不适症状,同时有研究发现,长时间的失眠可能诱发焦虑、抑郁等精神疾病,增加心脑血管疾病、糖尿病、肥胖等疾病的风险,影响患者心理健康,降低其工作能力及生活质量。因此,治疗围绝经期失眠症对改善围绝经期不适症状,提高女性生活质量有重要意义。

目前,西医干预措施主要以口服镇静催眠或激素替代治

疗为主,但是对于近期发生子宫内膜癌及乳腺癌的女性,HRT
是禁忌,长期服用镇静安眠药也存在副作用。属于自然疗法
的中医学,成为 HRT 使用禁忌患者的治疗切入点。此患者因
子宫内膜癌前病变行子宫全切术,虽不属于 HRT 的绝对禁
忌,但是患者对该疗法存有焦虑情绪,因此中医学也为暂不接
受 HRT 疗法的患者提供新的治疗思路。

患者处于七七之年,肾气渐衰,冲任虚损,精血不足,而
致阴阳失调,加之平素多思多虑,耗损脾阳,脾不运化,则气血
生化无源,无以滋养胞宫。本案针灸选用"安神调经"针法及
"安神培土"针法加减,以四神聪、列缺、照海、太冲、足三里、
神阙、关元、复溜、涌泉为主穴。四神聪为安神助眠之要穴。
列缺、照海属八脉交会穴,分别通于任脉、阴跷脉,其经脉之气
合于胸膈、肺系、咽喉,二穴合用不仅具有滋阴降火之功,还可
补益阴跷,潜阳助眠。太冲为足厥阴肝经之原穴,可调畅气
机,促进气血运行。足三里为足阳明胃经之下合穴,有健脾益
气之效。神阙合关元,有补肾健脾、益气温阳之功。复溜、涌
泉为足少阴肾经经穴,二穴合用施灸可引火归元。上述诸穴
合用可有疏通经络、温补脾阳、补益肝肾之效。前期临床研究
显示上述针灸法可促女性卵巢功能,调节下丘脑-垂体-卵巢
轴功能。

针灸疗法作为传统中医学的分支之一,因具有简便易廉、
安全有效以及无毒副作用等优点而被临床广泛应用。有研究
报道,系统评价针灸疗法与口服西药治疗围绝经期失眠症的
临床疗效和安全性,共纳入 34 项研究,包含治疗组 1 459 例及
对照组 1 417 例。研究结果显示:针灸疗法治疗围绝经期失
眠症总有效率[$OR=2.79$, $95\%\ CI\ (2.22, 3.50)$, $P<0.000\ 01$]、
匹兹堡睡眠质量指数量表评分[$MD=-2.09$, $95\%\ CI\ (-2.91,$
$-1.27)$, $P<0.000\ 01$]、改良 Kupperman 评分方面[$MD=-4.41$,
$95\%\ CI\ (-6.38, -2.45)$, $P<0.000\ 1$]均优于口服西药的对照组,
差异有统计学意义。针灸疗法的不良反应事件发生率低于对

照组［$RR=0.32, 95\% CI(0.18, 0.54), P<0.000\,1$］。针灸疗法治疗 PMI 具有一定临床疗效且安全性高，值得在临床推广，但针灸疗法的应用还有待于更多高质量的随机对照试验进行验证。

（杨丽洁）

参考文献

［1］中华医学会妇产科学分会绝经学组. 围绝经期异常子宫出血诊断和治疗专家共识. 中华妇产科杂志, 2018, 53 (6): 396-401.

［2］BENETTI-PINTO CL, ROSA-E-SILVA A, YELA DA, et al. Abnormal Uterine Bleeding. Rev Bras Ginecol Obstet, 2017, 39 (7): 358-368.

［3］阮祥燕, 杨欣. 围绝经期异常子宫出血诊断和治疗专家共识. 中华妇产科杂志, 2018, 53 (06): 396-401.

［4］HUVINEN E, HOLOPAINEN E, HEIKINHEIMO O. Norethisterone and its acetate-what's so special about them? BMJ Sex Reprod Health, 2021, 47 (2): 102-109.

［5］WIEMELS J, WRENSCH M, CLAUS EB. Epidemiology and etiology of meningioma. J Neuro oncol, 2010, 99 (3): 307-314.

［6］VICTORIA S, BENSON, KIRSTIN PIRIE, et al. Hormone replacement therapy and incidence of central nervous system tumours in the Million Women Study. Int J Cancer, 2010, 1277 (7): 1692-1698.

［7］DELI T, OROSZ M, JAKAB A. Hormone Replacement therapy in cancer survivors-review of the literature. Pathol Oncol Res, 2020, 26 (1): 63-78.

［8］MAIURI F, MARINIELLO G, SOMMA T, et al. Meningiomas in premenopausal women: role of the hormone related conditions. Front Oncol, 2020, 10: 556701.

［9］DE VILLIERS TJ, STEVENSON JC. The WHI: the effect of hormone replacement therapy on fracture prevention. Climacteric, 2012, 15 (3): 263-266.

［10］ CINTRON D, LAHR BD, BAILEY KR, et al. Effects of oral versus transdermal menopausal hormone treatments on self-reported sleep domains and their association with vasomotor symptoms in recently menopausal women enrolled in the Kronos Early Estrogen Prevention Study (KEEPS). Menopause, 2018, 25 (2): 145-153.

［11］ 谢梅青, 陈蓉, 任慕兰. 绝经管理与绝经激素治疗中国指南 (2018). 中华妇产科杂志, 2018, 53 (11): 729-739.

［12］ FORMOSO G, PERRONE E, MALTONI S, et al. Short-term and long-term effects of tibolone in postmenopausal women. Cochrane Database Syst Rev, 2016, 10 (10): D8536.

［13］ AGN UESF, FRANCO B, FRAN U E OISE CC. Unequal risks for breast cancer associated with different hormone replacement therapies: results from the E3N cohort study. Breast Cancer Res Treat, 2008, 107 (1): 103-111.

［14］ CUMMINGS SR. The effects of tibolone in older postmenopausal women. OBSTET GYNECOL SURV, 2008, 7: 697-708.

［15］ CHLEBOWSKI RT, WACTAWSKI-WENDE J, RITENBAUGH C, et al. Estrogen plus progestin and colorectal cancer in postmenopausal women. N Engl J Med, 2004, 350 (23): 991-1004.

［16］ BRINTON LA, LACEY JV JR, TRIMBLE EL. Hormones and endometrial cancer—new data from the Million Women Study. Lancet, 2005, 365 (9470): 1517-1518.

［17］ BOTS ML, EVANS GW, RILEY W, et al. The effect of tibolone and continuous combined conjugated equine oestrogens plus medroxyprogesterone acetate on progression of carotid intima-media thickness: the Osteoporosis Prevention and Arterial effects of tiboLone (OPAL) study. Eur Heart J, 2006, 27 (6): 746-755.

［18］ National Institutes of Health. National Institutes of Health State-of-the-science conference statement: management of menopause-related symptoms. J Urol, 2006, 175 (2): 659-660.

［19］ 胡倩, 段培蓓, 龚秀琴, 等. 门诊围绝经期综合征患者健康状况调查. 中国妇产科临床杂志, 2017, 18 (1): 61-62.

［20］ MORENO-FRIAS C, FIGUEROA-VEGA N, MALACARA JM. Relationship of sleep alterations with perimenopausal and postmenopausal symptoms. Menopause, 2014, 21 (9): 1017-1022.

［21］ PINESA. Sleep duration and midlife women'shealth. Climacteric, 2017, 20 (6): 528-530.

［22］ 董雪婷, 吕盼军, 王丽, 等. 女性围绝经期综合征的中西医治疗研究进展. 湖北中医杂志, 2018, 40 (7): 58.

［23］ 杨丽洁, 陈颖, 陈雅洁. 针灸治疗黄体功能不全疗效观察. 上海针灸杂志, 2020, 39 (12): 1582-1586.

［24］ 杨丽洁, 吴节, 杨林, 等. "调冲任、固肾元" 针灸法对黄体功能不全患者卵泡发育及妊娠结局的影响. 中国针灸, 2019, 39 (9): 927-931.

［25］ 吴节, 杨丽洁, 陈雅洁, 等. 针灸人工周期疗法治疗月经不调临床应用初探. 中国针灸, 2015, 35 (3): 287-289.

［26］ 彭颖君, 钟礼伦, 黄云城, 等. 针灸疗法与西药对照治疗围绝经期失眠症疗效和安全性的系统评价. 广州中医药大学学报, 2021, 38 (4): 846-853.

TYPICAL CASES
OF
MENOPAUSAL
AND
GYNECOLOGICAL ENDOCRINOLOGY
REFINED ANALYSIS

第三章 原发性闭经

病例 11　46,XY 单纯性腺发育不全 1 例诊断与处理

一、病历摘要

20 岁患者,社会性别女性,主因"从未有月经来潮"来院就诊。患者 1999 年出生,患者母亲因妊娠高血压孕 7 个月行剖宫产分娩,患者出生体重 1 900g,否认孕期口服任何胚胎毒性药物,家中亲属无相似疾病病史。患者出生后表现为女性外阴,按女性抚养,身高和智力发育正常。3 年前患者 17 岁,因月经未来潮,无阴毛及乳腺发育,在当地医院妇科就诊,自诉查体可见女性外阴,棉签可以探入阴道,超声提示始基子宫大小 1.7cm×0.5cm。于 2017 年 7 月 19 日来首都医科大学附属北京妇产医院妇科就诊,查盆腔超声(表 3-1)及性激素(表 3-2),考虑原发性闭经,给予戊酸雌二醇片 / 雌二醇环丙孕酮片口服治疗。服药后可有月经来潮,月经周期 23~30 天,经期 4~7 天,量适中,伴轻度痛经无须用药物治疗。曾停药 40 天,月经停止不能自行来潮,故继续服药至今,服药期间未复查化验。2019 年 4 月在当地就诊复查超声仍提示始基子宫,卵巢较前略有增长。2019 年 7 月 24 日为进一步诊治在笔者科室就诊。

表 3-1　盆腔超声检查结果

检查时间	子宫大小 /cm	子宫内膜 /cm	左侧附件	右侧附件
2019 年 7 月 24 日	3.0 × 3.8 × 1.5	0.3	卵巢长径 1.9cm	卵巢长径 1.7cm
2019 年 8 月 21 日	前位, 2.9 × 3.6 × 1.6	0.2, 呈线状	未显示卵巢, 左侧腹股沟皮下可见偏实性低回声, 范围 0.8cm × 0.3cm	未显示卵巢, 右侧腹股沟皮下可见偏实性低回声, 范围 0.6cm × 0.3cm

表 3-2　性激素六项化验结果

时间	FSH (IU·L^{-1})	LH (IU·L^{-1})	E$_2$ (pg·ml^{-1})	P (ng·ml^{-1})	PRL (ng·ml^{-1})	T (ng·dl^{-1})
2017 年 7 月 1 日	114.93	41.69	26.59	0.58	13.41	37.43
2019 年 7 月 24 日	137.59	43.70	<11.80	0.79	673.00	24.57

1. **体格检查**　身高 158cm,体重 58kg,体毛不重,颈部未见明显喉结(图 3-1)。双侧乳腺发育 3 级。外阴:女性型外阴,可见阴毛,大小阴唇发育尚可,阴蒂无增大,处女膜不完全闭锁,长棉签探入阴道口困难,无法探入阴道内。双侧腹股沟区皮下似可及结节约 0.8cm 大小。肛门指诊可及小子宫,约直径 2cm,活动好,无压痛。

2. **辅助检查**

(1)外周血染色体:46,XY。

(2)盆腔超声结果:见表 3-1。

(3)性激素六项结果:见表 3-2。

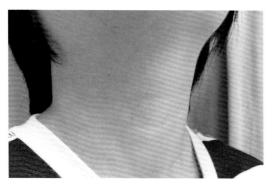

图 3-1　颈部无明显喉结

3. 初步诊断　46,XY 单纯性腺发育不全。

4. 治疗建议　与患者和家属商量后决定保留患者女性社会性别,故建议切除腹腔内的睾丸组织,随后给予人工周期雌二醇 / 雌二醇地屈孕酮(2mg/10mg),每年进行激素治疗安全性评估。

二、病例分析

1. 46,XY 单纯性腺发育不全是性腺发育异常的一种情况,其性染色体检查为 46,XY,由于某些因素的影响,在胚胎不同时期发生不同程度的性腺发育不全或退化,造成性发育异常。因临床少见,对该病认识不足,往往延误诊断及治疗。此类患者的社会性别均为女性,临床表现为原发性闭经,部分患者体形类似去睾丸者,上肢长。青春期无女性第二性征的发育,阴、腋毛无或稀少,乳房不发育。内外生殖器发育幼稚,有输卵管、子宫与阴道。用人工周期可来月经。实验室检查 FSH 和 LH 显著高于正常水平,E_2 低于正常生育年龄女性水平,个别患者睾酮的水平可能高于正常女性,其原因可能是升高的 LH 刺激条索状性腺的门细胞产生雄烯二酮,因而个别患者可有阴蒂肥大。由于自幼缺乏性激素,此类患者一般骨密度显著低于正常。该患者的双侧条索状性腺,组织学上表现为原始的睾丸组织。血染色体检查为 46, XY, 则诊断成立。

2. 染色体核型为 46, XY 的个体发育为男性需要 2 个条件, 睾丸决定因子 (testis determining factor, TDF) 促使睾丸的形成, 然后睾丸分泌米勒管抑制因子 (Müllerian inhibiting substance, MIS) 和雄激素 (testosterone, T)。MIS 抑制输卵管和子宫的发育, 而 T 经 5α 还原酶 (5α-reductase) 转化为双氢睾酮 (dihydrotestosterone, DHT) 后促使男性外生殖器发育。46, XY 单纯性腺发育不全的染色体检查为 46, XY, 但性腺在胚胎早期完全没有发育, 不产生 MIS 和雄激素, 因而输卵管和子宫的发育不能受到抑制, 男性外生殖器也不能发育, 造成外生殖器发育呈女性型。其临床特点为正常的女性外生殖器, 双侧条索状性腺组织, 染色体男性, 称 46, XY 单纯性腺发育不全。

3. 此类患者需与完全性雄激素不敏感综合征 (complete androgen insensitive syndrome, cAIS) 及 46, XY 的 17α- 羟化酶缺乏症 2 种疾病相鉴别。46, XY 单纯性腺发育不全患者表现为乳房不发育, 有阴道和子宫, 性腺为条索样组织, 人工周期有撤退性出血; 完全性雄激素不敏感综合征患者则表现为乳房发育, 阴道呈盲端, 无子宫, 性腺为发育不良的睾丸, 人工周期无反应; 46, XY 的 17α- 羟化酶缺乏症患者表现为乳房不发育, 而阴道呈盲端, 人工周期无反应, 且患者常伴有高血压、低血钾。这 3 类患者的染色体均为 46, XY, 外生殖器均为女性, 但由于病因不同, 临床表现有所差别。目前认为 46, XY 单纯性腺发育不全主要与雄激素的性别决定基因 *SRY* (sex determining region Y) 异常或其表达的 SRY 蛋白功能异常有关。

4. 这类患者外生殖器为女性, 社会性别亦为女性。但腹腔内环境可能导致发育不良或位置异常的睾丸恶变。因此, 对所有的 46, XY 单纯性腺发育不全的患者均应切除条索状性腺组织。术后可给予激素替代治疗, 以促进第二性征的发育和月经来潮,预防骨质疏松。现在已有文献报道 46,XY 单纯性腺发育不全的患者行辅助生殖技术可成功妊娠。

(鞠 蕊)

病例 12 46,XY 单纯性腺发育不全合并性腺母细胞瘤

一、病历摘要

16 岁患者,社会性别女性,主因"月经稀发 4 年"于 2021 年 1 月 25 日就诊于西安交通大学第一附属医院。患者 12 岁"月经来潮",近 4 年月经周期为 1~2 天 /1~6 个月,量中,有血块,无痛经,LMP:2021 年 1 月 23 日。3 年前就诊于当地医院,查性激素提示睾酮 136.44ng/dl,给予口服药物治疗后效果不佳,未进一步治疗。

1. **既往史** 既往体健,否认高血压、糖尿病等慢性疾病史,否认肝炎、结核等传染病病史,否认手术、外伤史。

2. **月经、婚育史** 12 岁月经初潮,月经周期 1~2 天 /1~6 个月,LMP:2021 年 1 月 23 日。未婚,无性生活史,G_0P_0。

3. **个人史** 患者母亲孕期无特殊用药史,患者为足月顺产儿,出生时无窒息,身长、体重正常。

4. **家族史** 否认家族性、遗传性疾病史。

5. **体格检查**

(1)一般情况:身高 168cm,体重 62kg,BMI 21.97kg/m^2。口周无胡须,未见喉结。双侧乳房乳晕增大着色,乳晕和乳头隆起,Tanner 分期为 Ⅱ 期。无腋毛,双侧腹股沟及大阴唇均未触及包块(图 3-2)。

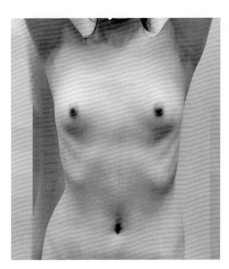

图 3-2　乳房有发育，无腋毛

（2）妇科检查：外阴，女性型，阴毛呈女性分布，阴蒂增大约 1.5cm×1cm，大小阴唇发育，小阴唇后半部分与大阴唇融合，可见阴道口；阴道通畅，棉签可入 7cm；直肠 - 腹部诊，可触及约 3cm×3cm×2cm 大小的子宫（图 3-3）。

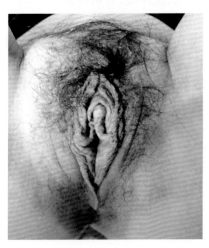

图 3-3　阴蒂增大

6. 辅助检查

(1)性激素检测结果:FSH 49.44mIU/ml,LH 30.76mIU/ml,E_2 23.78pg/ml,P 1.17ng/ml,T 136.44ng/dl,硫酸脱氢表雄酮(DEHA-S)293.32μg/ml。

(2)染色体检查:46,XY。

(3)性别反转相关基因多重连接探针扩增技术(multiplex ligation-dependent probe amplification,MLPA)检测:*SRY*基因存在,*NROB1*、*WNT4*、*NR5A1*、*SOX9*基因未检测到大片段缺失/重复突变。

(4)AMH:0.32ng/ml。

(5)妇科B超:子宫大小 3.4cm×3.0cm×1.5cm,形态规则,肌层回声均匀,内膜呈线状。子宫颈回声未见明显异常。双卵巢未探及。

(6)肝、胆、胰、脾、肾超声:未见异常。

(7)双侧腹股沟区超声:未探及明显囊实性包块。

(8)双侧肾上腺MRI平扫:未见异常。

(9)盆腔MRI:①子宫发育不良,未见典型卵巢;②直-乙状结肠右侧,可见一椭圆形"肿块",以低信号为主,内部夹杂片絮状高信号。

(10)骨密度测量(双能X线吸收法):Z值 –2.3。

7. 初步诊断

(1)46,XY性发育异常:性反转? 真两性畸形? 单纯性腺发育不全?

(2)性腺肿瘤?

(3)骨量减少。

8. 治疗方案

于2021年1月26日行腹腔镜探查术(图3-4、图3-5),术中见子宫偏小,形态规则,表面光滑,双侧性腺均位于盆腔较高位置,表面输卵管均细长,切除双侧性腺及双侧输卵管送冰冻,与病理科医师沟通病情,术中冰冻提示"右侧"性腺母细胞瘤,双侧输卵管组织。与患者家属沟通病情,要求保留子宫。术后病理同术中冰冻。

9. 确定诊断

(1) 46,XY 单纯性腺发育不全。

(2) 性腺母细胞瘤。

(3) 骨量减少。

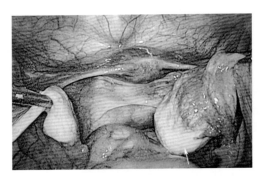

图 3-4 腹腔镜探查

腹腔镜下见小子宫、双侧性腺及输卵管,左侧盆壁条索状性腺大小约 1cm×0.5cm(左侧白色箭头处);右侧盆壁性腺组织大小约 4cm×4cm×3cm,质硬,色白(右侧白色箭头处)。

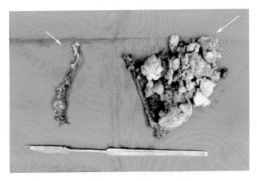

图 3-5 切除后所见性腺,右侧性腺因取出困难被剪碎

二、病例分析

1. 鉴别诊断

(1)46,XY 性反转:指有功能的性腺和染色体发育不一致,本病患者社会性别可为女性,表现为不同程度、不同时期的卵巢功能,通过病理检查证实性腺为卵巢成分,无睾丸成分。

(2)46,XY 真两性畸形:指同时具有卵巢和睾丸 2 种性腺组织,并具有相应的功能和表现。确诊依靠病理检查明确 2 种性腺组织的存在。

(3)46,XY 单纯性腺发育不全:常因原发性闭经就诊。青春期女性无第二性征的发育,缺少或仅见稀少的阴毛、腋毛,乳房不发育。

2. 本病例特点

根据病理结果,无卵巢或睾丸成分,仅为性腺肿瘤,故 46,XY 性反转或真两性畸形的诊断均不成立。本例患者最终诊断为 46,XY 单纯性腺发育不全合并性腺母细胞瘤。"月经稀发""雄激素水平升高"与发育不良的继发性性腺母细胞瘤有关。性腺母细胞瘤是由生殖细胞和性索间质细胞构成的肿瘤,其中性索间质细胞具有自主分泌甾体激素的功能,异源性雌激素刺激子宫内膜增厚、剥脱出血,即假性月经;肿瘤也可分泌雄激素,导致外生殖器阴蒂增大,血总睾酮、硫酸脱氢表雄酮水平升高。46,XY 单纯性腺发育不全常因青春期原发闭经就诊,此例患者因"月经稀发 4 年"就诊,在"月经"这种假象的掩盖下,46,XY 单纯性腺发育不全往往难以确诊,应注意临床表现与病理结果的一致性,加强对此类疾病的认识,提高诊治水平。

在所有的性发育异常疾病中,46,XY 单纯性腺发育不全的患者发生生殖细胞肿瘤的风险最高,因此该病一经诊断,应尽快切除条索状性腺,避免恶性肿瘤的发生,达到肿瘤一级预防的目的。如本例患者在首诊时即明确诊断并行性腺切除,则能极大程度避免性腺母细胞瘤的发生。性腺母细胞瘤几乎均继发于含有 Y 染色体的胚胎性腺或发育不良的性腺,根据内外生殖器及第二性征的发育情况可分为 3 种类型:女性表型伴男性化、女性表型不伴男性化及男性表型伴不同程度的外生殖器发育异常。目前普遍认为单纯性性腺母细胞瘤是一种良性肿瘤或低度恶性肿瘤,预后好。本例患者为 46,XY 单纯性腺发育不全合并单纯性性腺母细胞瘤,切除性腺即达到治愈,术后定期随诊。术后 1 个月复查性激素:FSH 37.34mIU/ml,LH 30.56mIU/ml,E_2<5pg/ml,P 0.37ng/ml,T 10.29ng/dl,DEHA-S 7.220μg/ml,可见雄激素及雌激素水平明显降低。对患者进行心理疏导,鼓励患者接受自己、保持良好心态,并改善生活方式,注意均衡营养,补充钙和维生素 D。术后进行雌激素替代治疗以促进和维持第二性征的发育,治疗骨量减少,预防骨质疏松。考虑到患者身高为 168cm,无须小剂量雌激素促进身高,可直接给予雌二醇片 / 雌二醇地屈孕酮片(2mg/10mg)。患者婚后可有正常性生活,但无法自然受孕,进入婚育期,可采取卵子捐献体外受精辅助生殖技术获得后代。

(吕淑兰　贺永艳　薛 雪)

病例 13　完全型雄激素不敏感综合征合并双侧睾丸间质 - 支持细胞肿瘤

一、病历摘要

28 岁患者,社会性别女,主因"年满 28 岁,无月经来潮"就诊。患者 15 岁仍无月经来潮,当地医院 B 超诊断为"始基子宫",未在意。23 岁某三甲医院 B 超仍诊断为"始基子宫",

口服中西药无效,后未治疗。

1. **既往史**　既往体健,否认高血压、糖尿病等慢性疾病史,否认肝炎、结核等传染病病史,否认手术、外伤史。

2. **月经、婚育史**　尚无月经初潮。未婚,有正常性生活史,G_0P_0。

3. **个人史**　患者系抱养,胎儿期用药情况及出生时情况不详。

4. **家族史**　原生家庭情况不详。

5. **体格检查**　身高 167cm,体重 59kg,BMI 21.15kg/m^2;双侧乳房饱满,乳头较小,乳晕颜色较浅(图 3-6A),Tanner分级为Ⅲ级;无腋毛;左侧腹股沟处可触及一大小约 4cm×3cm×3cm 包块,活动可,无压痛。心肺腹查体均未见异常。

6. **妇科检查**　外阴(图 3-6B):已婚型,无阴毛,大阴唇轻微着色,未触及包块,小阴唇呈幼女型;阴道(图 3-6C):阴道为盲端,窥阴器可顺利进入长约 7cm,未见子宫颈;盆腔:双合诊未触及明显子宫,双附件区未触及明显异常。

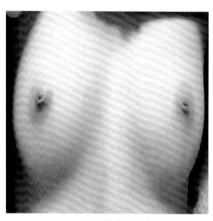

A. 双侧乳房发育

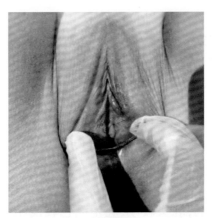

B. 外阴幼稚

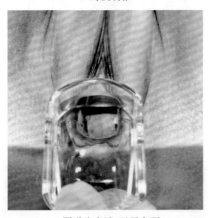

C. 阴道为盲端,无子宫颈

图 3-6　雄激素不敏感综合征

7. 辅助检查

（1）性激素测定：FSH 13.17mIU/ml，LH 23.11mIU/ml，E_2 156.0pmol/L，P 0.718nmol/L，T 21.75nmol/L。

（2）染色体检查：46，XY。

（3）性别基因检测：Y 染色体微缺失及 *SRY* 基因存在。

（4）腹股沟区超声：左侧腹股沟区可见一囊实性包块，大小约 53mm×21mm，边界清，形态欠规则，其内回声欠均匀，以实性为主,局部可见液性暗区。右腹股沟区未见明显囊实性包块。

(5)盆腔 MRI 平扫:子宫及双附件未显示,阴道残端未见肿块影。右侧盆腔近盲肠处可见混杂信号影。

(6)骨密度测量(双能 X 线吸收法):T 值 −1.7。

8. 诊断

(1)完全性雄激素不敏感综合征。

(2)性腺肿瘤?

(3)骨量减少。

9. 治疗　于 2020 年 12 月 22 日在全身麻醉下行左侧腹股沟包块切除术 + 腹腔镜探查术。于左腹股沟区切开皮肤,依次分离皮下组织、脂肪及筋膜后可见一大小约 4cm × 3cm × 3cm 的性腺组织(图 3-7);腹腔镜探查未见子宫、双侧输卵管及卵巢,右附件区近盲肠处可见一大小约为 4cm × 3cm × 3cm 的白色性腺(图 3-8),分别切除性腺组织送冰冻。术后病理:(左腹股沟区、右盆腔)发育不全"睾丸及附睾"组织伴高分化支持 - 间质细胞瘤,血管平滑肌瘤样增生,中肾管源性囊肿。

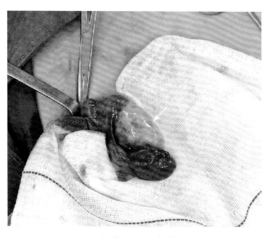

图 3-7　左腹股沟区条索状性腺

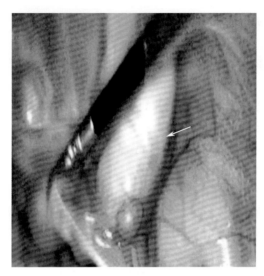

图 3-8　右侧盆腔(白色箭头处为性腺)

10. 出院诊断

(1)完全性雄激素不敏感综合征。

(2)双侧睾丸间质 - 支持细胞肿瘤。

(3)骨量减少。

二、病例分析

1. 鉴别诊断

(1)46,XY 单纯性腺发育不全:与雄激素不敏感综合征的共同点为染色体 46,XY,原发性闭经,外生殖器为女性,阴毛、腋毛稀少或缺失;不同之处在于 46,XY 单纯性腺发育不全患者无第二性征,有子宫及阴道。

(2)MRKH(Mayer-Rokitansky-Küster-Hauser)综合征:与雄激素不敏感综合征的共同点为原发性闭经、有乳房发育、无子宫及阴道;不同之处在于 MRKH 综合征患者染色体 46,XX、性腺为卵巢、有正常的第二性征发育。

(3)46,XY 17α- 羟化酶缺乏症:与雄激素不敏感综合征的共同点为染色体 46,XY、原发性闭经、外生殖器女性、无子宫与输卵管、阴道盲端；不同之处在于 46,XY 17α- 羟化酶缺乏症患者雌激素与睾酮合成障碍、孕酮升高，可合并不同程度的高血压与低血钾。

2. 雄激素不敏感综合征（androgen insensitivity syndrome, AIS）又称睾丸女性化综合征，属于男性假两性畸形，是一种罕见的 X 染色体隐性遗传单基因病。主要发病原因是雄激素受体基因发生突变或缺失，雄激素无法对靶组织发挥作用或只能发挥部分作用，因此外生殖器表现为不同程度的女性化。而患者染色体核型为 46,XY,Y 染色体的睾丸决定因子正常，因此性腺为睾丸，胚胎期米勒管抑制因子分泌正常，抑制米勒管发育为子宫、输卵管及阴道上段。根据患者是否有男性化表现，AIS 可分为无男性化表现的完全型（complete AIS,CAIS）和有男性化表现的不完全型（incomplete AIS,IAIS）。

胚胎性腺或发育不良的性腺若合并 Y 染色体则易于发生肿瘤。本例患者诊断为完全型雄激素不敏感综合征，13 年前及 5 年前分别于外院就诊均未确断，未早期识别可能发生恶变的异常性腺。28 岁于笔者医院确诊时已合并睾丸肿瘤，给予手术治疗。CAIS 诊断明确后应行性腺切除的观点已被广泛接受，但由于睾丸分泌的雄激素经外周组织芳香化酶可转化为雌激素，从而促进青春期发育与骨骼健康，目前关于性腺切除的时机仍有争议。一项综述表明成人 CAIS 患者发生性腺恶性肿瘤的风险为 14%（范围为 0~22%），Cheikhelard 等研究支持 CAIS 患者青春期后行性腺切除，但既往也有 17 个月大的 CAIS 女婴被发现侵袭性卵黄囊瘤的报道。高分化间质 - 支持细胞肿瘤为良性，因此建议本例患者术后定期随诊。术后 2 周复查性激素 FSH 71.97mIU/ml、LH 48.36mIU/ml、$E_2 < 18.4$pmol/L、P 0.228nmol/L、T 0.916nmol/L，睾酮水平明显下降。AIS 性腺切除术后需长期应用雌激素替代治疗维持第

二性征,治疗骨量减少,预防骨质疏松及心血管疾病。考虑到本例患者年龄较大,骨骺已闭合,无子宫,因此给予戊酸雌二醇 2mg/d 连续服用,也可服用替勃龙 2.5mg/d。患者已婚,现性生活正常,但无子宫,收养是获得后代的主要途径。

(吕淑兰　贺永艳　薛 雪)

病例 14　雄激素不敏感综合征 1 例

一、病历摘要

患者陈某,社会性别女性,未婚,否认性生活史。因"年满 19 岁,无月经来潮,发现下腹包块半年余"就诊于温州医科大学附属第二医院。患者半年前自行扪及双侧腹股沟处包块,约鸡蛋大小,无疼痛不适,未行诊治。

1. **既往史**　既往体健,17 年前双侧腹股沟疝手术史,4 年前阑尾切除手术史。

2. **家族史**　否认家族性、遗传性疾病史。

3. **体格检查**　身高 166cm,体重 50kg,BMI 18.14kg/m^2。第二性征:双侧乳腺发育良好,无喉结,无腋毛。腹部查体:双侧腹股沟区可及囊性肿块,活动可,无压痛(图 3-9)。

4. **妇科检查**　外阴无阴毛,大小阴唇发育可,阴蒂细小,阴道舟状窝下缘可探及一盲段,约 2cm × 1cm,尿道开口位于其中(图 3-10)。肛诊:盆腔空虚,未扪及子宫及双附件。

5. **辅助检查**

(1)妇科彩超(2018 年 2 月 2 日,图 3-11):未见子宫,盆腔内低回声团(考虑卵巢组织可能)。

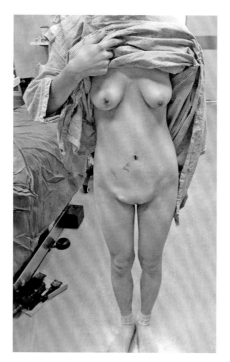

图 3-9　患者双侧乳腺发育良好，
双侧腹股沟区见肿块

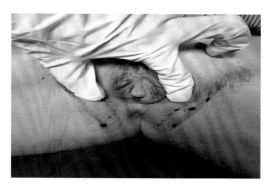

图 3-10　外阴检查
（患者外阴无阴毛，大小阴唇发育可，阴蒂细小，
阴道舟状窝下缘可探及一盲段，尿道开口位于其中。）

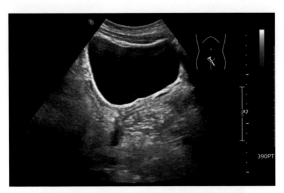

图 3-11 妇科彩超
（左下腹腔实质性肿块，可见一个液性暗区，
呈串珠样改变，大小约 3.2cm×1.2cm。）

（2）腹股沟体表包块 B 超（2018 年 2 月 2 日，图 3-12~图 3-14）：双侧腹股沟区囊性包块，右侧腹股沟区实性包块内可见 2 个液性暗区，呈串珠样改变，大小分别约 5.5cm×1.5cm、4.1cm×1.1cm。左下腹实性包块内可见 1 个液性暗区，呈串珠样改变，大小约 3.2cm×1.2cm。

（3）染色体核型分析（2018 年 2 月 2 日）：46，XY。

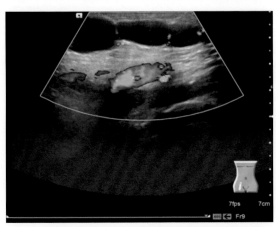

A. 右侧腹股沟可见 2 个液性暗区，呈串珠样改变

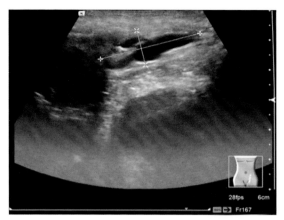

B. 左侧腹股沟区可见 1 个液性暗区,呈串珠样改变,
大小约 3.2cm × 1.2cm

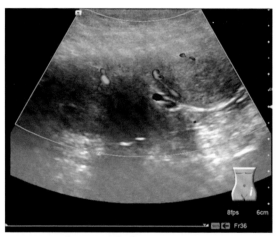

C. 左下腹腔可见一低回声团,边界欠清,形态不规则,
内部回声不均,其内可见血流信号

图 3-12　腹股沟体表包块 B 超

（4）**性激素**:2018 年 2 月 2 日睾酮 6.64ng/ml,余正常范围;2018 年 8 月 21 日睾酮 7.79ng/ml,余正常范围。

（5）**肿瘤标记物**(2018 年 8 月 21 日): 人附睾蛋白 4(HE4)、CA12-5、CEA、CA19-9、甲胎蛋白（α-fetoprotein, AFP）均在正

常范围。

6. 诊断　男性假两性畸形。

7. 治疗建议　该患者罹患男性假两性畸形。治疗时需重点考虑性别选择以及性腺处理两方面。性别选择方面,可组织专业的多学科团队对患者进行全面评估,根据生殖器畸形程度、手术条件、生育潜能、心理性别、抚养性别、社会性别以及患者本人和家属的愿望等综合考虑。该患者社会性别女,年满 19 岁,第二性征及外生殖器已不同程度地发育为女性,与患者及家属充分沟通,了解其真实想法后,建议继续选择女性性别,手术切除体内残留的性腺以防恶变,术后长期雌激素替代维持女性第二性征,预防骨质疏松等慢性病。如患者有性生活需求,可行阴道成形术,术后逐步扩张阴道。但由于子宫缺如,患者无法具备生育能力。此外,还应重视心理门诊的长期随访,适时调整患者心理状态。

此例患者与家属商议后选择女性性别,故于 2018 年 8 月 22 日行腹腔镜下双侧性腺切除＋腹股沟疝修补术(图 3-13)。术后病理提示:①"左侧性腺"见较多肌纤维组织,血管丰富,周围见少量发育不良的睾丸组织;②"右侧性腺"见发育不良的睾丸组织伴腺瘤样改变。术后给予戊酸雌二醇 1mg/d 口服维持第二性征。

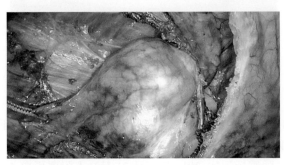

图 3-13　腹腔镜手术所见

二、病例分析

假两性畸形分为男性假两性畸形和女性假两性畸形。患者体内只有一种性腺,但外生殖器具有两性特征。核型为46,XY 或 46,XX。

男性假两性畸形染色体为 46,XY,性腺为睾丸,但内、外生殖器男性化不全,它属于性分化异常中病因及类型最复杂的一种。发病机制有:①促进生物合成睾酮的酶缺失或异常;②外周组织 5α- 还原酶缺乏;③外周组织和靶器官缺少雄激素受体或受体功能异常。其中第 3 种最常见。男性假两性畸形根据组织对雄激素不敏感的程度,分为完全型和不完全型 2 种。其中完全型常见,称为雄激素不敏感综合征(AIS)。AIS 是一种 X 连锁隐性遗传病,每 20 000 名新生婴儿中发生 1 例。通常认为由雄激素受体(androgen receptor,AR)基因突变引起。此例患者诊断为此型。

1. 常见表现 原发性闭经、不孕、腹股沟包块与外生殖器异常等。该患者原发闭经,发现下腹及双侧腹股沟区包块,外生殖器异常。

2. 诊断 一般根据病史、查体,性激素水平测定、染色体核型,影像学以及组织学结果综合分析。其中染色体核型是关键。影像学可用于协助诊断。该患者诊断依据:①外观及外生殖器为女性型;②在大阴唇或腹股沟处扪及实质性包块;③染色体核型为 46,XY;④包块病理结果为发育不良的睾丸组织。尽早确诊,有利于及早治疗,防止发育不全的性腺恶变。为兼顾患者的心理健康,术前应与患者讨论将来的社会性别,并进行相关的长期管理。

3. 治疗 主要着重于性别选择和性腺处理。对于性别的选择,首先应由一个专业的多学科团队(妇科内分泌学、泌尿外科学、遗传学、心理学)对患者进行全面评估,根据生殖器畸形程度、手术条件、生育潜能、心理性别、抚养性别、社会性别以及患者本人和家属的愿望等综合考虑。此类患者社会性别多为女性,应维持已有的社会性别。在性腺处理方面:完全型患者青春期发育成熟后切除双侧睾丸防止恶变,术后长期给予雌激素替代,可维持女性第二性征。阴道成形术可使患者有满意的性生活,但不具备生育能力。不完全型患者有外生殖器男性化畸形,应提前做整形术并切除双侧睾丸。研究显示,6%~15% 的 AIS 患者的性腺最终会发展为恶性肿瘤。肿瘤通常于 30 岁后发生,且患者年龄越大,恶变危险越高。阴道过短影响性生活者应行阴道成形术。阴蒂肥大患者应在性成熟前行阴蒂切除,行保留血管神经的阴蒂成形术对婚后性生活质量极为重要。综上,男性假两性畸形患者的治疗,不仅包括手术,还涉及心理、社会等多方面因素,是一个长期的综合性问题。

(耿筱虹)

病例 15　45,X/46,XY 性腺发育不全合并卵巢无性细胞瘤

一、病历摘要

38 岁患者,社会性别女,主因"间断腹胀、下腹痛 1 年,发现盆腔包块 5 天"于 2018 年 8 月 15 日就诊。患者 1 年前无明显诱因开始出现间断腹胀、下腹痛,无食欲减退、恶心、呕吐,无腹泻,无黑便,无腰骶部酸痛,无阴道异常排液,无头晕、乏力、低热、盗汗,无尿频、尿急、尿痛等不适,于当地医院行肠镜检查无明显异常。半年前于当地医院再次行肠镜检查及息肉切除术(具体不详)。5 天前于当地医院行 B 超示:盆腔内不均质实性团块,约 10.5cm×7.3cm,为求进一步诊治至西安

交通大学第一附属医院。

1. 既往史 既往体健,否认肝炎、结核等传染病病史,否认高血压、糖尿病病史,否认手术、外伤史。

2. 月经、婚育史 19岁时因"无月经来潮"就诊于当地医院,诊断为"原发性闭经",口服激素替代治疗(具体用药及用法用量不详),服药期间每月可有规律撤退性出血,经量适中。2年后自行停药,无月经来潮,未再规范治疗。24岁结婚,配偶健康,无成功性生活。G_0P_0。

3. 个人史 足月顺产儿,母亲孕期无特殊用药史,出生时无窒息,身长、体重正常。

4. 家族史 父亲患"高血压",母亲患有"乳腺癌"。否认其他家族性遗传病病史。

5. 体格检查 身高143cm,体重41kg,BMI 20.05kg/m²。体温36.3℃,脉搏80次/min,呼吸18次/min,血压103/69mmHg。

6. 妇科检查 外阴:阴毛稀疏,阴蒂发育欠佳。阴道:处女膜环质韧,完整,可容一小指通过,深约6cm,窥阴器无法放入。肛门指诊:盆腔可触及大小约12cm×10cm×8cm包块,质硬,形态不规则。

7. 辅助检查

(1)性激素:FSH 73.370mIU/ml,LH 29.490mIU/ml,E_2 70.4pmol/L,P 0.57nmol/L,T 0.765nmol/L,DHEAS 8.000μmol/L。

(2)染色体检查:45,X[6]/46,XY[44]。

(3)肿瘤标志物:CA12-5 42.5U/ml,HE4 56.8pmol/L,神经元特异性烯醇化酶(neuron specific enolase,NSE)43.63ng/ml。

(4)妇科超声:盆腔扫描未探及明显子宫体声像图,子宫颈大小约1.5cm×1.5cm。子宫颈上方可探及大小约10.8cm×10.1cm×8.0cm不均质包块,边界清,形态不规则,其内可见点状强回声,可见少量血流信号,双卵巢未探及。直肠子宫陷凹及双髂窝未见明显液性暗区。

(5)盆腔CT:盆腔内可见一大小约7.1cm×11.0cm的组

织密度影,其内密度欠均,可见多发斑点状高密度影,形态欠规则,边缘尚清,考虑恶性肿瘤。子宫体积小,内膜显示不清,宫颈大小形态及密度正常。

(6)泌尿系统超声:双肾、输尿管、膀胱未见明显异常。

(7)骨密度测量(双能 X 线吸收法):T 值 −2.7。

8. 初步诊断

(1)盆腔包块。

(2)45,X/46,XY 性腺发育不全(原发性闭经)。

(3)处女膜狭窄。

(4)骨质疏松。

9. 治疗　2018 年 8 月 21 日行腹腔镜探查术(图 3-14),术中见腹腔内大小约 12cm×8cm×8cm 包块,膀胱上方腹壁可见一约 2cm 大小鱼肉样结节,钳取腹壁结节及肿块组织送冰冻,结果回报:浸润癌。遂转开腹探查,见包块来源于左侧附件,右侧卵巢条索状改变,右侧输卵管外观未见异常,子宫左侧子宫角与直肠前壁可见明显转移病灶,探查肝、脾、胃未见明显转移灶。切除左侧附件送冰冻,回报示:左附件区浸润癌,倾向于无性细胞瘤。遂行全子宫、双附件、大网膜、盆腔淋巴结切除及处女膜切开术。

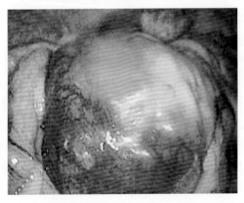

图 3-14　腹腔镜探查见大小约 12cm×8cm×8cm 包块

10. 术后病理 "左"卵巢无性细胞瘤,累及输卵管壁。子宫后壁、右侧输卵管系膜及"袋内游离结节"纤维组织内无性细胞瘤浸润,大网膜纤维脂肪组织,淋巴结(-)。

11. 修正诊断

(1)卵巢无性细胞瘤ⅢC期(Y染色体所致)。

(2)45,X/46,XY性腺发育不全(原发性闭经)。

(3)处女膜狭窄。

(4)骨质疏松。

12. 后续治疗 肿瘤放疗科放疗。

二、病例分析

45,X/46,XY属性发育异常疾病中染色体核型异常的疾病,临床上十分罕见,易误诊及漏诊。这种染色体核型异常的发生可能与有丝分裂后期的Y染色体丢失或者是染色体之间互相重组形成一个结构异常的Y染色体有关。45,X/46,XY性腺发育不全者性腺表现形式多样,有不同程度的睾丸和卵巢发育,如双侧均为发育不全的睾丸或卵巢,也可能一侧为发育不全的睾丸或卵巢,另一侧为发育不全的条索状性腺。性腺的发育程度决定了内外生殖器的发育。若睾丸发育不全,可存在中肾管和副中肾管2个系统的内生殖器。外生殖器的发育取决于性腺分泌的睾酮水平,表型不明确发生率高。另外,45,X/46,XY性腺发育不全者可合并泌尿系统畸形、心脏畸形,有身材矮小、发际线较低等类似Turner综合征的表现。

性发育异常患者含有Y染色体或Y染色体片段时,发育不全的性腺合并生殖细胞肿瘤的风险显著升高,无性细胞瘤是性腺恶变最常见的肿瘤。卵巢无性细胞瘤是由单一增生的原始生殖细胞构成的肿瘤,由于不产生激素,早期常常缺乏明显的临床症状,最常见的临床表现为腹痛、腹胀或腹部包块。本例患者因"原发性闭经"就诊于当地医院时,未能明确闭经的原因,导致45,X/46,XY性腺发育不全诊断延误,确诊时性腺已发生无性细胞瘤,仅能通过手术及放疗达到卵巢癌的三级预防,预后较差。术后可给予口服中成药物如坤泰胶囊等缓解绝经相关不适症状,并对骨质疏松进行治疗。本病例提示,对于原发性闭经的女性,应按照规范诊疗流程进行诊治,重视高促性腺激素患者染色体核型的检查,尽早识别 Y 染色体并切除性腺,从而达到一级预防恶性肿瘤的目的。

(吕淑兰　贺永艳　薛 雪)

病例 16　17α- 羟化酶缺乏症合并性发育异常 1 例

一、病历摘要

15 岁患者,社会性别"女",主因"年满 15 岁无月经来潮,血压升高 8 个月,隐睾切除术后 4 个月"就诊。8 个月前活动时感"胸闷、心慌、气短",测血压为 160/110mmHg,血压波动于 140~160/90~110mmHg,西安交通大学第一附属医院内分泌科以"高血压原因待查"收治。入院后行系列检查:妇科超声示盆腔未探及子宫及卵巢声像图;泌尿系统彩超示双侧腹股沟区隐睾;染色体检查为 46,XY。内分泌科诊断:①性分化异常;②双侧隐睾;③高血压 3 级(低危)。给予口服硝苯地平控释片 30mg,t.i.d.,降压治疗;并转诊至泌尿外科行双侧腹股沟包块切除术,术后病理诊断为"双侧"隐睾及附睾组织;建议妇科进一步治疗。

1. 既往史　既往体健,否认肝炎、结核等传染病病史,否认高血压、糖尿病病史,否认手术、外伤史。

2. 月经、婚育史　尚无月经来潮。未婚,无性生活史。

3. 个人史　足月顺产儿,母亲孕期无特殊用药史,出生时无窒息,身长、体重正常。

4. **家族史** 否认家族性疾病及遗传病病史。

5. **体格检查**

(1)身高171cm,体重75kg,BMI为25.65kg/m²;体温37.0℃、脉搏76次/min、呼吸20次/min、血压144/74mmHg(服用硝苯地平控释片期间)。

(2)双侧乳房Tanner Ⅱ期(图3-15),无腋毛。

(3)腹股沟区可见手术瘢痕(见图3-15),无多毛及痤疮;四肢无畸形。

6. **妇科检查** 外阴:女性型,无阴毛(图3-16);大小阴唇发育为幼女型,可见处女膜环(见图3-16);阴道:无阴道,仅见一浅凹陷;盆腔:空虚,未及子宫体及附件。

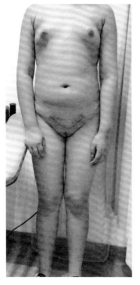

图3-15 外观,乳房发育Ⅱ级,腹股沟区可见手术瘢痕

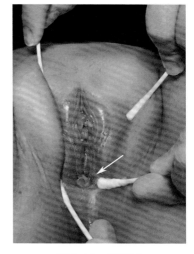

图3-16 无阴毛
(白色箭头处为处女膜环)

7. **辅助检查**

(1)性激素:FSH 32.92mIU/ml,LH 8.96mIU/ml,E₂ 92.7pmol/L,

P 21.23nmol/L,T <0.08ng/ml,DHEAS 0.031μmol/L。

(2) 促 肾 上 腺 皮 质 激 素（adrenocorticotropic hormone，ACTH）：348.4pg/mL（参考值 7.20~63.30pg/ml）。

(3) 17α- 羟化酶基因检测：*CYP17A1* 杂合突变 c.1169C>G（p.Thr390Arg），c.985_987delTACinsAA（p.Tyr329fs）。

(4) 葡萄糖耐量试验及胰岛素释放试验：高胰岛素血症，胰岛素抵抗。

(5) 骨密度测量（双能 X 线吸收法）：*Z* 值 −2.7。

8. 诊断

(1) 17α- 羟化酶缺乏症（46，XY）。

(2) 骨质疏松。

(3) 高胰岛素血症。

(4) 胰岛素抵抗。

9. 长期管理 患者染色体为 46，XY，已行性腺切除，同家长及患者共同协商后决定，维持女性社会性别，遂进行以下管理。第一，建议患者改善生活方式，补充维生素 D 和钙，并对患者进行心理疏导，鼓励其建立自信心，增加依从性；第二，给予雌激素补充治疗，以促进第二性征发育并治疗低骨量；第三，于内分泌科治疗原发病，服用糖皮质激素抑制异常升高的 ACTH，减少醛固酮分泌并降低血压；第四，患者进入婚育期后，可于婚前半年行阴道成形术，解决性生活问题。生育需求多通过收养实现。少数患者也有可能通过卵子捐赠、子宫移植获得子女。

综上，46，XY 型 17α- 羟化酶缺乏症的诊断和管理涉及多学科，包括妇产科、泌尿科、内分泌科、骨科、整形外科和精神心理科等，建议多学科会诊来减少漏诊，建立系统而全面的个性化长期管理计划，提升患者的心理健康和生活质量。

二、病例分析

1. 鉴别诊断

(1) 完全型雄激素不敏感综合征：与 17α- 羟化酶缺乏症

的共同点为染色体 46,XY、原发性闭经、无子宫、无阴道或仅为盲端、阴毛与腋毛稀少或无、外生殖器为女性；不同之处在于完全型雄激素不敏感征患者有乳房发育、性激素为正常男性水平、无高血压及低血钾。

(2)46,XY 单纯性腺发育不全：与 17α- 羟化酶缺乏症的共同点为染色体 46,XY、原发性闭经、无乳房发育、阴毛与腋毛稀少或无、外生殖器为女性；不同之处在于 46,XY 单纯性腺发育不全患者有子宫及阴道、孕酮及雌二醇水平低下、无高血压及低血钾。

(3)21- 羟化酶缺乏症：与 17α- 羟化酶缺乏症的共同点为均可表现为先天性肾上腺皮质增生；不同之处在于 21- 羟化酶缺乏症患者 17- 羟孕酮及雄激素合成增多、外生殖器男性化表现、阴毛与腋毛等在儿童期即可出现、染色体 46,XX、性腺为卵巢、有子宫及阴道。

(4)其他引起血压升高的疾病，如肾性高血压、嗜铬细胞瘤、库欣综合征等。

2. 17α- 羟化酶缺乏症(17α -hydroxylation deficiency，17-OHD) 发病率低，目前全世界报道不足 400 例，国内报道约 60 余例，*CYP17A1* 所编码的微粒体细胞色素 P450 酶是性腺甾体激素和肾上腺皮质激素合成所必需的关键酶之一，*CYP17A1* 基因缺陷影响该酶活性，导致肾上腺皮质类固醇、雌激素、睾酮合成障碍，由于糖皮质激素合成减少，对 ACTH 抑制减少，促使 ACTH 分泌增加，肾上腺皮质增生，而前体物质孕烯醇酮及孕酮大量堆积并向盐皮质激素转化增加，临床表现为不同程度高血压、低血钾及高孕酮。对于染色体核型为 46,XY 的 17-OHD 患者，胚胎期米勒管抑制因子分泌正常，米勒管正常退化，因此无子宫、输卵管及阴道上段发育，阴道呈盲端。内生殖器为发育不全的睾丸，但性激素合成受阻，外生殖器因无雄激素而呈现女性外阴，无第二性征发育。

原发性闭经、血清孕酮水平升高，合并高血压，雄激素与雌激素水平低下,应考虑到 17-OHD,进一步检查肾上腺功能,17α- 羟化酶基因检测在该病的确诊中发挥重要作用。17-OHD 患者临床表现具有异质性,近年临床发现部分不完全型 17-OHD 患者,可表现为血压不高,血钾不低,乳房有发育,外生殖器性别模糊。因此,该病初诊时误诊、漏诊发生率很高,如本例患者有高血压、无低血钾,初诊时反复辗转于各科室,对高孕酮结果未加以重视而引起漏诊。4 个月后于西安交通大学第一附属医院妇科就诊,再次询问病史,进行体格检查及实验室检查,最终通过基因检测综合分析,得以确诊。该类患者初诊时,可联合内分泌科、妇科、泌尿外科等多学科会诊提高诊断的准确率。染色体核型 46,XY 的 17-OHD 患者确诊后需考虑性腺切除的问题,尽管目前国际国内关于该类患者性腺发生恶性肿瘤风险的数据有限,但早期诊断并及时进行性腺切除对于预防性腺恶变至关重要。考虑到本例患者的社会性别为女性,在发现双侧隐睾时即进行了双侧性腺切除术。术后进行多学科管理,诱导第二性征发育,维持骨量并预防心血管疾病,控制血压及糖代谢紊乱,最重要之处是适婚期完成阴道成形,保证生活质量。

(吕淑兰　贺永艳　薛　雪)

病例 17　Turner 综合征合并甲状腺功能减退

一、病历摘要

22 岁女性,主因"Turner 综合征 7 年,焦虑伴潮热 2 年,加重 3 个月"来首都医科大学附属北京妇产医院就诊。2010 年 2 月,患者因"年满 13 岁无月经来潮,身高低于同龄儿童"

就诊,盆腔超声提示:子宫大小 4.1cm×0.9cm×1.3cm,左侧卵巢未显示,右侧可见梭状结节 0.8cm×0.4cm,内未见确切卵泡组织,染色体核型检测为"45,XO",诊断为"Turner 综合征",未治疗;同时发现桥本甲状腺炎和甲状腺功能减退,给予左甲状腺钠片 50μg/d 口服。2012 年患者 15 岁时就诊,给予戊酸雌二醇片 1mg/d 口服治疗,患者服药 2 个月自行停药未再治疗。性激素 FSH 60.11IU/L,LH 20.55IU/L,E_2 27.76pg/ml,P 0.44ng/ml,PRL 3.37ng/ml;妇科超声提示:膀胱后方似见子宫轮廓,大小约 3.1cm×1.9cm×0.9cm,其内似见内膜样回声,厚约 0.1cm,子宫颈管长约 2.7cm,盆腔内未探及明显卵巢样回声,超声诊断为子宫发育异常(可疑幼稚子宫)。当次就诊再次给予戊酸雌二醇 1mg/d,口服治疗 3 个月,随后口服戊酸雌二醇片 / 雌二醇环丙孕酮片 1 片 /d,治疗半年,用药期间每月可有撤退性出血。2017 年 2 月患者因恐惧激素药物,再次停止治疗。停药后患者逐渐出现焦虑、抑郁及潮热等症状。2019 年 9 月因焦虑、抑郁及潮热加重 3 个月再次就诊于首都医科大学附属北京妇产医院内分泌科。

1. 既往史 儿童期曾患水痘。否认肝炎、结核等其他传染病病史,否认高血压、糖尿病等病史,否认手术史、外伤史。

2. 家族史 父亲身高 165cm,体重 85kg,否认慢性疾病史。母亲身高 149.5cm,体重 50.5kg。母亲月经初潮 15 岁,月经规律,G_3P_1,否认家族中相同基因异常病史。母亲孕期无任何异常及毒性物质接触史。

3. 个人史 患者母亲为足月自然分娩,患者出生体重 4 000g。出生后新生儿病理性黄疸,喂养中药后痊愈。混合喂养至 1 岁,无喂养困难病史。无吸烟、饮酒等不良嗜好,否认食物、药物过敏史,否认流行病地区居住史。出生后发育情况:3 个月会抬头,5 个月会翻身,6 个月会坐,8 个月会爬、长牙,1 岁会站会独走,智力发育与同龄人无明显差异,学习成绩处于中等水平。

4. 体格检查　身高 149cm，体重 78kg，BMI 35.13kg/m²。腰围 114cm，臀围 103cm，血压 124/75mmHg。外观为女性特征，全身皮肤未见黄染及出血点、未见紫纹、白纹，头颅及全身外观未见畸形、毛发未见稀疏，颈部短粗，未见蹼颈，全身浅表淋巴结未及肿大。无声音嘶哑。无多毛表现。乳房发育 Tanner 分期 Ⅱ 期。未见黑棘皮病。腹部触诊未及包块。肛门外观正常，四肢活动好。

5. 妇科检查　幼女型外阴，大阴唇完全覆盖小阴唇，阴毛 Tanner 分期 Ⅱ 期；经直肠检查可及极小子宫，活动好，无压痛，双附件未及。

6. 辅助检查

(1) 实验室检查(2019 年 4 月 17 日当地医院)：性激素六项，FSH 27.13IU/L，LH 25.54IU/L，E_2 52.2pg/ml，P 5.85ng/ml，PRL 23.06ng/ml，T 1.0ng/ml；甲状腺功能，甲状腺过氧化物酶抗体(thyroid peroxidase antibody，TPO-Ab)>1 000IU/ml(正常值 0.00~9.00IU/ml)，甲状腺球蛋白抗体(thyroglobulin antibody，TgAb)97.5IU/ml(正常值 0.00~4.00IU/ml)；促甲状腺激素(thyroid stimulating hormone，TSH)4.34μIU/ml(正常值 0.35~5.10μIU/ml)，FT_4 0.79mg/dl(正常值 0.50~1.40mg/dl)，FT_3 2.60mg/dl(正常值 1.80~4.20mg/dl)。

(2) 盆腔超声检查(2019 年 4 月 17 日当地医院)：子宫体积偏小，子宫体、子宫颈比约为 24∶34，前倾位，肌壁回声均匀，内未见占位，内膜呈线状，双附件区未见异常回声。

(3) 腰椎 QCT 骨密度检查：平均值 131.1mg/cm³。

(4) 乳腺超声：BI-RADS 1 类。

(5) Kupperman 评分：20 分。

7. 治疗　①给予雌二醇 / 雌二醇地屈孕酮片 2mg/10mg 口服，连续用药；②左甲状腺素钠片 50μg/d；③ 3~6 个月随访 1 次。

8. 随访　患者用药后 1 个月潮热症状消失，用药 3 个月焦虑抑郁情绪好转。

二、病例分析

1. 闭经是妇产科的一种常见症状。按既往有无月经来潮,分为原发性和继发性 2 类。目前被国际上广泛接受的原发性闭经定义为:年龄超过 14 岁,第二性征未发育;或年龄超过 16 岁,第二性征已发育,月经尚未来潮。闭经按生殖轴病变部位分类,可分为下生殖道及子宫性闭经、卵巢性闭经、垂体前叶性闭经、下丘脑性闭经。按 WHO 分类,可分为 I 型:无内源性雌激素产生,卵泡刺激素(FSH)水平正常或低下,催乳素(PRL)水平正常,无下丘脑 - 垂体器质性病变的证据;II 型:有内源性雌激素产生,FSH 及 PRL 水平正常;III型:FSH 水平升高,提示卵巢功能衰竭。原发性闭经的病因多为遗传性因素及生殖器官解剖异常,其中内分泌原因约占 40%,生殖器发育异常占 60%。因此,该患者属于原发性闭经中的卵巢性闭经,WHO 分类中的 III 型。

2. 对于原发性闭经的患者,首先应注意遗传因素或下丘脑、垂体因素,了解患者的全身疾患、营养状况、精神状况、运动体能消耗状况和饮食习惯。要仔细询问家族史,如父母和兄弟姐妹青春期发育开始的年龄,了解中枢神经系统、视、嗅、骨盆、性腺和生殖系统病史;还要关注种族;闭经要注意有无诱因,如生活环境改变、工作学习紧张、精神刺激、疾病及手术等;还应询问有无伴随症状,如头痛、体毛增多、泌乳、体重改变、嗅觉减退、视力改变等;要认真了解幼年生长发育过程;既往史中有无结核、脑炎、脑膜炎、慢性疾病史;家族史中父母是否近亲婚配,有无同类疾病者等。体格检查要注意第二性征发育情况,描述乳腺和阴毛级别。神经系统检查应特别注意视神经盘、视野、嗅觉情况,如有异常情况提示中枢神经系统肿瘤或发育异常(如 Kallmann 综合征)。辅助影像学检查包括骨龄测定、头部影像(如 CT、MRI 等)、骨密度检查和乳腺检查;性腺激素的测定和染色体核型分析对诊断是必不可少的。

3. 卵巢性原发性闭经的主要原因

（1）先天性性腺发育不全：分为染色体异常（Turner 综合征及其嵌合型）、染色体正常（46，XX 单纯性腺发育不全，46，XY 单纯性腺发育不全）。

（2）酶缺乏：如 17a- 羟化酶缺陷、芳香酶缺陷。

（3）卵巢抵抗综合征等。

该患者经染色体核型分析确诊为 Turner 综合征（Turner syndrome，TS）。TS 是最常见的性染色体异常疾病，人类唯一能生存的单体综合征。女性新生儿中发病率约为 1/2 500，活产婴儿的发病率约为 1/4 000。TS 中 X 单体型（45，X）约占 50%，嵌合型占 20%~30%（45，XO/46，XX），其余为 X 染色体结构异常。约 19.7% 的 TS 患者可出现自发性发育，仅约 6% 有规律周期性月经。90% 以上 TS 患者成年后出现卵巢衰竭，对 TS 患者来说，生殖能力可谓微乎其微。

4. TS 的治疗主要目标 ①诱导并维持第二性征发育；②促进子宫发育，获得生育潜能；③促进骨骼生长及骨密度增加；④降低心血管疾病风险；⑤促进大脑发育，提高认知功能；⑥促进其他雌激素依赖的器官发育和生理功能（如肝功能）；⑦评估及保留患者生育力。

目前国际上公认 TS 患者的治疗启动时机为：雌激素替代治疗的起始年龄为 12~13 岁，血清 LH 及 FSH 水平高于正常范围时，即可启动雌激素替代治疗，从而尽可能使 TS 患者青春期发育过程与正常同龄人保持一致；大量临床研究发现，小剂量雌激素联合生长激素治疗并不影响 TS 患者最终身高。尽早启动青春期诱导治疗还可改善患者认知功能、骨量峰值、子宫终体积、肝脏功能和生活质量。对于骨龄较小、身高增长潜力较大、以身高增长为主要诉求的 TS 患者，可将雌激素起始治疗延迟至 14~15 岁。该患者初次到达首都医科大学附属北京妇产医院就诊时已经 18 岁。因此，儿科、内分泌科、骨科、妇产科等各学科医生应及早加强对于此类患者规范治疗的认识。

5. TS 患者的生育力保护问题 TS 患者在出生时,生殖细胞数量明显少于同时期正常女性。有研究推测 TS 患者生殖细胞胚胎时期加速凋亡,并可持续到儿童期,可能是其卵泡耗损的主要机制。AMH 是反映成人卵泡储备的可靠标志物,有研究表明 AMH 也适用于幼年期或青春期女性。综合 AMH 检测、血清 FSH 检测、核型分析及有无自发青春期发育、超声检查卵巢体积及卵泡计数等指标进行分析,在最佳时期实施生育力保护。由于 TS 患者大部分卵巢储备可能会在青春期前或青春期后的早期逐渐耗尽,因此,卵巢组织冷冻保存(ovarian tissue cryopreservation,OTCP)可能是 TS 患者实现生育的唯一方法,是 TS 青春期前女孩保护卵巢功能最合适的选择,建议合适的患者可以在青春期前甚至幼儿时就进行 OTCP。2008 年,Jeve Y.B. 等报道了首例 TS 患者应用 OTCP 技术进行生育力保护,国际上已经对 150 多名 TS 的女孩进行了卵母细胞或卵巢组织的冷冻保存。OTCP 原位移植后,卵巢功能的恢复可维持 4~5 年,在保存患者的生育能力之余,还有助于维持患者内分泌功能。为了最大限度地提高生育能力,建议对所有 TS 患者尽早进行诊断,评估卵巢储备,在卵巢储备功能还比较好的情况下,及早保护生育能力,如 OTCP 技术。

(鞠 蕊)

病例 18　生殖器官结核 1 例

一、病历摘要

患者 16 岁,未婚,主因"乳房发育 4 年,月经仍未来潮"

于 2021 年 4 月 26 日入院。患者 4 年前开始乳房发育,2 年多前开始阴毛发育,腋毛至今未生长,一直无月经来潮。近半年开始出现不规则下腹隐痛,每 2~3 周 1 次,程度轻,持续约10~20 分钟可自行缓解,不伴放射性疼痛,无腹泻、恶心、呕吐等不适。患者无畏寒、发热、盗汗、乏力、头晕、头痛、咳嗽、咳痰、胸痛、胸闷等不适,无精神打击、环境改变、长期剧烈运动及减肥史,无嗅觉障碍。20 天前曾就诊于外院,妇科腹部 B 超示:子宫右侧囊性包块(80mm×54mm,与子宫关系密切),性质待查,考虑右侧输卵管积液(积血)并右侧子宫角局部扩张积液。子宫畸形待排除。建议其上级医院就诊,遂为进一步治疗就诊于笔者医院。

1. 既往史 母亲诉 10 年前患者曾有"肺结核"史和"颈部淋巴结结核"史,曾用抗结核药物治疗 3 个月。否认其他传染性疾病病史。

2. 个人史及家族史 长期居留于广东省中山市,否认食物、药物过敏史。否认家族中类似患者,否认家族遗传性疾病。

3. 月经、婚育史 月经至今未来潮,未婚,无性生活史。

4. 体格检查 体温 36.2℃,脉搏 100 次/min,呼吸 20 次/min,血压 116/78mmHg,身高 154cm,体重 50.5kg,BMI 21.2kg/m²。发育正常,营养中等,神志清楚,自主体位。右侧颈部皮肤可见两处形态不规则、直径约 2~4mm 瘢痕。全身皮肤及黏膜无黄染;头颅五官无畸形;双侧瞳孔等大等圆,对光反射灵敏;甲状腺无肿大;胸廓无畸形;双侧乳房对称,乳房、乳晕发育正常,无溢乳,Tanner Ⅳ级;心界未扩大,各瓣膜区未闻及明显杂音;双肺呼吸音正常;腹部平坦,腹软,肝、脾未触及;脊柱四肢无畸形,活动自如。生理反射存在,病理反射未引出。

5. 妇科检查 外阴发育正常,阴毛稀疏,棕黑色,女性分布,阴毛 Tanner Ⅲ级;尿道口无红肿;处女膜完整,阴道通畅,深 7cm。肛腹诊：子宫前位，常大，活动一般，无压痛；右附件区可及一囊性包块，边界欠清，活动欠佳，直径约 6cm，无压痛，左附件区未扪及包块，无压痛。

6. 辅助检查

（1）性激素：雌二醇（E_2）630pmol/L、孕酮（P）18.48nmol/L、催乳素（PRL）238mIU/L、卵泡刺激素（FSH）2.76mIU/ml、黄体生成素（LH）4.30mIU/ml、睾酮（T）0.7nmol/L、抗米勒管激素（AMH）3.29ng/L。

（2）妇科肿瘤标记物检查未见明显异常。

（3）盆腔 MRI 示：①盆腔右侧附件区囊性病灶，考虑右侧附件来源巧克力囊肿或黏液囊肿。②盆腔少量积液。

（4）子宫三维 B 超示：子宫内膜厚约 3mm；子宫腔狭窄声像，先天性子宫发育不良，混合型宫腔粘连（结核性）？右附件区囊性包块性质待查：包裹性积液与右卵巢囊肿鉴别，大小约 66mm × 53mm × 69mm。

（5）胸部 CT 示：双肺下叶散在纤维增殖灶。右膈胸膜见散在钙化灶。胰头、颈走行区散在结节状钙化灶。双侧腋窝数枚钙化淋巴结。

（6）结核感染 T 细胞斑点试验示：结核分枝杆菌干扰素测定结果阳性。结核菌素纯蛋白衍生物（tuberculin purified protein derivative，PPD）试验强阳性。

7. 初步诊断

（1）原发性子宫性闭经。

（2）可疑宫腔粘连。

（3）可疑子宫内膜结核。

（4）盆腔包块性质待查：可疑盆腔结核性盆腔炎。

8. 治疗

患者于 2021 年 4 月 30 日行腹腔镜探查及双侧输卵管、右侧卵巢切除术、盆腔粘连松解，B 超监测下宫腔镜检查及宫腔粘连松解术，术中见：盆腔广泛粘连，大网膜与腹壁致密粘连，部分肠管与盆壁致密粘连，用超声刀分离粘连后见子宫偏小,双侧输卵管增粗,积水严重,伞端闭锁,与卵巢呈包裹性、致密粘连,并被粘连包裹固定在盆壁上,双侧卵巢较小,分离粘连的过程中可见输卵管及右侧卵巢内大片的干酪样坏死灶(图 3-17、图 3-18),左侧卵巢少许干酪样坏死灶,行上述手术。宫腔镜进入宫腔困难,在 B 超监测下给予扩宫棒钝性分离宫腔粘连带,逐号扩宫至 6 号扩宫棒,置入宫腔镜,镜下见:宫颈平滑,宫腔形态异常,呈试管样,容积缩小约 3/4,双侧宫角及输卵管开口未见,子宫内膜瘢痕化,未见明显正常子宫内膜组织。术后病理示:双侧输卵管及右侧卵巢坏死及灶性钙化,坏死周围可见一些上皮样细胞及多核细胞形成,符合慢性肉芽肿性炎,切片中找到个别抗酸染色阳性的杆菌,考虑结核可能性大。

9. 确定诊断

(1)盆腔结核(双侧输卵管、卵巢结核)。

(2)双侧输卵管积水。

(3)结核性盆腔炎。

(4)重度混合型宫腔粘连。

(5)原发性闭经。

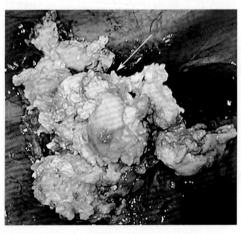

图 3-17　输卵管结核干酪样坏死

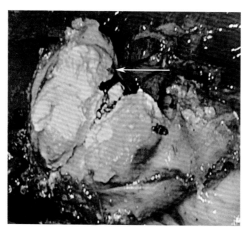

图 3-18　右侧卵巢干酪样坏死

二、病例分析

（一）手术前病例分析

1. 患者为 16 岁女性,第二性征已发育,月经还未来潮,可以诊断为原发性闭经。分析患者原发性闭经原因,可以从下丘脑、垂体、卵巢、子宫及生殖道 4 个层面进行原因分析。

（1）下丘脑性闭经:包括功能性和器质性闭经,此类闭经由于合成和分泌促性腺激素释放激素（GnRH）缺陷或减少导致垂体促性腺激素（Gn）,即 FSH 和 LH 分泌功能低下,属低 Gn 性闭经。该患者 FSH 和 LH 均未见明显异常,故不符合下丘脑性闭经。

（2）垂体性闭经:是指垂体功能性或器质性病变导致的闭经。包括垂体肿瘤、空蝶鞍综合征、先天性垂体病、Sheehan 综合征等,属于低 Gn 性闭经。该患者 FSH、LH、PRL 均未见明显异常,可基本排除垂体性闭经。

（3）卵巢性闭经:卵巢本身原因引起的闭经。这类闭经 Gn 水平升高,属于高 Gn 性闭经,包括:①先天性性腺发育不全、酶缺陷,此类患者性征幼稚;②卵巢抵抗综合征:患者卵巢对 Gn 不敏感,内源性 FSH 水平升高,可有第二性征发育,卵巢早衰。该患者第二性征发育尚可,AMH 未见明显异常,FSH 未见明显升高,可基本排除卵巢性闭经。

(4)子宫性及下生殖道发育异常性闭经:包括:① MRKH 综合征。由副中肾管发育障碍引起,患者进入青春期后有卵泡发育、排卵、性激素水平在育龄期范围及第二性征发育正常,但表现为始基子宫或无子宫,无阴道,常伴有泌尿系统畸形。②雄激素不敏感综合征。男性假两性畸形,染色体核型为 46,XY,性腺是睾丸,位于腹腔和腹股沟内。患者可有乳房发育,但阴道为盲端,子宫及输卵管缺如。③宫腔粘连。子宫性闭经常见的原因。一般发生在反复人工流产术后或刮宫、宫腔感染或放疗后;子宫内膜结核时也可使宫腔粘连变形、缩小,最后形成瘢痕组织而引起闭经。该患者第二性征发育尚可,妇科检查阴道深约 7cm,可基本排除 MRKH 综合征及雄激素不敏感综合征。结核患者既往有结核病史及相关辅助检查,考虑患者为原发性子宫性闭经,即子宫内膜结核引起的宫腔粘连。

(5)其他:如甲状腺功能异常等引起的闭经。患者 TSH 未见明显异常,可排除甲状腺疾病引起的闭经。

2. 女性生殖器结核(female genital tuberculosis,FGTB)是由结核分枝杆菌侵袭、感染女性生殖系统所致,约占肺外结核的 9%。由于 FGTB 不典型的临床症状,患者常因腹痛、腹胀或发现腹部包块就诊,部分患者因月经失调、不孕就诊。FGTB 缺乏特异的实验室检查依据,早期临床诊断较为困难,确切的发病率仍不清楚。在登记辅助生殖的妇女中,结核的发病率可高达 48%。子宫输卵管造影、腹腔镜、组织病理学和培养相结合是诊断 FGTB 的常规方法。FGTB 主要从肺部或其他器官传播,通常通过血液或淋巴途径传播,有时也会从邻近器官(肠道或淋巴结)直接传播,也可通过男性伴侣泌尿生殖道结核感染。FGTB 病理表现为:输卵管结核、子宫内膜结核、卵巢结核、腹膜结核、子宫颈结核及外阴阴道结核。输卵管结核可引起输卵管肿胀、积水、积脓、输卵管卵巢肿块和致密粘连。子宫内膜结核可导致子宫内膜破坏、闭经、不孕。卵巢结核可引起卵巢粘连、干酪化、卵巢肿块、卵巢功能受损。腹膜结核可伴有多发结节、腹水和类似卵巢癌的腹部肿块,肝周粘连、冷冻骨盆等。宫颈结核可表现为类似宫颈癌的息肉样生长或溃疡,通常继发于输卵管或子宫内膜结核。阴道和外阴的受累是罕见的,通常继发于子宫内膜结核或宫颈结核,外阴或阴道可能有增生性溃疡或生长,需要活检和肉芽肿组织病理学检查,以排除癌症和其他疾病,较少发生膀胱阴道瘘和直肠阴道瘘。应与非特异性盆腔炎、盆腔子宫内膜异位症、卵巢肿瘤、宫颈癌及异常子宫出血等相鉴别。

3. 治疗

(1)一般治疗,增强机体抵抗力及免疫力。

(2)抗结核药物治疗。

(3)手术治疗,适应证:①输卵管卵巢脓肿经药物治疗后症状减退,但肿块未消失,患者自觉症状反复发作;②药物治疗无效,形成结核性脓肿者;③已形成较大的包裹性积液;④子宫内膜广泛破坏,抗结核治疗无效;⑤结核性腹膜炎合并腹水者。手术范围应根据年龄和病灶范围决定,育龄期妇女应考虑保护患者的卵巢功能,对于输卵管卵巢已经形成较大的包块并且无法分离者,可行子宫附件切除。盆腔结核导致的粘连多,极为广泛和致密,分离粘连较困难时,可考虑抗结核治疗3~6个月后再进行二次手术。如果术前诊断不明,术中可给予4~5g链霉素腹腔灌注,术后正规抗结核治疗。FGTB患者的生育结局不佳,应充分告知患者生育相关风险,对于子宫内膜正常的输卵管阻塞,可以进行体外受精胚胎移植术,如果子宫内膜受损或卵巢受损,必要时可考虑收养。

综上分析,该患者可行宫腹腔镜探查,明确盆腔包块性质及宫腔粘连的程度,患者原发性闭经,排除结核引起的重度宫腔粘连,可在 B 超监测下行宫腔镜检查,避免子宫穿孔。

(二)手术后病例总结

本例为青春期女性,原发性闭经、下腹痛及盆腔包块,该患者既往未曾服用激素类药物促进第二性征的发育,乳腺、阴毛发育尚可,并且患者 FSH、LH、E_2、PRL、T、AMH、TSH 检查均未见明显异常,可基本排除下丘脑、垂体及甲状腺病变引起的闭经。结合患者 10 年前有结核性疾病病史,近半年开始出现周期性下腹痛的症状,患者三维 B 超提示子宫内膜厚约 3mm,子宫腔狭窄声像图,宫腔粘连可能,可基本考虑患者为子宫性闭经,即结核引起的宫腔粘连,诊断逐渐明确。

(方庭枫 丁 淼 谢梅青)

病例 19 垂体柄阻断综合征 1 例

一、病历摘要

患者 17 岁,主因"年满 17 岁无月经来潮,自幼发育滞后,癫痫反复发作 12 年"。2019 年 10 月 6 日于中山大学孙逸仙纪念医院就诊。4 年前(13 岁,2015 年)患儿开始出现双侧乳房发育,无其他第二性征发育。无月经来潮,无周期性下腹痛。患者于 2002 年 9 月 2 日出生,分娩时产程过长,出生后有缺氧表现,头部变形,不哭。患儿生后第 2 天有"饮水呛咳、窒息"抢救史。患儿体质较差,1~10 岁反复因"肺炎"住院治疗。2 岁时(2004 年)当地医院诊断"视神经发育不良"。患儿 12 年前(5 岁,2007 年)于发热 1 周后出现抽搐,为全身性大发作,具体表现为呕吐、意识不清、双眼上翻、口吐白沫、牙关紧闭、四肢僵直、小便失禁,持续 1~2 分钟可自行缓解,缓解后疲惫入睡,半个小时后清醒,至当地人民医院就诊,完善相关检查(具体不详)后,诊断为"癫痫"。开始持续不规律服用苯巴比妥片抗癫痫治疗,控制效果不佳,约1个月发作1次,最长间隔2~3个月发作1次。11年前(6岁,2008年)再次就诊,加用奥卡西平片抗癫痫,家属自觉效果不佳后停药。10年前(7岁,2009年)重新服用苯巴比妥(3/4片,b.i.d.)抗癫痫,发作约半年1次。9年前(8岁,2010年)行"穴位治疗",疗效欠佳。此后每年发作0~2次,最长间隔2年未见发作。2019年9月19日脑电图提示:轻-中度异常脑电图。2019年10月患儿于睡眠中再发抽搐2次,症状同前,2019年10月3日视频脑电图检查提示:①阵发性慢波增多,弥漫性;②癫痫样放电,弥漫性。给予拉莫三嗪口服(25mg,b.i.d.),癫痫控制尚可,后间隔2个月余未发作。2019年10月6日起患儿转中山大学孙逸仙纪念医院就诊治疗。

1. 既往史　否认"肝炎、结核"等传染病病史,否认"地中海贫血、葡萄糖-6-磷酸脱氢酶缺乏症"等遗传病病史。否认食物、药物过敏史,否认外伤史、手术史、输血史。

2. 个人史　患者于2002年9月2日出生,足月顺产,出生体重3 400g,分娩时产程过长,出生后有缺氧表现(如上述)。患者出生后无黄疸,母乳喂养,按时添加辅食,按时接种疫苗(1岁以内)。长期留居于湖南省益阳市。生长发育迟缓,2岁走路,学习成绩中等。

3. 家族史　父母、弟弟均体健。否认家族中有"肝炎、结核"病史,否认家族中有"地中海贫血、葡萄糖-6-磷酸脱氢酶缺乏症"等遗传病病史。

4. 体格检查

(1)一般情况:体重35kg,身高132cm,BMI 20.09kg/m^2,发育迟缓,营养欠佳。后发髻稍高,右侧眼球内斜视、外展受限;双乳Tanner Ⅲ级,腋下未见腋毛。生殖器外观发育正常,阴毛Tanner Ⅱ级。直立伸肘可见肘外翻,脊柱侧弯畸形。

(2)专科检查:见表3-3。

表 3-3　2019~2020 年内分泌检查结果

生长激素	2019 年 4 月 12 日：生长激素 0.14ng/ml 2019 年 12 月 2 日：胰岛素样生长因子 -1＜25.0ng/ml，胰岛素样生长因子结合蛋白 3 1.49μg/L，骨碱性磷酸酶 51μg/L，25- 羟基维生素 D 37.6nmol/L
甲状腺功能	2019 年 12 月 2 日：T_3 4.4pmol/L，T_4 13.67pmol/L，TSH 6.62mU/L
肾上腺功能	2019 年 12 月 2 日：皮质醇（08:00）171.64nmol/L，ACTH（08:00）26pg/ml 2019 年 12 月 5 日：皮质醇（08:00）204.56nmol/L，ACTH（08:00）19pg/ml 2020 年 4 月 28 日：皮质醇（08:00）401nmol/L，ACTH（08:00）33pg/ml
性激素	2019 年 3 月 30 日：FSH 7.8IU/L；LH 13.27IU/L，E_2 150.2pmol/L，PRL 430.8mIU/L，P＜0.159nmol/L，T 0.16nmol/L 2019 年 12 月 2 日：FSH 6.2mIU/ml，LH 15.0mIU/ml，E_2 23pg/ml，P 0.14ng/ml，PRL 55.4ng/ml，T 0.37nmol/L 2020 年 4 月 28 日：FSH 6.6mIU/ml，LH 11.7mIU/ml，E_2 33pg/ml，P＜0.1ng/ml，PRL 13.12ng/ml，T＜0.35nmol/L，AMH 5.02ng/ml

5. 辅助检查

(1)染色体核型分析报告(2019 年 12 月 5 日)：46，XX。

(2)内分泌检查：结果见表 3-3。

(3)影像学检查：见表 3-4。

6. 初步诊断

(1)垂体柄阻断综合征。

(2)青春期发育延迟。

(3)原发性闭经。

表 3-4　2019~2020 年影像学检查结果

2019 年 12 月 5 日	垂体 MRI 平扫 + 动态增强：垂体柄及垂体前叶明显发育不良，垂体后叶异位，考虑垂体柄阻断综合征可能。头颅 MRI 颅内未见明确异常。双侧下鼻甲肥大，鼻咽顶后壁软组织稍增厚，考虑腺样体肥大 经腹妇科 B 超：子宫卵巢小于正常，子宫 4.0cm×3.0cm×2.1cm；右侧卵巢 1.7cm×1.6cm，左侧卵巢 1.7cm×1.3cm（2019 年 3 月 30 日） 经腹妇科彩超：子宫体 4.5cm×2.1cm×2.7cm，容积 6.49ml；右卵巢容积 9.70ml，左卵巢容积 0.94ml（2019 年 12 月 2 日）
骨骼影像 学检查	手腕骨龄：① TW3-RUS 骨龄为 15 岁 0 个月。② TW3-Carpal 骨龄为 13 岁 0 个月。③ RUS-CHN 骨龄为 14 岁 0 个月。④图谱法骨龄为 17 岁 0 个月（2020 年 8 月 24 日） 骨密度：L_1~L_4 局部腰椎、左侧股骨颈、左侧全髋关节骨骼影像清晰，骨皮质和骨松质形态、结构正常（2020 年 12 月 31 日）

（4）癫痫。

（5）甲状腺功能减退症。

（6）脊柱侧弯。

（7）特发性矮小症。

（8）左侧视觉发育不良。

（9）眼球震颤。

7. 个体化的治疗建议　自 2019 年 10 月 6 日起医院体格检查及用药见表 3-5。

（1）甲状腺功能减退症的治疗：根据小剂量开始服用的原则，根据甲状腺功能检查结果调整剂量的方式，注意用药有无明显副作用。

表 3-5　2019~2021 年专科检查结果及治疗方案

时间(年龄)	身高/cm	体重/kg	乳房	腋毛	阴毛	其他	用药
2019年10月6日(17岁)	131.6(−5.3SD)	30.5	Tanner II级	无	Tanner I级	韦氏成人智力量表:86分,提示智力为低于正常水平	拉莫三嗪,25mg,b.i.d.
2019年12月1日(17岁)	132	35	Tanner II级	无	Tanner I级	后发髻高,右侧眼球内斜视、外展受限,直立伸肘可见肘外翻,脊柱侧弯畸形	拉莫三嗪,25mg,q.n.
2020年1月8日(17岁)	131.2	31.5					
2020年4月28日(17.5岁)	131.2	33				BMI 19.17kg/m²;腰围61.50cm;腹围68cm	拉莫三嗪,25mg,q.n. 左甲状腺素,25μg,q.d.
2020年6月29日(17.5岁)	132	33	Tanner II级	无	Tanner I级		拉莫三嗪,25mg,q.n. 替勃龙,1.25mg,q.d. 左甲状腺素片,25μg,q.d. 碳酸钙D₃片,1片,q.d.

续表

时间（年龄）	身高/cm	体重/kg	乳房	腋毛	阴毛	其他	用药
2020年8月24日（17.5岁）							拉莫三嗪,25mg,q.n. 戊酸雌二醇片,1mg,q.d. 左甲状腺素片,25μg,q.d. 碳酸钙 D_3 片,1片,q.d.
2020年9月28日（18岁）	132	33	Tanner II级		Tanner I级		拉莫三嗪,25mg,q.n. 戊酸雌二醇片,1mg,q.d. 左甲状腺素片,37.5μg,q.d. 碳酸钙 D_3 片,1片,q.d.
2020年12月31日（18岁）	132	32.5	Tanner III级	无	Tanner I级		拉莫三嗪,25mg,q.n. 戊酸雌二醇片,1mg,q.d. 左甲状腺素片,37.5μg,q.d. 碳酸钙 D_3 片,1片,q.d.
2021年3月29日（18.5岁）	132	35	Tanner III级	无	Tanner II级		拉莫三嗪,25mg,q.n. 戊酸雌二醇片,1mg,q.d. 雌二醇凝胶,0.75mg,q.d. 左甲状腺素片,37.5μg,q.d. 碳酸钙 D_3 片,1片,q.d.

(2)促进第二性征发育的治疗：患者乳房发育4年后，阴毛、腋毛无明显生长。结合患者的年龄、骨龄，先给予小剂量替勃龙（1.25mg，q.d.），既可促进患者第二性征的发育又可促进患者骨骼的发育，同时加用钙剂预防骨质疏松出现。连续服药2个月后复诊查体第二性征无明显进一步发育，且骨龄检查（2020年8月24日）提示：身体各处骨骺线开始闭合。改为戊酸雌二醇片1mg，q.d.。服药3个月后复诊查体乳房Tanner Ⅲ级，外阴有2~3根细长阴毛生长，仍无腋毛生长，遂增加雌激素用量，加用经皮吸收的雌二醇凝胶。

(3)促骨骼发育及骨骼保护的治疗：服用激素期间给予患者补充钙剂、监测骨龄状态、定期复查骨密度。

二、病例分析

由于损伤的垂体已不能通过药物或手术使其恢复功能，对于确诊的垂体柄阻断综合征（pituitary stalk interruption syndrome，PSIS）患者，激素替代治疗为唯一有效的方法，而且激素的种类和剂量应该全面、合理。对于本例患儿，可采取类似于先天性促性腺激素功能低下型性腺功能减退症及甲状腺功能减退症的治疗方案。

当患儿无生育需求时，可给予周期性雌孕激素联合替代治疗，以促进第二性征发育；有生育需求时，可行促性腺激素促排卵治疗。具体激素用药方案如下：

(1)雌孕激素替代治疗：尽量模拟正常青春发育过程补充性激素。参考方案，起始小剂量雌激素（戊酸雌二醇，0.5~1.0mg，q.d.）6~12个月；然后增加雌二醇剂量（戊酸雌二醇，2.0mg，q.d.）6~12个月；如乳腺发育和子宫大小（B超）接近或达到成年女性水平，随后可行周期性雌孕激素联合治疗（戊酸雌二醇，2.0mg，q.d.，每周期用药11天，戊酸雌二醇2mg+醋酸环丙孕酮1mg，周期用药10天，停药期间可有撤退性阴道出血）；治疗的前2年，间隔2~3个月随访1次，观察乳腺和子宫大小变化。此后,应 6~12 个月随访 1 次。

(2)促排卵治疗:hMG 促排卵治疗,卵泡成熟时用 hCG 扳机。

(李　扬　谢梅青)

病例 20　低促性腺素性闭经伴骨质疏松症 1 例

一、病历摘要

患者 19 岁,主因"年满 19 岁月经未来潮"于 2018 年 8 月 21 日就诊。患者述 18 岁乳房开始发育,乳房较小,至今未曾月经来潮,亦未曾到其他医院检查。

1. 既往史　既往否认特殊病史。

2. 家族史　否认家族性遗传病病史。

3. 体格检查　身高 170cm,体重 48kg,BMI 16.61kg/m²,血压 105/80mmHg,嗅觉无异常,视力视野无异常,甲状腺无肿大。乳房发育:Tanner 分期 Ⅱ ~ Ⅲ 期,乳头和乳晕发育差。

4. 妇科检查　外阴幼稚型,阴毛 Tanner 分期 Ⅱ 期,阴蒂小,阴道口黏膜无雌激素化,充血,用探针探测阴道长约 6cm,肛门指诊示子宫小。

5. 辅助检查

(1)性激素六项(2018 年 8 月 21 日):T 0.25ng/ml,E₂ 25pg/ml,PRL 8.5ng/ml,FSH 0.9mIU/ml,LH 0.25mIU/ml,P 0.12ng/ml。

(2)甲状腺功能三项(2018 年 8 月 21 日):TSH 2.63μIU/ml,T₃ 5.69pmol/L,T₄ 11.14pmol/L。

(3)肝功能(2018 年 8 月 21 日):ALP 197U/L(升高),其余结果均正常。乙肝五项均阴性。

(4)乳腺超声(2018 年 8 月 21 日):双侧乳头后方均探及

乳核反射,大小约 8mm×8mm、9mm×8mm,其周围探及少量腺体样回声。

(5)盆腔超声(2018 年 8 月 21 日):盆腔内相当于子宫位置探及大小约 26mm×6mm×11mm 的条状低回声,未探及明显子宫腔线回声。双侧卵巢探查欠清。

(6)骨龄测定(2018 年 8 月 22 日):12.9 岁。

(7)染色体检查(2018 年 9 月 19 日):46,XX。

6. 诊断 46,XX,原发性闭经,低促性腺素性闭经。

7. 治疗方案

(1)戊酸雌二醇,2mg,口服,q.d.。用药 1 个月,后改为雌二醇/雌二醇地屈孕酮片 2mg/10mg 治疗,应用雌二醇/雌二醇地屈孕酮片 2mg/10mg 两个周期后有撤退性出血。

(2)补充钙剂。

(3)定期复查。

8. 随访 2019 年 5 月 25 日激素补充治疗 8 个月复查,乳房增大,乳头乳晕发育好,阴毛 Tanner 分期Ⅲ期,阴道口黏膜雌激素化,分泌物增多。彩超检查:双侧乳腺腺体结构清晰,内回声均质,乳腺导管未见明显扩张。子宫大小约 43mm×33mm×16mm,形态正常,肌层回声均质,内膜厚约 3mm。左侧卵巢大小约 23mm×10mm、右侧卵巢大小约 22mm×15mm,内探及多个小囊泡样回声。追问病史,其母亲述患者平素身体素质较差,日常中重度体力劳动受限。2019 年 10 月 4 日骨密度测定:T 值 -3.4,电解质检查均正常,25 羟维生素 D 28.54ng/ml(正常范围 30~80ng/ml),诊断为骨质疏松症。2020 年 5 月 8 日激素补充治疗 1 年8 个月,骨龄测定 14.6 岁,彩超检查:双侧乳腺腺体结构欠清晰,内回声欠均质,乳腺导管未见明显扩张。子宫大小约 53mm×18mm×25mm,形态规则,肌层回声均质,内膜厚约 5mm,回声偏低。左侧卵巢大小约 18mm×11mm、右侧卵巢大小约 18mm×11mm,内探及多枚小囊泡样回声。25 羟维生素 D 19.13ng/ml,较前降低,考虑与运动、活动少,晒太阳少有关。2020 年 12 月 23 日检查 AMH 3.19ng/ml,性激素六项:T 0.085ng/ml、E_2 64.32pg/ml、PRL 7.33ng/ml,FSH 0.687mIU/ml,LH 0.616mIU/ml,P 0.130ng/ml。彩超检查:子宫前位,子宫体大小约 3.3cm×2.8cm×2.0cm,内膜厚约 0.6cm,右侧卵巢大小约 2.0cm×1.2cm,左侧卵巢显示不清。

9. 修正诊断 46,XX,原发性闭经,低促性腺素性闭经,骨质疏松症。

10. 治疗方案

(1)雌二醇/雌二醇地屈孕酮片,2mg/10mg,每日口服 1 片。

(2)维生素 D_2 注射液,15mg,i.m.,每月 1 次。

(3)补充钙剂。

(4)营养指导及适度锻炼。

(5)长期管理。

二、病例分析

1. 低促性腺素性闭经属于第二性征缺乏的原发性闭经,在原发性闭经中比较常见。多因下丘脑分泌 GnRH 不足或垂体分泌促性腺激素不足而致原发性闭经。临床表现为原发性闭经,女性第二性征缺如,但女性内生殖器分化正常。当下丘脑先天分泌不足,同时伴嗅觉丧失或减退时称为嗅觉缺失综合征(Kallmann's syndrome)。男性及女性均可发病。目前国内学者对低促性腺素性闭经研究比较多的是不孕不育问题,对骨发育的影响、生活质量的影响及激素补充最佳时机的研究很少。

2. 青春期是骨量迅速增加的关键时期,也被称为青春期"骨银行"。对于青春期女孩,体内大约 90% 的总矿物成分是在 16.9 岁之前获得的。骨量的增加受到生长激素、性激素如雌激素和肾上腺甾体激素如脱氢表雄酮和甲状腺激素的影响。青春期雌激素等激素不能及时补充,容易错过"窗口期",导致骨量减少和骨质疏松,严重影响生活质量。该患者就诊时 19 岁,错过了最佳骨发育时期,导致了骨质疏松症,影响了肌肉、关节等器官的功能,从而使得职业选择变得困难,生活质量下降;同时,因为性激素水平低,且运动量减少,户外接受阳光的时间减少,维生素 D 的自然产生降低,逐渐出现维生素 D 缺乏,若不能及时补充则会加重骨质疏松症状。

(王金平)

病例 21　17α- 羟化酶缺乏症合并脑出血 1 例

一、病历摘要

17 岁女性患者,未婚未育。主因"年满 17 岁月经未来潮",2020 年 6 月由母亲陪同就诊。母亲诉其婴幼儿时期无特殊病史,生长发育同一般孩子,父母非近亲结婚,家族无相同病史。

1. 既往史　2018 年 3 月患者因"脑出血"就诊,诊断为"高血压,颅内出血"经保守治疗后出院,2020 年 3 月因"高血压、脑出血"住本院治疗,期间发现"低钾血症",行 MRI 提示"双侧肾上腺饱满",经"止血、降压、补钾"对症治疗后自动出院,目前服用"氨氯地平、缬沙坦"降压及"氯化钾缓释片"治疗中。儿童期无特殊病史。否认肝炎、结核等其他传染病病史,否认糖尿病等病史,否认手术史、外伤史。

2. 家族史　父亲身高 175cm,体重 70kg,否认慢性疾病史。母亲身高 160.5cm,体重 58.5kg。母亲 15 岁月经初潮,月经规律,G_3P_2,否认家族中相同病史。父母非近亲结婚,母亲孕期无任何异常及毒性物质接触史,有一胞弟 15 岁,健康。

3. 个人史　患者为足月自然分娩,出生体重 3 500g。出生后混合喂养至1岁,无喂养困难病史。无吸烟、饮酒等不良嗜好,否认食物、药物过敏史,否认流行病地区居住史。出生后发育情况:2个月会抬头,4~5个月会翻身,6个月会坐,7个月长牙,8个月会爬,1岁2个月会站会独走,智力发育与同龄人无明显差异,学习成绩处于中等。

4. 体格检查 身高165cm,体重51kg,BMI 19.19kg/m²。腰围76.5cm,臀围85cm,血压131/79mmHg。外观为女性特征,全身皮肤未见黄染及出血点,未见紫纹、白纹及色素沉着,头颅及全身外观未见畸形、毛发未见稀疏,颈部正常,全身浅表淋巴结未及肿大。无声音嘶哑。无腋毛。乳房发育Tanner分期Ⅰ期。未见黑棘皮病。腹部触诊未及包块。肛门外观正常,四肢活动好(图3-19)。

5. 妇科检查 幼女型外阴,阴毛Tanner分期Ⅰ期,大阴唇完全覆盖小阴唇,阴蒂无增大,棉签探查阴道深约4cm,肛门检查可及极小子宫,活动好,无压痛,双附件未及。

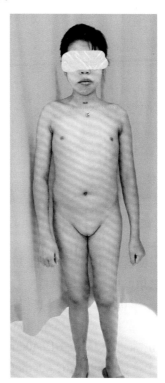

图3-19 患者就诊时经其母亲同意后拍摄的图片

6. 辅助检查

(1)实验室检查:2020年6月2日甲状腺功能示,FT₃6.9pmol/L(正常值3.5~6.5pmol/L),FT₄21.7pmol/L(正常值11.5~22.7pmol/L),TSH 3.742μIU/ml(正常值0.55~4.78μIU/ml),TPO-Ab 35.50U/ml(正常值0.00~60.00U/ml);电解质示,钾2.85mmol/L(正常值3.50~5.30mmol/L)。

2020 年 6 月 2 日、18 日性激素六项检查见表 3-6。

表 3-6　性激素六项

	2020 年 6 月 2 日	2021 年 6 月 18 日	参考范围	单位
睾酮（T）	<12.98	<12.98	10.83~56.94	ng/dl
雌 二 醇（E_2）	<10	<10	卵泡期 21~251	pg/ml
卵泡刺激素（FSH）	80.60	44.02	卵泡期 3.03~8.08	IU/L
黄体生成素（LH）	26.93	32.84	卵泡期 1.80~11.78	IU/L
催 乳 素（PRL）	11.66	8.82	5.18~26.53	ng/ml
孕酮（P）	5.00	1.95	卵泡期 0~0.30	ng/ml

2020 年 6 月 10 日 17α- 羟孕酮（17α-OHP）0.22ng/ml（正常值 0.05~1.02ng/ml）。

2020 年 7 月 29 日促肾上腺皮质激素（ACTH）29.32pmol/L（正 常 值 1.600~13.900pmol/L）；皮 质 醇（08：00）16.42nmol/L（正 常 值 145.40~619.40nmol/L），皮 质 醇（16：00）15.78nmol/L（正常值 94.90~462.40nmol/L）。

（2）2020 年 7 月 16 日经直肠超声：幼稚子宫，肌壁回声均匀，内未见占位，内膜呈线状，双侧卵巢显示不清（图 3-20）。

（3）2020 年 6 月 10 日乳腺超声：BI-RADS 1 类。

（4）2020 年 6 月 10 日染色体检查：46，XX。

（5）2020 年 7 月 29 日先天性肾上腺皮质增生相关基因检测：检测到 *CYP17A1* 纯合致病变异（图 3-21）。

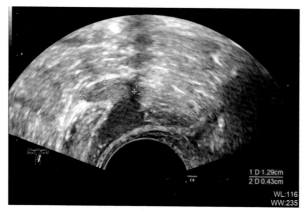

图 3-20　幼稚子宫

检测结果：检测到基因变异，需结合临床。

基因	染色体位置	参考转录本	位置	cDNA水平	蛋白水平	状态	变异分类
CYP17A1	10q24.32	NM_000102.3	Exon8	c.1459_1467del	p.(Asp487_Phe489del)	纯合	致病

其他检测结果：
应用MLPA技术未检测到*CYP21A2*基因的大片段致病突变。

图 3-21　*CYP17A1* 纯合致病变异

（6）2020 年 8 月 8 日肾上腺 MRI 示：双侧肾上腺饱满。

（7）2020 年 8 月 24 日骨龄检查：相当于 11 岁骨龄。

（8）Kupperman 评分：4 分。

7. 治疗

（1）给予泼尼松片 7.5mg/d（早 5mg，下午 2.5mg）。

（2）患者已达到理想身高，连续服用戊酸雌二醇 2mg/d，补充钙剂，0.6g/d。

（3）继续内科降压补钾治疗；1 个月后随访。

8. 随访　1 个月复诊，试停补钾药物半个月后复查血钾正常。3 个月后复诊，血压稳定在正常范围内，停用氨氯地平、单一使用缬沙坦降压治疗，其余按原治疗方案，嘱居家监测血压每日 2 次,血压超过 140/90mmHg 即复诊。期间每 3 个月复查 1 次,未见明显异常。目前随访 1 年,服药后血压稳定在 130~121/82~72mmHg。用药情况:泼尼松片 7.5mg/d(早 5mg,下午 2.5mg);戊酸雌二醇 2mg/d;补充钙剂 0.6g/d;缬沙坦 80mg/d。

二、病例分析

1. 先天性肾上腺皮质增生症是一组由编码皮质激素合成关键酶基因突变致肾上腺皮质激素合成障碍所引起的疾病,其中最常见的是 21- 羟化酶缺乏,约占 90%;其次是 11β- 羟化酶缺乏,约占 5%,17α- 羟化酶缺乏症相对少见,发生率约为 1/50 000,早期症状不典型,常因原发性闭经就诊,多伴有性发育异常、高血压、低血钾等表现,临床表现多样、缺乏特异性,极易误诊、漏诊。

2. 17α- 羟化酶的基因位于人类常染色体 10q24~25。其作用为催化孕烯醇酮 / 孕酮转化成为皮质醇的前体物质 17- 羟孕烯醇酮 /17- 羟孕酮,而 17α- 羟孕烯醇酮 /17- 羟孕酮则是雌激素和肾上腺雄激素的前体物质。所以当 17α- 羟化酶缺乏时,肾上腺网状带、束状带包括球状带类固醇激素的合成均受到不同程度影响,造成机体性激素和皮质醇不足。相应地引起机体启动代偿机制,从而出现以高血压、低血钾,伴有性发育异常等一系列症状。总共可以归结为两大方面:①性激素合成减少,引起腺垂体分泌卵泡刺激素和黄体生成素增加。女性则出现第二性征不发育、原发性闭经,男性出现假两性畸形。国内 2/3 的女性患者以第二性征不发育、原发性闭经为主诉就诊。②束状带皮质醇合成减少,反馈性引起促肾上腺皮质激素升高,促使 17α- 羟化酶的底物即脱氧皮质酮(deoxycorticosterone,DOC)大量增加,而 DOC 在机体代谢中有着强大的调节盐代谢作用,用于代偿皮质醇分泌的不足,而对盐代谢的影响则表现为水钠潴留和低血钾,形成继发性高血压。同时抑制肾素活性，醛固酮合成下降。笔者统计国内资料后发现约有 1/4 的患者以高血压、电解质紊乱就诊，但是几乎所有的 17α- 羟化酶缺乏症患者在检查中均发现存在电解质紊乱及不同程度的血压升高，而其中有 2 例患者误诊为原发性醛固酮增多症。

3. 17α- 羟化酶缺乏症的临床表现与实验室指标相关，主要表现为：①雄、雌激素减少症：原发性闭经，女性表现型，多数患者无第二性征发育。无腋毛、阴毛，体毛稀少，尤以面部为著。乳房不发育，外生殖器呈女性无畸形，幼儿型子宫，卵巢小，骨龄延迟。②皮质醇缺乏症：午后较重的疲乏、精神萎靡，语音低微，肌肉无力明显，肢体的麻木刺痛；皮肤色素沉着，以暴露部位较重。③皮质酮、脱氧皮质酮增高：可引起水钠潴留，产生明显的低血钾、高血压、碱中毒、肌无力或周期性瘫痪发作。血清皮质醇、E_2、T、钾降低，钠、LH、FSH、P、皮质酮、脱氧皮质酮增高；尿 17-Ks、17-OHCS 减少，ACTH 试验反应差；心电图表现为低钾血症；染色体核型为 46，XX 或 46，XY。

4. 该患者表现以高血压脑出血为首发症状，两次住院检查都发现血钾低，未进一步查找原因。因 17 岁未初潮、乳房未发育就诊妇产科内分泌门诊，进行相关检查考虑肾上腺皮质增生症，经过进一步检查后确诊为 17α- 羟化酶缺乏症。糖皮质激素是所有年龄段治疗的基石，雌激素治疗应在青春期或成人时适时开始（青春期建议从 12~13 岁开始，成人从就诊开始），以促进骨骺闭合及维持女性性征，同时辅以心理辅导，女性型染色体患者经过雌、孕激素替代可以有月经，部分不完全型病例可以有生育功能，该患者经过 1 年的治疗，血钾恢复正常，血压维持在正常水平，内外生殖器均得到进一步的发育。

5. 确诊为 17-OHD 的患者目前尚无法完全治愈，糖皮质激素是所有年龄段治疗的基石，激素会替代缺乏的内源性皮质醇的合成,部分恢复对下丘脑和垂体的负反馈,抑制促肾上腺皮质激素释放激素(corticotropin releasing hormone,CRH)和 ACTH 分泌而减少肾上腺皮质酮及脱氧皮质酮激素的合成。雌激素治疗应在适时开始(青春期建议从 12~13 岁开始,成人从就诊开始);合并高血压低血钾的可确诊为 17α- 羟化酶 /17,20- 碳链裂解酶缺陷症的患者目前尚无法完全治愈,激素替代治疗是其主要的治疗方案,治疗期间应给予适当的心理干预,对于有生育能力的患者,应尽可能辅助其完成生育。

6. 该患者长期管理的思考。该患者的长期管理是在终身补充糖皮质激素的基础上,按照早发性卵巢功能不全进行管理及生活方式干预,可以有效地提高预期寿命,促进骨骼健康,预防心血管疾病及提高生活质量。

(1)患者无内源性雌激素,从青春期开始至成年期间必须进行持续治疗,以利于青春期发育。因此患者已经达到理想身高,使用标准剂量的雌激素,可加速骨骼成熟,根据骨龄和身高的变化,逐渐增加雌激素剂量,治疗期间应监测骨龄和身高的变化,对于骨骺一直未闭合的患者,在达到理想身高后,应增加雌激素剂量,促进骨骺愈合而使身高增长停止。

(2)有子宫并出现阴道流血应开始加用孕激素以保护子宫内膜,当身高不再增长时,转为标准剂量雌、孕激素序贯治疗:国内推荐的标准雌激素剂量是口服雌二醇 2mg/d、结合雌激素 0.625mg/d 或经皮雌二醇 50μg/d。配伍孕激素的剂量建议为每周期口服地屈孕酮 10mg/d,服用 12~14 天;或微粒化天然黄体酮 200mg/d(口服或阴道置药),12~14 天。通常患者对复方制剂的依从性优于单方制剂配伍,雌二醇 / 雌二醇地屈孕酮片 2mg/10mg 有一定的优势。患者需要激素替代治疗的时间较长,建议选用天然或接近天然的雌激素(17-β 雌二醇、戊酸雌二醇、结合雌激素等)及孕激素(微粒化黄体酮胶丸或胶囊、地屈孕酮),以减少对乳腺、代谢及心血管等方面的不利影响。治疗期间需每年定期随访,以了解患者用药的依从性、满意度、不良反应,必要时调整用药方案、药物种类、剂量、剂型,并且持续使用至平均的自然绝经年龄。

(3)生育相关管理:根据患者意愿、年龄和婚姻情况,建议合适的生育力保存方法,对于不完全型病例有促排成功妊娠的报道,完全型目前无相关病例报道,卵母细胞捐赠对于有生育意愿的 17-OHD 妇女来说是可以采用的治疗方式。

(何爱梅)

病例22 下丘脑垂体性闭经患者应用 GnRH 泵自然妊娠

一、病历摘要

25 岁女性,无月经来潮,2009 年首次来首都医科大学附属北京妇产医院就诊。当地医院的性激素六项检查结果:FSH 0.28mIU/ml,LH 0.00mIU/ml,E_2 0.00pg/ml,P 0.00ng/ml,PRL 3.01ng/ml,T 20.67ng/mL。超声显示:子宫大小 2.2cm×1.0cm×0.7cm,盆腔内条索状回声,左侧卵巢直径 2.1cm,回声偏实性;右侧卵巢显示不满意(可疑幼稚子宫)。查体发现双乳发育可,乳头无发育,外阴无阴毛,小阴唇发育欠佳,阴道口点状充血,小棉签探入阴道口约 7~8cm。考虑诊断为原发性闭经,予以戊酸雌二醇/雌二醇环丙孕酮片治疗,服药 1 周期,停药 3 天后月经来潮,服药期间有乳房胀痛。服用戊酸雌二醇/雌二醇环丙孕酮片 1 年后复查,性激素六项:FSH 0.29mIU/ml,LH 0.00mIU/ml,E_2 94.64pg/ml,P 0.63ng/ml,PRL 5.44ng/ml,T 25.58ng/ml;TSH:5.12μIU/ml;肝功能无异常;2010 年 2 月 25 日腹部超声提示:子宫大

小 3.9cm×3.0cm×1.3cm,子宫腔居中,内膜三线状,内膜厚
0.5cm,子宫颈长 2.5cm。右卵巢 2.1cm×2.6cm×1.1cm,内见
囊腔直径约 0.3cm;左卵巢 2.0cm×1.6cm×0.8cm,内见囊腔
直径约 0.2cm。患者规律服用戊酸雌二醇/雌二醇环丙孕酮
片 4 年后改用雌二醇/雌二醇地屈孕酮片 2mg/10mg,用药期
间月经规律。2018 年体检发现乳腺结节后停药 1 年,停药期
间患者无月经。2019 年 7 月 25 日患者因无月经再次来院就
诊。性激素六项:FSH 0.12IU/L,LH 0.00IU/L,E_2 51.06pg/ml,
P 0.31ng/ml,PRL 8.59ng/ml,T 29.71ng/ml(2009 年至 2021 年
性激素六项变化见图 3-22);TT 175.26pg/ml,FT 0.83pg/ml,
BioT 20.5pg/ml,白蛋白(albumin,Alb)45.3g/L;TSH 2.47mIU/L;
胰岛素(insulin,INS)21.47pmol/L;皮质醇(cortisol,COR)
635.45nmol/L;肝功能未见明显异常。B 超提示子宫大小
3.3cm×2.8cm×1.6cm,内膜厚约 0.2cm。乳腺超声:双侧乳
腺未见明显占位。腰椎 QCT:111.3mg/cm³。垂体 MRI 提示:
垂体显示稍小,强化稍欠均匀,颅骨板障局部显示稍厚。患者
继续予以雌二醇/雌二醇地屈孕酮片 2mg/10mg 治疗,予以溴
隐亭对症治疗高催乳素血症。

　　患者 2020 年结婚,有生育要求,来笔者医院规律监测排
卵,卵泡一直发育较慢,无大卵泡。2021 年 1 月 3 日予以 GnRH
泵治疗,初始剂量为 12μg/90min,超声监测排卵未见明显大
卵泡,后逐渐调整剂量至 15μg/90min,超声发现右侧卵巢可见
2.71cm×2.0cm 大卵泡,指导同房后未妊娠。2021 年 5 月 14 日
监测排卵发现右侧卵巢最大卵泡 1.85cm×1.55cm;2021 年 5
月 14 日内分泌六项:FSH 3.6IU/L,LH 4.63IU/L,E_2 402.99pg/ml,
P 0.41ng/ml,PRL 5.48ng/ml,T 23.14ng/mL,2021 年 5 月 31 日自
测尿 hCG(+),予以地屈孕酮保胎治疗,2021 年 6 月 18 日 hCG
98 073.28IU/L,P 30.66ng/ml,PRL 7.67ng/ml,E_2 922.61pg/ml;超声
见子宫前位,大小 6.6cm×5.3cm×4.4cm,肌层回声均质,子宫腔
内可见妊娠囊,大小约为 2.3cm×2.7cm×1.8cm,内见胎芽,长约

0.7cm,胎心搏动可见。检查提示:宫内早孕活胎,超声孕周(6周4天)(图 3-23)。

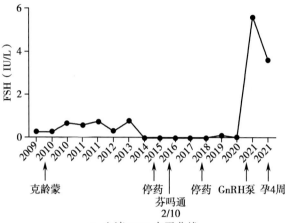

A. 血清 FSH 水平曲线

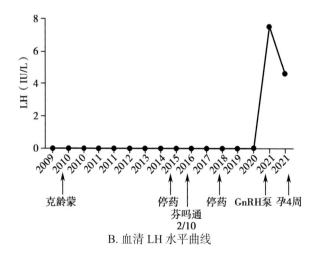

B. 血清 LH 水平曲线

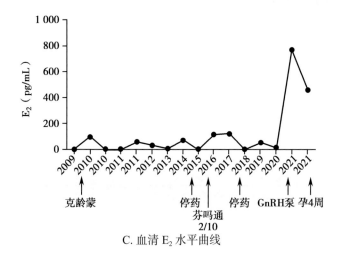

C. 血清 E₂ 水平曲线

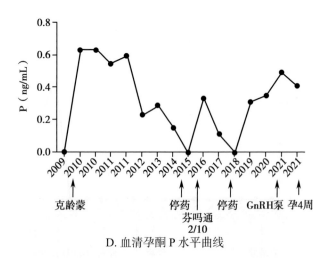

D. 血清孕酮 P 水平曲线

图 3-22   2009—2011 年 FSH、LH、E₂、孕酮（P）变化曲线

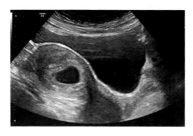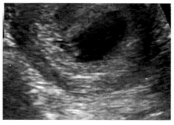

图 3-23 患者妊娠 6 周超声图像

1. 既往史 否认肝炎、结核等传染病病史，否认高血压、心脏病及糖尿病等病史。否认手术及外伤史。

2. 月经、婚育史 G_1P_0，25 岁服用戊酸雌二醇片 / 雌二醇环丙孕酮片后月经初潮。

3. 家族史 否认家族遗传性疾病史，母亲正常月经来潮，无早绝经。

4. 体格检查 身高 158cm，体重 51kg；BMI 20.43kg/m^2。腰围 77cm，臀围 89cm，血压 103/66mmHg。一般情况好，心肺未及异常，腹软，无压痛。四肢活动好。

5. 诊断

（1）下丘脑垂体性闭经。

（2）妊娠 6 周。

6. 治疗

（1）停用 GnRH 泵。

（2）地屈孕酮保胎治疗。

7. 随访 定期内分泌科、产科随访（患者妊娠 12 周产科检查：冠 - 臀长 73mm，可见胎动及胎心搏动，心律齐，胎儿颈后透明层厚度 1.6mm，子宫动脉血流频谱未见异常）。

二、病例分析

正常月经是由中枢神经系统、下丘脑 - 垂体前叶和卵巢功能之间相互调节而控制的。任何因素直接或间接影响下丘

脑 - 垂体功能,导致下丘脑分泌促性腺激素释放激素(GnRH)以及垂体前叶分泌的促性腺激素(gonadotropins,Gn)功能低下或紊乱,从而影响卵巢功能引起 3 个月以上的停经,称为下丘脑垂体性闭经(hypothalamic-pituitary amenorrhea)。

引起下丘脑垂体性闭经的原因有很多如:①精神、神经因素;②颅内器质性病变;③慢性消耗性疾病;④肥胖生殖无能性营养不良;⑤药物影响;⑥闭经泌乳综合征;⑦垂体功能受损;⑧原发性垂体促性腺功能低下等。

青春期是儿童过渡到成人的必经阶段,是生物个体走向性成熟、获得生殖能力的过程。生理状态下青春期启动是以下丘脑睡眠期脉冲性释放 GnRH 为标志,逐步形成规律的GnRH 脉冲峰,频率约 60~90min/ 次,GnRH 脉冲分泌刺激垂体分泌黄体生成素(LH)和卵泡刺激素(FSH),进而促使性腺分泌性激素及配子生成,构成下丘脑 - 垂体 - 性腺轴反馈及负反馈系统。若 GnRH 脉冲分泌异常,则出现青春期延迟、性激素低下,乃至不孕不育。在先天性疾病中,以特发性促性腺激素功能低下型性腺功能减退症(IHH)最为常见。后天因素中,以女性继发性中枢性闭经多见。

GnRH 脉冲泵是符合下丘脑 - 垂体 - 卵巢轴(hypothalamic-pituitary-ovarian axis,HPO)生理调节机制的治疗方法,利用人工智能控制的微型 GnRH 输入装置,通过脉冲皮下注射 GnRH 类似物的方式,模拟下丘脑 GnRH 生理性脉冲分泌模式,从而达到有效刺激垂体分泌促性腺激素,进而促使性腺发育,分泌性激素及配子生成,获得生育能力。目前,该技术在促性腺激素功能低下型性腺功能减退症(IHH)、中枢性继发性闭经等疾病的治疗方面都有所应用,并且都取得了一定疗效,对于下丘脑垂体性闭经的女性,如有生育要求,可以应用 GnRH 泵进行治疗。

(王月姣)

病例 23 颅咽管瘤术后继发垂体功能受损早孕期严重黄体功能不足 1 例

一、病历摘要

31 岁女性，因"原发闭经 2 年，未避孕不孕"就诊。13 岁诊断为颅咽管瘤，神经外科行颅咽管瘤切除术，术后继发性垂体功能受损补充左甲状腺素及可的松，16 岁时颅咽管瘤复发，再次手术切除。18 岁因原发性闭经，开始加雌、孕激素补充治疗。2016 年，患者 29 岁时结婚，激素检查结果：FSH 1.68mIU/ml、LH 0.37mIU/ml、E_2 2pg/ml、T 0.01ng/ml、TSH 0.06ng/ml；2017 年 4 月内分泌检查：FSH 1.14mIU/ml，LH 0.36mIU/ml、TSH 0.043ng/ml。婚后坚持用雌孕激素周期治疗，有周期性撤退性出血，就诊前停药 2 个月。于 2018 年 1 月 16 日因婚后 2 年未避孕不孕，到复旦大学附属妇产科医院寻求助孕治疗。

1. 既往史 2000 年及 2003 年 2 次颅咽管瘤手术，术后垂体功能减退。否认食物、药物过敏史，否认肝炎、结核、伤寒等传染病病史。

2. 月经、婚育史 原发性闭经，18 岁以后通过雌孕激素序贯治疗维持人工周期，LMP：2017 年 11 月 12 日。已婚，孕 0 产 0，规律性生活 2 年未避孕未孕。

3. 体格检查 体温 36.5℃，血压 110/70mmHg，脉搏 76 次 /min，身高 160cm，体重 55kg。患者生命体征平稳，营养中等，发育正常，意识清楚，自主体位，对答切题，查体合作。面部见痤疮，皮肤未见瘀点、瘀斑及紫癜，未见皮下血肿。眼睑无殊，睑结膜色淡红，巩膜无黄染，眼球运动正常，双侧瞳孔等大等圆,直径 3mm,辐辏反射、对光反射无异常,双眼视力正常,视野无缺损。颈项皮肤见黑棘皮病,颈软,无抵抗。心肺听诊无殊。腹平软,全腹无压痛、反跳痛及肌紧张,肝脾肋下未触及,肝、肾叩痛(-)。移动性浊音(-)。无双下肢水肿,各关节无畸形、红肿,关节活动正常。全身肌力 5 级,肌张力正常,生理反射存在,病理征未引出,脑膜刺激征(-)。

4. **妇科检查** 外阴已婚式,阴道通畅,子宫颈轻度糜烂,子宫前位,无压痛。双侧附件区未扪及明显肿物,无压痛。

5. **实验室与影像学等辅助检查**

(1)激素检测:FSH 1.21IU/L,LH 0.57IU/L,E_2 14pg/ml,P 0.56ng/ml,T 0.01ng/ml,TSH 0.06ng/ml,AMH 2.4ng/ml。

(2)男方精液常规正常。

(3)影像学检查:B 超检查子宫 45mm × 40mm × 35mm,子宫内膜厚度为 5.5mm,右卵巢大小为 10mm × 9mm × 17mm,左卵巢大小为 14mm × 10mm × 10mm。

(4)遗传学检查:染色体核型 46,XX。

6. **治疗与随访**

(1)患者就诊后继续左甲状腺素钠片、可的松治疗,同时予以戊酸雌二醇 / 雌二醇环丙孕酮片序贯治疗,撤退性出血第 3 天开始促排卵治疗,采用人类绝经期促性腺激素(human menopause gonadotropin,hMG)递增方案,根据卵巢反应调整 hMG 剂量。初始剂量 hMG 75IU/d,i.m.,q.d.,同时口服戊酸雌二醇 1mg,q.d.,7 天后 hMG 增至 150IU/d,至第 15 天增至 225IU,第 23 天出现 2 个成熟卵泡(直径>18mm)时停用 hMG,当天注射 hCG 10 000IU,hCG 注射日和次日同房,注射 hCG 第 3 日检测到已排卵,予以地屈孕酮 10mg,b.i.d.,p.o.,共 10 天,戊酸雌二醇继续 1mg/d。注射 hCG 后 15 天,查血清 β-hCG 提示妊娠,注射 hCG 后 17 日阴道出血。第 1 个促排卵周期生化妊娠流产。出血第 5 天 B 超监测子宫内膜 4mm,由于患者希望休息调整,予以戊酸雌二醇 / 雌二醇环丙孕酮片继续周期序贯治疗。

(2)第 2 个促排卵周期：撤退性出血第 3 天 hMG 75IU/d 启动促排卵，同时口服戊酸雌二醇 1mg，q.d.，用药 1 周后卵泡发育慢，撤退性出血第 11 天增至 150IU/d，撤退性出血第 19 天增至 225IU，持续到第 26 天，第 27 天出现成熟卵泡时停用 hMG，当天注射 hCG 10 000IU，注射 hCG 第 3 天超声显示已排卵，排卵后给予地屈孕酮 10mg，b.i.d.，进行黄体支持。注射 hCG 第 13 日，血 β-hCG 为 14.77mIU/ml，提示妊娠。继续黄体支持，戊酸雌二醇 1mg，b.i.d.，地屈孕酮 10mg，t.i.d.，持续用药至孕 12 周停药。之后患者进入常规产前检查，于 2019 年 3 月 26 日顺产 1 健康女婴。

(3)患者排卵后，地屈孕酮支持黄体功能，地屈孕酮为孕激素的同种异构体，与孕激素受体有很强的亲和力，但无法通过血清测出，因此血清中孕激素的水平可真实反映患者自身机体分泌的孕激素水平。孕 7 周前孕酮一直处于极低水平（0.07~1.63ng/ml），7 周后孕酮逐渐升高，至孕 11 周达高峰（4.01~34.70ng/ml）。排卵后至孕 7 周内的孕酮主要由卵巢黄体分泌，为维持早期妊娠所需，然而该患者受孕后 7 周内的孕酮很低，说明患者黄体功能严重缺乏，因此本例患者排卵后采用黄体支持直至孕 12 周。

二、病例分析

颅咽管瘤是一种颅内先天性肿瘤，其生长位置与视交叉、下丘脑、垂体等重要结构有密切关系，可导致视力障碍、下丘脑 - 垂体功能受损以及梗阻性脑积水等严重后果，因此，无论术前、术后均易致内分泌功能障碍，术后会进一步损伤垂体功能，甚至完全丧失，垂体激素的改变较术前更为明显。术后垂体功能减退发生率高达 78%~100%。目前临床上关于颅咽管瘤术后激素替代治疗后成功受孕的报道较少，2018 年德国的 Boekhoff 等人随访了 158 位 20~48 岁患颅咽管瘤的已婚女性,成功分娩的只有 4 例,最近的一篇综述报道了 6 例颅咽管瘤切除术后成功妊娠的病例,但并无具体助孕措施的相关报道。解决低促性腺素性闭经患者的生育问题是一个复杂过程,需要通过雌、孕激素替代治疗促使生殖器官发育,有生育要求时通过 hMG 促排卵助孕。

　　本例颅咽管瘤术后损伤垂体功能导致低促性腺素性闭经,患者失去排卵功能,通过激素补充治疗和促性腺激素促排卵重建生殖功能,其促排卵过程顺利并最终获得妊娠。但笔者通过监测发现患者在孕早期出现严重的孕激素水平低下,孕 7 周内孕激素低至 0.07~1.63ng/ml,众所周知,排卵后黄体的形成及孕激素分泌功能是由 FSH 和 LH,特别是 LH 脉冲分泌的调节实现的,LH 缺乏通常患者会出现排卵后黄体功能不足(luteal phase deficiency,LPD),该患者由于颅咽管瘤术严重损伤了垂体功能,导致 FSH 和 LH 严重缺乏,长期 LH 缺乏可能导致颗粒细胞的 LH 受体缺失,使颗粒细胞的分泌功能异常,出现早孕期黄体功能完全缺失。该患者孕 7 周后孕酮水平逐渐升高,到 11 周孕酮水平达到高峰。文献报道孕早期黄体和胎盘的功能转换发生在孕 7 周,因为孕 7 周后胎盘开始分泌孕激素,至孕 10~12 周胎盘完全取代了黄体功能。孕激素对于胚胎的着床和妊娠维持至关重要,正常情况下排卵后颗粒细胞在 LH 作用下形成黄体颗粒细胞,分泌大量雌孕激素,调节子宫内膜容受性建立和胚胎着床,妊娠后转为妊娠黄体,分泌雌、孕激素的量进一步增加,从而维持妊娠。LPD 是一种黄体期过短(基础体温高温相<11 天)或黄体中期孕激素水平不足的一种状态。研究表明,孕 4~12 周内孕激素水平低于 10~11ng/ml,流产的可能性增加。

　　因此,该患者第 1 个周期促排卵后妊娠,以生化妊娠结束,可能与妊娠后未及时进行黄体支持有关。第 2 个周期通过连续动态监测孕酮,笔者了解到该患者存在严重的黄体功能缺失,在发现妊娠后持续进行黄体支持直至胎盘功能完全取代黄体功能时停药,妊娠得以成功维持至孕足月并分娩。最新的指南认为促排卵患者进行黄体支持治疗,可以明显改善 LPD,改善妊娠结局,尤其是使用 hMG 促排卵的患者,孕期黄体支持治疗尤其重要(推荐级别:1A)。黄体支持的方法包括补充孕酮及注射 hCG,由于既往多数用于黄体支持的孕激素都能通过血液测出,比如黄体酮注射液、黄体酮胶囊、黄体酮阴道胶丸等,用药的同时测定孕激素不能准确反映内源性孕激素的变化,所以很难发现黄体缺失的情况及严重程度。本例通过口服地屈孕酮进行黄体支持,地屈孕酮是天然孕酮的同种异构体,能够特异性与孕激素受体结合发挥单纯的孕激素作用,又由于其特殊结构,虽然可以与孕激素受体结合发挥良好的孕激素作用,但其无法通过血清测出。正因为该药的这一特点,笔者在进行黄体支持的同时可以了解患者内源性孕激素水平,从而有机会发现该患者的黄体功能缺失,为制订该类疾病的临床治疗路径提供依据。

综上所述,笔者首次报道了颅咽管瘤术后垂体功能受损通过激素补充治疗及促性腺激素促排卵重建生殖功能,使患者成功妊娠并顺利生育 1 例。值得注意的是,该类患者促排卵后可能存在严重的 LPD,因此排卵后及妊娠后需要定期监测雌、孕激素水平,评估黄体功能,进行足量的黄体激素支持,黄体支持需要持续至孕 12 周,胎盘功能完全取代黄体功能时停止。

(夏和霞　张　炜)

参考文献

[1] YUAN SM, HUANG H, TU CF, et al. A rare polypyrimidine tract mutation in the androgen receptor gene results in complete androgen

insensitivity syndrome. Asian J Androl, 2018, 20 (3): 308-310.

［2］ KIM Y M, OH A, KIM K S, et al. Pubertal outcomes and sex of rearing of patients with ovotesticular disorder of sex development and mixed gonadal dysgenesis. Annals of pediatric endocrinology & metabolism, 2019, 24 (4): 231-236.

［3］ MATSUMOTO F, MATSUYAMA S, MATSUI F, et al. Variation of Gonadal Dysgenesis and Tumor Risk in Patients With 45, X/46, XY Mosaicism. Urology, 2020, 137: 157-160.

［4］ VERGIER J, CASTINETTI F, SAVEANU A, et al. DIAG-NOSIS OF ENDOCRINE DISEASE: Pituitary stalk interruption syndrome: etiology and clinical manifestations. Eur J Endocrinol, 2019, 181 (5): R199-R209.

［5］ ZHANG Q, ZANG L, LI YJ, et al. Thyrotrophic status in patients with pituitary stalk interruption syndrome. Medicine (Baltimore), 2018, 97 (2): e9084.

［6］ 邹闻达, 刘自卫. 低促性腺激素性闭经致不孕不育患者的治疗效果研究. 中国社区医师, 2020, 36 (19): 22-23.

［7］ 姜盼盼, 杨佳, 王显红, 等. 低促性腺激素性性腺功能减退症患者血清 25 (OH) D 水平及其与性腺激素的相关性. 山东医药, 2020, 60 (8): 74-76.

［8］ FLEMING L, VAN RIPER M, KNAFL K. Management of childhood congenital adrenal hyperplasia-An integrative review of the literature. J Pediatr Health Care, 2017, 31 (5): 560-577.

［9］ FONTENELE R, COSTA-SANTOS M, KATER CE. 17α-hydroxylase is an underdiagnosed disease: high frequency of misdiagnoses in a large cohort of Brazilian patients. Endocr Pract, 2018, 24 (2): 170-178.

［10］ 李庆, 段凤霞, 高雅, 等. 17α- 羟化酶缺陷症 1 例报道并文献复习. 中华高血压杂志, 2020, 28 (6): 592-594.

［11］ 中华医学会儿科学分会内分泌遗传代谢学组. 性发育异常的儿科内分泌诊断与治疗共识. 中华儿科杂志, 2019, 57 (6): 410-418.

［12］ FISCHER S, EHLERT U. Hypothalamic-pituitary-thyroid (HPT) axis functioning in anxiety disorders. A systematic review. Depress Anxiety, 2018, 35 (1): 98-110.

［13］ 杨绍玲, 李鸿. 促性腺激素释放激素脉冲泵治疗的应用及进展. 国际内分泌代谢杂志, 2018, 38 (2): 124-127.

[14] BOEKHOFF S, BOGUSZ A, STERKENBURG AS, et al. Long-term effects of growth hormone replacement therapy in childhood-onset: results of the German Craniopharyngioma Registry (HIT-Endo). Eur J Endocrinol, 2018, 179 (5): 331-341.

[15] SOWITHAYASAKUL P, BOEKHOFF S, BISON B, et al. Pregnancies after childhood craniopharyngioma: results of KRANIO-PHARYNGEOM 2000/2007and review of the literature. Neuroendocrinology, 2021, 111 (1/2): 16-26.

[16] LEK SM, KU CW, ALLEN JC JR, et al. Validation of serum progesterone <35nmol/L as a predictor of miscarriage among women with threatened miscarriage. BMC Pregnancy Childbirth, 2017, 17 (1): 78.

[17] GRIESINGER G, TOURNAYE H, MACKLON N, et al. Dydrogesterone: pharmacological profile and mechanism of action as luteal phase support in assisted reproduction. Reprod Biomed Online, 2019, 38 (2): 249-259.

TYPICAL CASES
OF
MENOPAUSAL
AND
GYNECOLOGICAL ENDOCRINOLOGY
REFINED ANALYSIS

第四章　继发性闭经

病例24　原发性空蝶鞍综合征伴肾上腺皮质功能亢进1例

一、病历摘要

20岁女性,2020年4月4日主因"月经不规律8年伴面部色斑"就诊。

1. 既往史　近视多年,配戴目前眼镜4~5年。否认肝肾疾病,无结核病史,无手术史,无外伤史,无放化疗史。否认药物过敏史。

2. 月经、婚育史　12岁月经初潮,至今月经不规律,周期1~6个月不等,伴有面部色斑多年。LMP:2019年12月20日,现停经3个月余。未婚,否认性生活史。

3. 体格检查　身高152cm,体重61kg,BMI 26.4kg/m²,血压126/70mmHg。面部色素斑,分布在面颊上方眼角处,呈花斑状。乳房发育:Tanner分期Ⅴ期,无乳头溢液,乳晕无长毛。

4. 妇科检查　外阴发育正常,阴毛倒三角形分布。

5. 辅助检查

(1)盆腔超声检查(2020年4月4日):子宫大小约77mm×25mm×36mm,形态规则,肌层回声均匀,内膜厚约5.7mm,右卵巢大小约 26mm×19mm,左卵巢大小约 28mm×18mm,其内探及多个卵泡样回声,最大直径约 7mm,双侧附件未见明显异常包块回声。

(2)实验室检查(2020 年 4 月 4 日):性激素,T 0.59ng/ml,E_2 383.9pg/ml,PRL 71.93ng/ml,FSH 1.79mIU/ml,LH 16.05mIU/ml;TSH 1.18μIU/ml;尿 hCG 阴性。

6. 初步诊断

(1)高催乳素血症。

(2)面部色斑。

7. 处理方案 等待半个月,观察月经是否来潮。

2020 年 5 月 2 日复诊,月经自然来潮,LMP:2020 年 4 月 10 日。复查 PRL 42.26ng/ml。2020 年 5 月 11 日鞍区磁共振检查:垂体窝偏左侧见约 6.3mm×7.6mm 长 T_1、长 T_2 信号影,增强扫描未见强化,垂体受压明显变扁,偏于右侧及鞍底部。垂体信号均匀,其内未见明显异常信号影。鞍底右侧强度下陷。垂体柄示尚居中。视交叉未见受压。鞍旁未见异常改变。余未见特殊。符合空蝶鞍 MRI 表现。视野检查:视野正常。2020 年 5 月 16 日皮质醇检查:587.1nmol/L(轻度升高)。

8. 确定诊断

(1)原发性空蝶鞍综合征。

(2)高催乳素血症。

(3)皮质醇轻度升高。

(4)面部色斑。

二、诊治过程

1. 治疗方案 溴隐亭,2.5mg,q.d.,1 个月后复查;请神经外科会诊,因无手术指征,无需手术治疗;皮质醇轻度升高,考虑与空蝶鞍导致垂体功能亢进有关,定期复查。

2. 随访 经过半年的定期随访,调整药量,溴隐亭维持剂量为 0.625mg,q.d.,患者多次复查 PRL 与皮质醇在正常范围,并维持正常月经。用药 1 年后随访,患者色斑无明显改善。

三、病例分析

1. 原发性空蝶鞍综合征是指排除外伤、垂体手术或放疗后发生的鞍上蛛网膜通过扩大的鞍膈孔或鞍膈缺损疝入鞘内,使鞍腔全部或部分充满脑脊液,正常垂体组织受压引起的一种临床综合征。临床常见头痛、视力减退、视野缺损、良性颅内压增高,内分泌紊乱等,该病临床症状非特异而易被忽视。该患者因面部色斑就诊,追问病史,月经周期紊乱,内分泌检查催乳素轻度升高伴皮质醇轻度升高而被发现。

2. 一般情况下,当 PRL 大于 100ng/ml 时,垂体瘤等垂体疾病的发生率较大,建议鞍区磁共振检查。当 PRL 小于 100ng/ml 时,复查 PRL,2 次以上 PRL 升高,或者合并临床症状如泌乳、头痛、视力视野改变等情况时,垂体疾病的发生率亦增大,也建议鞍区磁共振检查。

3. 空蝶鞍综合征伴皮质醇升高,考虑与垂体功能亢进有关,目前报道较少。大多报道为单纯空蝶鞍综合征,或者空蝶鞍综合征伴皮质醇降低。

4. 经过追踪复诊,患者口服溴隐亭近 1 年,面部色斑无明显改善。面部色斑是否与长期皮质醇轻度升高有关,皮质醇长期控制后色斑有无改善,还需要长期追踪观察。

(王金平)

病例 25 hMG 超促排卵治疗垂体瘤术后所致继发性低促性腺素性闭经 1 例

一、病历摘要

28 岁女性，因"垂体瘤术后闭经 10 年"就诊。10 年前患者因头晕、视物模糊、闭经 1 年就诊于外院，脑垂体磁共振成像（MRI）显示垂体瘤直径 18mm，PRL 5 500mIU/L，诊断为"垂体催乳素腺瘤"，并开颅行垂体部分切除术。术后复查 PRL 175.34mIU/L，但仍无月经来潮，未行进一步检查及治疗。现婚后 2 年，未避孕，未孕，男方精液检查基本正常。

1. **体格检查** 五官、外貌正常，身高 160cm，体重 45kg，甲状腺未触及异常，双侧乳房体积小，无溢乳，无腋毛，外阴散在稀发阴毛。既往身体健康，家族无类似疾病。

2. **妇科检查** 外阴发育差，阴道畅，子宫颈小、光滑，子宫前位、幼稚型，双侧附件区未扪及。

3. **辅助检查**

（1）垂体兴奋试验无反应，甲状腺激素及生长激素水平正常，染色体检查为 46，XX。性激素六项示：FSH 0.55U/L，LH 0.21U/L，E_2 220pmol/L，P 0.25nmol/L，PRL 184.45mIU/L，T 0.05ng/ml。

（2）妇科超声：幼稚子宫，前位，大小 3.3cm×2.3cm×2.4cm，内膜线样，双侧卵巢回声偏实性，右卵巢 3.0cm×1.3cm，左卵巢 2.4cm×1.0cm，无明显卵泡。

（3）头颅 MRI：未见明显占位。

4. **诊断**

（1）继发性低促性腺素性闭经。

（2）不孕症。

二、治疗措施及随诊

给予雌、孕激素序贯疗法,即戊酸雌二醇片 2mg/d,连服 21 天,最后 10 天加用地屈孕酮片,每天口服 10mg,停药撤退性出血第 5 日起重复应用,并配伍中成药连续 6 个周期。6 个周期后患者自诉乳房明显增大,阴毛腋毛增多,月经规律且经量增多。月经第 2 天 FSH 16.49U/L,E_2 153pmol/L,P 0.4nmol/L。第 7 个周期开始月经第 3 天肌内注射人类绝经期促性腺激素(hMG)促排卵,起始剂量即为 150IU/d,连用 15 天后根据卵泡发育情况增减剂量,最大剂量未超过 225IU/d,卵泡直径大于 18mm,尿 LH(+)时肌内注射 hCG 10 000IU,hCG 注射日子宫内膜厚度>8mm,并指导隔日同房,排卵后给予黄体酮支持。患者于停经 30 天后测血 β-hCG 159.87mIU/ml,停经 45 天行阴道彩超示:宫内单胎妊娠,并见原始心管搏动,并于孕早期及时补充黄体酮至妊娠 12 周,现患者生命体征平稳,无明显妊娠并发症及不良反应。

三、病例分析

垂体肿瘤中以垂体催乳素腺瘤较为常见,约占垂体瘤总数的 40%~0。因垂体在下丘脑释放的 GnRH 的控制下分泌 FSH 与 LH,两者直接控制卵巢周期性变化。随着 PRL 的升高,抑制下丘脑 GnRH 的分泌,女性全身处于低雌激素状态,长期雌激素不足会在生理、心理上对女性产生不良影响,出现闭经、不孕等。而这种低促性腺素性闭经手术治愈率低、效果差,这不仅与患者肿瘤大小、压迫位置有关,而且也受到病程、血 PRL 水平的影响。由于患者垂体瘤术后 10 年间未进行特殊治疗,双侧卵巢明显萎缩,功能减退,几乎无卵泡发育,妊娠概率明显减低,而卵泡的生长发育成熟主要受控于 FSH 和 LH。由于缺乏垂体促性腺激素(FSH、LH)兴奋条件,单纯补充雌、孕激素周期替代治疗,只能起到维持女性第二性征,防止子宫、卵巢萎缩及远期并发症的目的,对于有生育要求的育龄女性需加用促性腺激素刺激卵泡发育。由于患者术后垂体去势,FSH、LH 处于过低水平,以往研究发现单纯应用 FSH 不仅雌激素水平低,而且 FSH 剂量大,卵子质量差,效果不佳,故在 3 个周期雌、孕激素替代治疗后,给予 hMG 启动卵泡发育。hMG 中含有 FSH 和 LH,两者之间的比例为 1∶1,LH 能刺激内源性雄激素产生以提高窦卵泡对 FSH 的敏感性,不仅对促性腺激素反应明显,而且使卵泡显著增长,对子宫颈黏液及子宫内膜影响小,初始应用 150IU/d 并未对卵巢产生过度刺激,最终实现排卵受孕。

(赵 越)

参考文献

[1] 王伟军, 史峰, 王芳, 等. 原发性空蝶鞍筛查及 30 例临床分析. 中国微侵袭神经外科杂志, 2020, 25 (5): 209-211.

[2] 阮坤炜, 成拾明, 郑武, 等. 34 例首诊于眼科的空蝶鞍综合征患者临床资料分析. 山东医药, 2020, 60 (15): 88-91.

[3] 王含必, 姚勇, 邓成艳, 等. 垂体功能性促性腺激素腺瘤临床病例分析. 生殖医学杂志, 2019, 29 (2): 149-154.

[4] MOLITCH ME. Diagnosis and Treatment of Pituitary Adenomas: A Review. JAMA, 2017, 317 (5): 516-524.

[5] LI J, JIANG S, et al. Case report of a pituitary thyrotropin-secreting macroadenoma with Hashimoto thyroiditis and infertility. Medicine (Baltimore), 2018, 97 (1): e9546.

[6] VIVIAN T, NORA J, MICHAEL B, et al. Expression of SRY-related HMG box transcription factors (Sox) 2 and 9 in craniopharyngioma subtypes and surrounding brain tissue. Sci Rep, 2017, 7 (1): 15856.

[7] HONEGGER J, NASI-KORDHISHTI I, GIESE S. Pituitary adenomas. Nervenarzt, 2019, 90 (6): 568-577.

第五章 早发性卵巢功能不全

病例 26 血液系统疾病导致早发性卵巢功能不全

一、病历摘要

（一）急性髓系白血病

16 岁女性，主因"髓系白血病 M_4 型骨髓移植术后 4 年，无月经来潮"，于首都医科大学附属北京妇产医院门诊就诊。患者 12 岁时在解放军总医院第七医学中心诊断为急性髓系白血病 M_4 型，配型后进行了同胞姐姐骨髓的移植术，术后白血病治愈未复发。骨髓移植术后患者无鼻衄、发热、腹痛、头痛、关节肌肉疼痛等异常，饮食睡眠均好。因 16 岁月经无来潮，于 2019 年 8 月就诊于首都医科大学附属北京妇产医院内分泌科。

1. **既往史** 否认肝炎、结核、水痘、腮腺炎等传染病病史，否认高血压、糖尿病等病史，否认外伤史。

2. **个人史** 其母亲为自然分娩，否认妊娠期间毒物、放射物接触史。无吸烟、饮酒等不良嗜好，否认食物、药物过敏史，否认流行病地区居住史。

3. **家族史** 父母均体健，有 1 姐 1 弟，均体健，否认家族中相同疾病病史。

4. 体格检查　神志清楚，对答切题。身高159cm，体重48kg，腰围59cm，臀围72cm，血压118/81mmHg。外观为女性特征，全身皮肤未见黄染及出血点，未见紫纹、白纹，头颅及全身外观未见畸形、毛发未见稀疏脱落，未见贫血貌，全身浅表淋巴结未及肿大。无声音嘶哑。无多毛表现。乳房Tanner分期Ⅰ期。腹部触诊未及包块。肛门外观正常，四肢活动好。

5. 妇科检查　幼女型外阴，阴毛Tanner分期Ⅰ期。

6. 辅助检查

(1) 实验室检查(2019年8月7日)：AMH 0.01ng/ml；血常规示，白细胞计数(WBC)9.29×10⁹/L，红细胞计数(RBC)4.49×10¹²/L，Hb 131g/L，血小板计数(PLT)330×10⁹/L，Neut% 53.04%；性激素六项：FSH 109.4mIU/ml，LH 36.56mIU/ml，E_2<5pg/ml，P 0.09ng/ml，PRL 16.27ng/ml，T 0.03ng/ml；TSH 2.37μIU/ml。血染色体核型分析：46，XX。

(2) 盆腔超声(2019年8月7日)：子宫体大小约2.0cm×2.0cm×1.4cm，内膜呈线样回声，左卵巢大小2.0cm×1.2cm，右卵巢大小1.7cm×1.1cm，内未见明显卵泡。提示子宫偏小，幼稚子宫可能性大。

(3) 腰椎QCT骨密度检查(2019年8月7日)：平均值154.3mg/cm³。

(4) 乳腺超声(2019年8月7日)：双侧乳腺轮廓正常，层次清晰，腺体呈中等回声，未见明显异常回声，双侧乳腺未见异常血流信号。

7. 诊断

(1) 原发性闭经。

(2) 医源性早发性卵巢功能不全。

(3) 急性髓系白血病M_4型骨髓移植术后。

8. 治疗措施　雌二醇/雌二醇地屈孕酮片2mg/10mg，口服。

9. **随访**　3~6 个月随访 1 次,患者无特殊不适,用药 3 个月后撤退性出血。1 年复查 1 次乳腺超声、盆腔超声、生化全项、血常规、骨密度。

(二)弥漫性大 B 细胞淋巴瘤

29 岁女性,主因"患弥漫性大 B 细胞淋巴瘤 3 年,停经 2 年"于首都医科大学附属北京妇产医院就诊。患者 2017 年确诊为"弥漫性大 B 细胞淋巴瘤",诊断后连续 7 个月进行了 7 次化疗,化疗方案主要为"利妥昔单抗、环磷酰胺、长春新碱、吡柔比星"。于 2018 年 1 月行造血干细胞移植,随后 2 年未复发,考虑疾病治愈。化疗过程中,曾应用戈舍瑞林皮下注射 4 个周期进行卵巢功能保护。但从 2018 年 1 月造血干细胞移植后,患者再无月经来潮。患者通过互联网医院咨询:是否还可以进行卵巢组织冻存,月经是否还可以恢复?

1. 辅助检查

(1)性激素:FSH 129IU/L,LH 66.46IU/L,E_2 39.37pmol/L,AMH 0.07pmol/L。

(2)盆腔超声:提示子宫萎缩,双侧卵巢未见卵泡。

2. 诊断

(1)继发性闭经。

(2)医源性早发性卵巢功能不全。

(3)弥漫性大 B 细胞淋巴瘤骨髓移植术后。

3. 治疗措施　雌二醇/雌二醇地屈孕酮片 2mg/10mg,口服。每年进行激素治疗安全性评估,复查乳腺超声、盆腔超声、生化全项、血常规、骨密度。

二、病例分析

1. 以上 2 例患者造成早发性卵巢功能不全(premature ovarian insufficiency,POI)的主要原因为骨髓移植术前的大剂量化疗。化疗药物对各级卵泡的损伤程度不同,主要损伤分裂活跃的细胞,如成熟期卵泡以及颗粒细胞。而对于始基卵泡的化疗损伤机制是不同的,包括直接诱导卵子凋亡、导致卵巢皮质的纤维化而影响供血。通过损伤颗粒细胞影响始基卵泡募集,导致卵泡闭锁或者对化疗损伤更敏感。引起卵巢损伤的高危化疗药物主要有环磷酰胺、甲苄肼、美法仑、氮芥、苯丁酸氮芥、白消安,中危的药物有顺铂、多柔比星、紫杉醇,而甲氨蝶呤、长春花碱、5- 氟尿嘧啶、放线菌素 D、博来霉素则是低风险或无风险药物。

2. 国际绝经学会指南指出,45 岁以前尤其是 40 岁以前,自然或医源性绝经会给女性带来长期不良的健康影响:心血管疾病发病率高、骨质疏松性骨折发病率高、情感障碍以及老年痴呆的风险和各种原因导致的死亡率都明显升高。性激素治疗是最有效的治疗方式,可以提高骨密度,至少用药至平均绝经年龄。

3. 急性髓系白血病(acute myeloid leukemia,AML)分为8 型,即 $M_0 \sim M_7$ 型,是一种骨髓造血干细胞的恶性克隆性疾病,其特征是造血干细胞分化障碍,导致未成熟的肿瘤细胞异常增殖并抑制正常造血。骨髓造血功能异常导致血细胞减少是 AML 的常见表现,也影响患者生存。骨髓移植是常用的治疗方法。弥漫大 B 细胞淋巴瘤是成人淋巴瘤中最常见的一种类型,属于非霍奇金淋巴瘤,是淋巴系统一种具侵略性的弥漫性恶性增生性疾病。*Myc*、*Bcl2* 和 / 或 *Bcl6* 基因因结构重组引起的染色体转位目前已被公认为是弥漫大 B 细胞淋巴瘤发生的原始原因。此 2 种疾病均不是激素依赖性疾病,所以治疗后发生的 POI 需要进行性激素治疗,没有禁忌证者可以激素治疗。雌二醇 / 雌二醇地屈孕酮片是现在常用的雌、孕激素连续序贯治疗方案,其成分包括天然的雌激素和接近天然的孕激素,适合医源性 POI 患者的长期治疗应用。治疗过程中需要定期随访,内容包括身高、体重、血压等一般情况,月经周期及出血情况,肝肾功能、血常规、骨密度、乳腺检查、盆腔超声检查。

4. 国际生育力保护专家强烈呼吁所有年轻的女性恶性肿瘤患者,在恶性肿瘤确诊时就应该立即从医生处得到关于生育力保护和保存的咨询与建议。根据患者的病情,多学科医生合作充分评估肿瘤的治疗和生育力保存的价值,制订和实施个体化方案,酌情选择适宜的生育力保护措施非常必要。卵巢组织冻存是一种运用低温生物学原理冻存卵巢组织的生育力保护方法,是青春期前女性和放化疗无法推迟女性生育力保护的唯一方法。但在白血病患者中,冷冻的卵巢组织移植还需要考虑的一个问题是,当冻存卵巢组织复苏移植时,可能会有恶性细胞植入的风险,这种风险在白血病患者中较高,但在其他肿瘤患者中风险很低。对于植入恶性细胞风险高的患者,卵母细胞体外成熟培养(in vitro maturation,IVM)可作为一种安全的选择,给患者提供生育的机会。临床上,还需要为此类患者的生育力保护进行深入的研究。

(鞠　蕊)

病例27　年轻子宫内膜癌患者生育力保护

一、病历摘要

25 岁女性,主因"腹痛伴阴道不规则出血 1 个月,盆腔肿物术后 1 周"网络咨询。患者久居英国,月经初潮年龄 13 岁,既往月经不规律,7 天 /30~180 天,量适中,无痛经。孕 0 产 0。1 个月前出现下腹痛伴有不规则阴道出血,曾于当地诊所就诊考虑尿路感染,给予抗生素口服治疗无效。转诊当地医院检查 CA12-5 升高(262U/ml),隔周复查升高至 740U/ml;盆腔增强 MRI 提示：子宫前位，长 7.5cm，子宫内膜厚 10mm，可见 15mm×6mm×16mm 高回声团，肌层及子宫颈未见异常。双侧卵巢囊实性肿物，右侧 10.2cm×7.1cm，左侧 8cm×5.1cm，卵巢囊肿包膜完整，未见周围侵犯。盆腔少量积液，未见淋巴结肿大。提示：卵巢恶性肿瘤可能性大。1 周前在英国伦敦当地医院行开腹双侧卵巢肿物切除＋子宫内膜病灶切除术，术后病理诊断为子宫内膜腺癌，双侧卵巢转移，腹腔冲洗液可见癌细胞。免疫组织化学结果：肿瘤组织中雌激素受体（estrogen receptor，ER）、孕激素受体（progesterone receptor，PR）均呈阳性。患者远程网络问诊，由于自己未婚未育，希望进行生育力保护，何种方式最为可行。

1. **既往史** 体健，否认肝炎、结核等传染病病史，否认高血压、糖尿病等病史，否认手术史、外伤史。

2. **个人史** 生于中国香港，久居英国。无吸烟、饮酒等不良嗜好，否认食物、药物过敏史，否认流行病地区居住史。

3. **生育史** G_0P_0，未婚。

4. **体格检查（远程问诊自述）** 身高 160cm，体重 42kg。

5. **辅助检查** 胸、腹部 CT（英国伦敦当地医院）：胸腹腔少量积液，胸膜、胸腺、肺、肝、胆、胰、脾、肾上腺、肾未见异常。胸腹部及盆腔淋巴结未见肿大。

6. **诊断**

（1）子宫内膜癌。

（2）卵巢转移肿瘤。

二、治疗措施

规范肿瘤分期手术治疗和术后放化疗；与患者讨论生育力保护措施，知情选择；英国肿瘤医生建议在手术时尽可能地将无肿瘤细胞侵犯的卵巢组进行冻存以保存患者的生育力。

三、病例分析

1. 随着抗肿瘤治疗的发展,癌症患者的生存率大大提高,肿瘤患者的生育力保护越来越受到国内外临床医生以及患者的关注。如今国内外专家已经达成共识,对于年轻女性肿瘤患者,应尽早进行生育力保护的咨询,并采取适当措施。目前生育力保护措施包括卵母细胞冻存、胚胎冻存、卵巢组织冻存等。

2. 本病例是激素受体阳性的子宫内膜癌合并卵巢转移的患者。胚胎冻存或卵母细胞冻存需要药物进行卵巢刺激促排卵,对于该患者可能存在肿瘤扩散的风险,并且促排卵需要时间,也必将延误患者的肿瘤治疗。除非采用的是赠精,否则胚胎冻存对于没有固定伴侣的女性来说也并不可行。大型研究分析显示,每个冻存复苏后的卵母细胞的活产率为 6.5%,且累积活产率随着冷冻保存的卵母细胞数量的增加而增加。想要提高妊娠率,建议冻存 20 个以上卵子,而 1 个月很难达到这个数量,可能需要几个周期和多次的取卵手术。35 岁以下的女性,冻存 5 个卵子的累积活产率约为 15%,冻存 15 个以上的卵子,累积活产率 80%~90%;35 岁以上的女性冻存 10~15 个卵子,累积活产率不到 40%。卵巢组织冷冻保存目前被认为是适合需要立即进行癌症治疗的患者保留生育力的方法。此方法的优势:①避免了大剂量、长时间的激素刺激促排卵,只要患者可以耐受手术,立即可以实施,节约时间,不会延误癌症治疗。②卵巢组织中的卵泡储备量大,一片组织中的卵泡数可成百甚至上千。该患者手术中根据卵巢组织被肿瘤侵犯的情况,可以酌情选择此方法作为生育力的保护手段。

3. 基于该患者的实际情况,已经有子宫内膜癌的卵巢转移,并且肿瘤属于激素依赖性肿瘤,因此如果施行卵巢组织冻存,不建议疾病治疗后进行自体移植。卵巢组织自体移植时,具有癌细胞再播种的潜在风险。卵巢产生的激素也有可能导致肿瘤复发,对于手术后的激素治疗也是禁忌证。为避免卵巢组织移植后再次引入恶性肿瘤的风险,另一种选择是从卵巢组织中分离未成熟的卵母细胞,进行体外成熟,成熟后的卵子可以进行体外受精(in vitro fertilization,IVF)或冷冻保存。迄今为止,已经有通过此项技术实现活产的报道。现代医学的进步使此类患者未来拥有生物学后代成为可能。

(鞠 蕊 阮祥燕)

病例 28　反复手术治疗复发性卵巢囊肿导致早发性卵巢功能不全 1 例

一、病历摘要

16 岁女性,主因"卵巢囊肿反复复发"于 2019 年 7 月 29 日来首都医科大学附属北京妇产医院妇科内分泌科就诊。患者平素月经不规律,月经初潮年龄 11 岁,初潮后每年行经 1 次,伴轻微痛经。2017 年 7 月 19 日盆腔超声检查提示:子宫大小 33mm×12mm×24mm,右附件区囊性包块,大小为 113mm×83mm×100mm,其内见网格状分布,网格内可见血流信号,左附件未发现异常。同年 7 月 24 日行开腹双侧卵巢囊肿切除术,术中见右卵巢呈 7cm×6cm×6cm 囊性肿物,左卵巢呈 5cm×4cm×4cm 囊性肿物。完整切除囊肿,呈多房性。术后病理结果提示符合多囊卵巢,卵巢组织伴陈旧性出血。术后月经 1~3 个月 1 次,定期复查盆腔超声。2018 年 3 月 26 日因囊肿复发行腹腔镜探查术+宫腔镜检查术+开腹双侧卵巢囊肿切除术,术中见左卵巢囊性增大 7cm×6cm×5cm,蒂部扭转 1 周,右侧卵巢囊性增大 8cm×6cm×6cm,术中开腹行囊肿切除术,囊肿呈多房性,囊液淡黄色,术后病理结果提示:卵巢多发性滤泡囊肿伴白体囊肿及含铁血黄素沉积,并见多个发育不良的卵泡。2018年10月发现卵巢囊肿再次复发。定期检查囊肿仍逐渐增大。2019年6月28日第2次手术病理组织在首都医科大学附属北京妇产医院病理科会诊结果为:(右卵巢肿瘤、左卵巢肿瘤)卵巢及囊壁样组织,部分呈滤泡囊肿形态,部分未见明确内衬上皮,呈单纯囊肿形态。2019年7月5日在首都医科大学附属北京妇产医院妇科就诊,复查盆腔超声再次提示双附件多房囊性包块。发病过程中性激素水平及肿瘤标志物结果见表5-1。2019年7月29日为进一步诊治就诊于笔者科室。

初步诊断:

(1)早发性卵巢功能不全。

(2)双侧卵巢囊性改变待查。

二、治疗经过

给予患者屈螺酮炔雌醇片(Ⅱ)1片,q.d.,口服至今,患者月经规律,复查结果如表5-1所示,虽卵巢囊肿未再复发,但FSH呈绝经水平。

三、病例分析

1. 鉴别诊断

(1)垂体病变:血清生殖激素检查提示雌二醇正常或轻度上升,FSH正常,而LH水平极度低下,同时也表现出PRL轻度上升,可能与垂体柄有关。当患者出现月经稀发/闭经,同时伴发双侧卵巢多发性囊肿,血清雌二醇和FSH正常或轻度升高,LH降低时应该考虑到垂体瘤可能。此时应进行影像学检查来鉴别诊断。

(2)甲状腺功能减退:甲状腺功能减退(简称甲减)是由各种原因导致的低甲状腺激素血症或甲状腺激素抵抗而引起的全身低代谢综合征。甲减患者T_3、T_4分泌过少,反馈性激活

表 5-1　化验结果

时间	FSH/ (IU·L⁻¹)	LH/ (IU·L⁻¹)	E₂/ (pg·ml⁻¹)	P/ (ng·ml⁻¹)	PRL/ (ng·ml⁻¹)	T/ (ng·dl⁻¹)	CA12-5/ (U·ml⁻¹)	AFP/ (ng·ml⁻¹)	CEA/ (ng·ml⁻¹)	CA19-9/ (U·ml⁻¹)
2017 年 7 月 20 日	22.59	44.14	139.5	10.42	13.12	3.83		2.50	1.80	
2019 年 3 月 25 日	37.03	43.03	21.1	2.39	7.13	0.70				
2019 年 6 月 10 日							13.22	0.40	0.76	4.38
2019 年 7 月 22 日	41.12	39.82	39.30	7.03	9.93		7.90		0.81	10.82
2021 年 5 月 13 日	43.92	23.98	<15.00	0.59	6.11	27.90				

下丘脑 - 垂体 - 甲状腺轴,导致下丘脑促甲状腺激素释放激素(TRH)分泌增多,腺垂体细胞代偿性增生,TSH 分泌增加,可以与性腺 FSH 受体、LH 受体产生交叉反应,产生类似 FSH 及 LH 样作用,从而导致卵巢过度刺激,卵泡增大和黄素化,形成卵巢囊肿。TRH 也刺激垂体催乳素细胞,促进 PRL 合成和分泌,引起 PRL 轻至中度升高。同时,垂体增生后压迫垂体柄,引起 PRL 释放抑制因子分泌障碍,导致 PRL 过度分泌,使 PRL 水平进一步升高,抑制下丘脑 - 垂体 - 卵巢轴功能,降低垂体 LH 的分泌。本例患者甲状腺功能正常。

(3)FSH 受体突变:研究发现 FSH 受体存在几种不同的突变,不同结构域的分子机制被干扰可引发疾病。这些突变对 hCG 和 / 或 TSH 异常敏感,持续发挥活性,可募集大量的卵泡生长,从而可能解释卵巢的多发囊性改变。

(4)妊娠相关:可结合病史以及盆腔超声、血 hCG 等进行鉴别。

2. 卵巢囊肿是年轻女性常见的妇科疾病。但有些囊肿仅由生殖内分泌功能障碍引起,经内分泌矫正后无需手术即可治愈,反复发生的卵巢多发性囊肿可能就属于这种情况。此时卵巢的超声图像与多房性囊腺瘤相似,难以鉴别。自发性多发性卵巢囊肿较为罕见,发生在未进行卵巢刺激的情况下,据文献报道与高 hCG 水平有关,如多胎妊娠或葡萄胎,也与甲状腺功能减退、垂体瘤和家族倾向有关,还可能与 FSH 受体突变有关。

3. 本例患者自诉头颅核磁共振未见异常(未见报告),之后因反复手术至 2019 年 7 月已诊断为早发性卵巢功能不全。因此须强调垂体影像学检查、详细的内分泌检查以及仔细评估育龄妇女妇科病史的重要性,以避免不必要的卵巢手术。

(许　新)

病例 29 肾移植术后早发性卵巢功能不全 1 例

一、病历摘要

31 岁女性,因"异体肾移植后 2 年,停经 4 个月余",2021 年 1 月于厦门市妇幼保健院就诊。患者既往月经规律,4~5 天 /30 天,经量正常,无血块,无经期腹痛。LMP:2020 年 8 月 22 日。2 年前因"肾功能不全尿毒症期"行同种异体肾移植术,术后定期随访,肾功能正常。4 个月余前无明显诱因月经未来潮。2 个月余前(2020 年 11 月 4 日)曾就诊,激素提示:FSH 82.51mIU/ml,LH 48.32mIU/ml,$E_2$32.61pg/ml,T<7ng/ml,PRL 10.15ng/ml。TSH:0.042mIU/ml。AMH:0.17ng/ml。妇科彩超提示子宫多发低回声结节(肌瘤可能,最大者约 3.3cm×2.9cm,位于左侧壁、突向子宫外),内膜厚约 0.4cm,双侧卵巢未见增大。凝血筛查未见异常。无潮热、盗汗、乏力、失眠等不适。2020 年 12 月 2 日就诊于当地医院考虑诊断为早发性卵巢功能不全,给予戊酸雌二醇 1mg,b.i.d.,口服 10 天,后 7 天加用黄体酮软胶囊 200mg,q.d. 治疗,2020 年 12 月 12 日停药,27 天后仍未来月经,遂就诊于厦门市妇幼保健院。

1. 既往史 1995 年诊断为"肾盂肾炎",长期服用泼尼松片 20mg q.d.、吗替麦考酚酯胶囊 0.5g b.i.d.。2007 年因"肾功能不全尿毒症期"行透析治疗。2019 年因"肾功能不全尿毒症期"行同种异体肾移植术,术后服用吗替麦考酚酯胶囊 0.25g b.i.d.、环孢素软胶囊 75mg b.i.d. 及甲泼尼龙片 6mg q.d. 至今,术后 3 个月开始口服昆仙胶囊(内含昆明山海棠)

0.6g t.i.d.,定期复查肾功能正常。2020 年 1 月右下肢肌间静脉血栓,规律抗凝治疗 3 个月,2020 年 6 月彩超提示右下肢肌间静脉血栓部分复通,余血管未见异常。2020 年 3 月因"甲状腺乳头状微小癌"行双侧甲状腺切除 + 颈部淋巴结清扫术,术后长期口服优甲乐 75μg q.d.,定期复查甲状腺功能基本正常。

2. 婚育史　未婚未育,$G_0P_0L_0A_0$,有性生活史。

3. 个人史及家族史　无特殊。

4. 体格检查　身高 155cm,体重 48kg,BMI 19.97kg/m^2,血压 118/78mmHg。神志清晰,营养状态好,无贫血外貌,无多毛,无痤疮,乳房发育正常,无泌乳,腹部平软,无压痛及反跳痛。

5. 妇科检查　外阴:发育正常。阴道:畅。子宫颈:光滑,正常大小。子宫体:前位,正常大小,活动度尚可,无压痛。附件:未触及包块,无压痛。

6. 辅助检查

(1)甲状腺检查(2020 年 10 月 12 日):彩超示甲状腺全切术后。TSH 0.042mIU/ml。

(2)妇科彩超(2020 年 11 月 4 日):子宫多发低回声结节(肌瘤可能,最大者约 3.3cm×2.9cm,位于左侧壁、突向子宫外),内膜厚约 0.4cm,双侧卵巢未见增大。凝血筛查:未见异常。

(3)乳腺彩超(2020 年 11 月 26 日):双侧乳腺腺体内未见明显异常肿块。

(4)AMH(2020 年 12 月 25 日):0.17ng/ml。

(5)肝肾功能正常(2021 年 8 月 6 日)。

(6)性激素五项见表 5-2。

7. 诊断

(1)早发性卵巢功能不全。

(2)子宫肌瘤。

（3）肾移植术后。

（4）甲状腺癌术后。

（5）下肢静脉血栓病史。

表 5-2 性激素五项随访结果

时间	FSH/ (mIU·ml⁻¹)	LH/ (mIU·ml⁻¹)	E₂/ (pg·ml⁻¹)	T/ (ng·ml⁻¹)	PRL/ (ng·ml⁻¹)
2020 年11月4 日	82.51	48.32	32.61	<7.00	10.15
2021 年1 月22 日	96.71	39.16	<20.00	<0.10	13.05
2021 年8 月6 日	87.83	40.47	29.13	<7.00	5.65

二、诊疗方案

1. 激素治疗应用周期序贯方案,即 28 天 1 个周期连续用药,雌二醇凝胶 2.5g,q.d.,外用,28 天,后 14 天加用黄体酮软胶囊 200mg,q.d.,阴道上药。

2. 每 3~6 个月复查肝肾功能、血凝筛查、D- 二聚体。

3. 根据病情变化,每 6~12 个月进行子宫、双附件、乳腺、骨密度评估。

三、病例分析

早发性卵巢功能不全(POI)是指女性 40 岁之前卵巢功能衰退的临床综合征,以月经紊乱(如停经或稀发月经)伴有高促性腺激素和低雌激素为特征,停经或月经稀发 4 个月,间隔>4 周连续 2 次 FSH>25IU/L［欧洲人类生殖与胚胎学学会(ESHRE)的诊断阈值］或 FSH>40IU/L［国际绝经学会(IMS)的诊断阈值］即可诊断 POI。POI 病因不详,染色体和基因缺陷、自身免疫性卵巢损伤、感染因素、医源性因素（主要是放疗、化疗和手术对卵巢功能的损伤）、特发性 POI 及其他因素。临床上首先表现为月经周期改变，也可同时出现潮热、盗汗、性交不适、阴道干涩、睡眠不佳、情绪改变、注意力不集中、尿频、性欲减退、乏力等雌激素缺乏症状，不同的患者临床症状各有不同，长期来看，雌激素水平低下会增加骨质疏松及心脑血管疾病风险等远期影响。治疗方面，在调整生活方式的基础上，激素补充治疗是最根本的治疗方法，无论从改善临床症状还是预防骨质疏松及心脑血管疾病方面，均可使患者受益。雌激素给药途径有口服、经皮、经阴道等。

该病例停经 4 个月余，3 次激素五项检查（间隔大于 4 周），FSH 均 >40IU/L，故诊断为早发性卵巢功能不全成立。该患者为肾移植术后、甲状腺癌术后，需长期服用免疫抑制剂，如吗替麦考酚酯胶囊及环孢素软胶囊，文献提示该类免疫抑制剂对卵巢功能影响小。但其长期服用的中成药中含有一味成分为昆明山海棠，该药物有引发月经紊乱甚至闭经的可能，短期服用其副作用可逆，但长期服用不明确。综合考虑该因素导致卵巢功能减退甚至衰竭可能性大。

患者目前已有闭经表现，补充激素意愿强，且长期服用糖皮质激素增加骨质疏松及病理性骨折风险，故对于年轻患者，应早诊断、早补充，以预防患者雌激素水平低下的临床症状及远期影响。因患者病史复杂，应全方位考虑其用药风险，权衡利弊。患者为肾移植术后，口服药物必然有肝功能的首过效应，且应尽量减少药物对肾功能的影响。此外，患者还有静脉血栓病史，现已治愈，属于雌激素应用的慎用证而非禁忌证，但仍需考虑雌激素会一定程度增加血栓风险。综上，建议患者采用经皮雌激素，如雌二醇凝胶。由于患者子宫尚未切除，长期单纯应用雌激素会增加子宫内膜癌风险，故给予黄体酮软胶囊阴道上药转化子宫内膜，从而起到保护子宫内膜的作用。另外，需完善患者的骨密度检查，便于日后随访，观察补充激素治疗对骨质疏松的预防作用,必要时对该病例进行染色体和基因缺陷筛查。

这个病例引发一些思考,一方面,对于年轻的早发性卵巢功能不全患者,需要更严谨慎重地提出治疗方案。对于该患者来说,雌激素仅仅应用10天并不规范。相比绝经后女性,年轻女性在接受激素补充治疗时通常需要更高的雌激素剂量。在50岁前有子宫的女性更推荐雌孕激素周期序贯疗法。但部分基层医院妇产科医生由于缺乏妇科内分泌知识,在治疗上往往没有遵循规范用药,因此,应加强妇科内分泌疾病路径建立,以便于指导基层医生的诊疗,从而为患者提供更恰当、规范的治疗方案。另一方面,对于年轻患者,未婚未育,在原发性疾病稳定的情况下,应重视对其生育力和卵巢内分泌功能的保护以进一步提高生活质量,包括胚胎冻存、卵母细胞冻存、卵巢组织冻存、药物抑制卵巢的卵泡发育、卵巢移位手术等。而对于该患者,还需着重考虑,避免应用过多药物,加重其肾脏负担。患者未婚,无法行胚胎冻存,且为尽可能保护肾功能,故卵母细胞冻存及药物抑制卵巢的卵泡发育并不适用。而卵巢移位并不能保护其卵巢功能。当前,国际和国内的专家均提出,临床医生应向肿瘤或特殊疾病治疗中的年轻女性患者说明,治疗可能导致POI以及不孕不育;对于有生育需求或者治疗时生育需求不明确的患者,建议向专科医生进行详细的生育力保存咨询;专科医生应向患者和家人详细介绍生育力保护的方法及利弊。本例患者在病情允许的情况下,可以在肾移植手术同时考虑进行卵巢组织冻存,肾移植后待病情稳定再将冻存的卵巢组织移植回体内。卵巢组织移植成功后,不仅可以恢复生育能力,还可以恢复卵巢的内分泌功能,可使患者获益。但更重要的是,对于该类患者,在进行肾脏移植手术前即应充分考虑到手术及术后长期用药对其卵巢功能的影响,从而为患者提供合理的咨询及建议,以在应用药物前尽可能保护其生育能力。该患者如在肾脏移植术中同时行卵巢组织冻存,不仅可避免患者进行二次手术,在减少创伤的同时更可减轻患者经济负担。

综上所述,临床医师在关注患者原发疾病的同时,也应重视其生育力的保护,并积极学习妇科内分泌知识,根据诊疗规范为患者提供合理的治疗方案,使患者获得生命健康的同时亦有良好的生活质量。

(辛路平　张丽莉　庄思颖)

病例 30　早发性卵巢功能不全合并卵巢多囊样改变

一、病历摘要

34 岁女性,因"月经不调 2 年,停经 7 个月"于 2021 年 5 月 26 日就诊于首都医科大学附属北京妇产医院内分泌科。LMP:2020 年 10 月 30 日。既往月经规律,12 岁月经初潮,月经周期 28 天,经期 3~4 天,量正常,无痛经。2 年前开始出现月经量减少,1 年前开始出现月经紊乱,月经周期较之前延长,28~60 天,经期同前。2020 年 8~10 月给予雌二醇 / 雌二醇地屈孕酮 2mg/10mg 治疗 2 个月,治疗期间有规律月经,2020 年 10 月停用雌二醇 / 雌二醇地屈孕酮 2mg/10mg 后,无月经来潮。无痤疮、多毛、脱发等高雄激素表现。无潮热、出汗等更年期相关症状。无溢乳,无头晕、视野缺损等神经系统症状。

1. 既往史　无高血压、糖尿病等慢性疾病史。无既往手术史。无水痘、腮腺炎、结核、乙肝等传染病病史。无家族遗传病病史。

2. 生育史　G_3P_2,人工流产 1 次,2008 年、2016 年经阴道

分娩 2 次。

3. 辅助检查

(1)性激素结果见表 5-3。

表 5-3　性激素结果

检测日期	FSH/ (IU·L^{-1})	LH/ (IU·L^{-1})	E$_2$/ (pg·ml^{-1})	P/ (ng·ml^{-1})	PRL/ (ng·ml^{-1})
2021 年 1 月 20 日	24.03	36.50	13.56	1.52	6.92
2021 年 4 月 12 日	12.10	33.20	56.10	2.09	8.63
2021 年 5 月 27 日	29.56	33.75	27.80	1.76	5.46

(2)超声检查结果见表 5-4。

表 5-4　超声检查结果

检测日期	子宫大 小 /cm	内膜 /cm	左卵巢		右卵巢	
			大小 /cm	卵泡数 / 个	大小 /cm	卵泡数 / 个
2021 年 4 月 12 日	3.60 × 3.50 × 3.80	0.40	4.60 × 2.20	>10	29.00 × 22.00	>10
2021 年 5 月 27 日	4.76 × 3.60 × 4.15	0.44	2.53 × 2.21	>12	2.75 × 2.22	6~7

(3)其他检查

1)hCG(2021 年 1 月 20 日):1.90mIU/ml。

2)实验室检查(2021 年 5 月 27 日):AMH 降低,0.68ng/ml
(参考范围 1.48~7ng/ml);女性雄性激素 10 项均在正常范围内,
ALB 45g/L,SHBG 27.70nmol/L,T 120pg/ml,FT 2.31pg/ml,BioT

56.60pg/ml，雄烯二酮（androstenedione，A_2）0.52ng/ml，17α-羟孕酮（17α-hydoxy progesterone，17α-OHP）0.24ng/ml，DHT 0.24ng/ml，DHEAS 1501.09ng/ml，DHEA 1.66ng/ml；皮质醇、TSH 均在正常范围；肝、肾功能示尿酸高：526.80μmol/L（参考范围：150~350μmol/L），其余指标未见异常；血脂示，TG 高于正常范围上限约 1 倍，3.46mmol/L（参考范围 0~1.7mmol/L），CHO、HDL-C、LDL-C、载脂蛋白（apolipoprotein，Apo）A1、APOB、脂蛋白 a（lipoproteina，LPa）无异常；空腹血糖 4.66mmol/L，空腹胰岛素 155.05pmol/L。

4. 诊断

（1）早发性卵巢功能不全。

（2）卵巢多囊样改变。

二、治疗及随访

由于该患者无生育要求，故用雌二醇/雌二醇地屈孕酮 2mg/10mg 进行激素替代治疗。

三、病例讨论

1. 诊断思路　该患者有月经稀发，加上 B 超提示双卵巢多囊样改变，很容易被误诊为 PCOS。但该患者内分泌六项：FSH 升高，E_2 水平低下，血清 AMH 水平低下，所以该患者是由 POI 导致的月经稀发而并非 PCOS。对于 PCOS 的诊断，一定是排除性诊断，不能因为患者满足月经不调，高雄激素血症和/或高雄激素表现，卵巢多囊样改变中的 2 条或 3 条就草率地诊断为 PCOS，一定还要结合性激素六项、血清 AMH、肾上腺功能、甲状腺功能排除 POI、高催乳素血症、甲状腺疾病、肾上腺疾病等导致的月经失调、高雄激素血症和/或高雄激素表现后才能诊断 PCOS。

2. POI 与卵巢不敏感综合征的鉴别诊断　卵巢不敏感综合征又称卵巢抵抗综合征，临床多表现为原发性闭经，也有继发性闭经，内源性促性腺激素水平升高，对外源性促性腺激素呈低反应,雌激素水平偏低,但有正常卵巢储备,染色体核型正常。POI 或卵巢早衰(premature ovarian failure,POF)与卵巢不敏感综合征都有月经稀发或闭经、FSH 水平升高,需要仔细鉴别。卵巢不敏感综合征可能的致病原因是FSH 受体突变导致卵巢对促性腺激素失去反应,卵泡发育停滞,但患者卵巢储备是正常的,故而可通过 AMH 与 POI 进行鉴别。

3. PCOS 患者的绝经年龄   目前关于 PCOS 患者绝经年龄的研究数量很少。中国台湾省的一项人群研究显示:PCOS 病史是发生 POI 的重要且独立的危险因素。通过回顾 7 049 名 PCOS 患者与 70 490 名非 PCOS 的数据发现,PCOS 组的 POI 发生率(3.73%)显著高于非 PCOS 组(0.44%;$P<0.001$)。另一项小样本长达 24 年的前瞻性对照研究却得出相反的结论:PCOS 组的平均绝经年龄(53.3 岁)比对照组的平均绝经年龄(49.4 岁)大约推迟了 4 年。

(杨 瑜)

病例 31   早发性卵巢功能不全合并干燥综合征 1 例

一、病历摘要

32 岁女性,主因"月经不规则 3 年余,腮腺肿痛伴口干 1 年"于 2014 年 9 月 13 日就诊于首都医科大学附属复兴医院。患者 13 岁月经初潮,平素月经规律,月经周期 5~6 天 /28~30 天,3 年前无明显诱因停经 2 个月就诊,口服中药调理,用药期间有月经来潮,量中等,7 天血净,但未规律用药,近 3 年月经周期不规则伴经量减少,月经周期波动在 40 天 ~6 个月,经期 3 天,色黑,未予以治疗。1 年前因反复腮腺肿痛伴口腔干燥就诊,考虑干燥综合征,每日口服泼尼松 20mg 及溴吡斯的明片 180mg 治疗,治疗后症状明显改善。现因闭经 4 个月,伴潮热、出汗、心烦易怒、夜间睡眠差及膝盖疼痛,于门诊就诊。

1. **既往史**　既往体健,否认肝炎、结核、甲状腺疾病等其他疾病史,否认高血压、糖尿病病史,否认手术、外伤史,无药物过敏史。

2. **个人史**　无吸烟、饮酒等不良嗜好,无毒物及放射线接触史。

3. **月经、婚育史**　14 岁初潮,月经周期 28~30 天,经期 5~6 天,已婚,G_1P_1,4 年前自娩 1 女婴,目前体健。

4. **家族史**　否认家族遗传性疾病史,母亲正常月经来潮,无早绝经情况,无兄弟姐妹。

5. **体格检查**　身高 165cm,体重 57kg,BMI 20.94kg/m^2,腰围 77cm,臀围 89cm,血压 120/83mmHg。甲状腺未及明显异常。

6. **专科检查**　外阴:已婚型;阴道:通畅,黏膜薄、充血;子宫颈:光滑;子宫:前位,稍小,活动可,无压痛;附件区:未及异常。

7. **辅助检查**

(1)妇科 B 超(2014 年 9 月 13 日):子宫大小 34mm×30mm×26mm,内膜 3mm,肌层回声均,右卵巢大小 19mm×14mm,窦卵泡 3 个,左卵巢大小 18mm×11mm,窦卵泡 2 个。

(2)性激素结果(2014 年 9 月 13 日):FSH 51.43mIU/ml,LH 32.35mIU/ml,PRL 8.24ng/ml,E_2 25pg/ml,P 0.31ng/ml,T 0.45ng/ml。

(3)甲状腺功能 7 项(2014 年 9 月 13 日):均正常。

(4)骨密度(2014 年 9 月 13 日):T 值(右)-1.8 ;T 值(左)-1.5。

(5) 干燥四项 (2013 年 11 月 15 日): 抗干燥综合征抗体 A 阳性 (+++), 抗 α- 胞衬蛋白抗体 57.859U/ml。

(6) 血沉 (2013 年 11 月 15 日):30mm/h。

(7) 血清 IgG 亚类及免疫 8 项 (2013 年 11 月 15 日): IgG1 1 660mg/dl, 补体 C3 0.648g/L, 类风湿因子 (rheumatoid factor, RF) 702IU/ml, 抗 Ro-52 抗体阳性 (+++)。

(8) 腮腺 ECT: 双侧腮腺摄取功能中重度受损, 排泌功能轻度受损。

8. 诊断

(1) 早发性卵巢功能不全。

(2) 干燥综合征。

(3) 骨量减少。

二、治疗及随访

1. 风湿免疫科继续治疗干燥综合征, 待干燥综合征处于稳定期, 排除激素替代治疗禁忌证, 给予患者激素替代治疗, 雌二醇 / 雌二醇地屈孕酮片 (2mg/10mg) 周期序贯治疗。

2. 对患者进行健康宣教, 调整饮食结构, 增加奶制品及钙剂的摄入, 多晒太阳, 预防骨质疏松性骨折的发生。

3. 对患者进行长期管理, 每年进行 1 次全面体检, 激素用药期间的安全性及有效性分析。

4. 随诊。目前患者已随访 7 年余, 每月可有规律撤退性出血。无潮热、出汗, 情绪佳, 夜间睡眠好, 骨关节无明显疼痛。Kupperman 评分由 25 分降至 2 分。干燥综合征较前明显控制。

三、病例分析

1. 早发性卵巢功能不全与干燥综合征 早发性卵巢功能不全 (POI) 是一种异质性疾病, 定义为 40 岁前闭经或卵巢卵泡过早耗竭,指月经稀发或闭经至少 4 个月,2 次血清 FSH>25IU/L(测定时间间隔>4 周)。发生率为 1%,在中国 POI 发生率为 1%~7%,也可能会更高。POI 的最大危害是对 生育力的严重影响和早绝经给女性带来的近期及远期不良后 果,包括潮热、出汗、失眠、性欲降低及痴呆、心脑血管疾病、骨 质疏松等,慢性病发病风险明显增高,以及各种原因的早死风 险增高等。POI 严重影响女性的生育、生活质量及预期寿命, 因此重视对 POI 病因及其危险因素的分析及 POI 的早期诊 断,对指导生育、提高女性生活质量有重要意义。但 POI 的 病因复杂,POI 的常见病因包括遗传因素、医源性因素、免疫 因素、感染因素等。据统计,免疫原因导致的 POI 发生率为 4%~30%。POI 的复杂性和高度异质性,使得临床对 POI 的 早期识别与诊断变得困难。干燥综合征(Sjögren syndrome, SS)是一组高度异质性的系统性自身免疫病,以口干、眼干 为特征,并常伴有腺体外的器官受累。在人群中的发病率为 0.1%~0.6%,女性多于男性。如果其单独发病就称为原发性干 燥综合征(primary SS,pSS),若是伴其他结缔组织病,尤其是 类风湿关节炎和系统性红斑狼疮,就称为继发性干燥综合征 (secondary SS,sSS),pSS 患者血清中可出现多种自身抗体,如 抗核抗体、抗干燥综合征抗体 A、抗干燥综合征抗体 B 等,其 中后两者作为 pSS 重要的血清学指标,对 pSS 的诊断具有重 要意义。

　　自身免疫功能损伤可造成卵巢功能衰退,但自身免疫性 因素是 POI 的原因还是结果尚不清楚。在器官或非器官特 异性自身免疫疾病导致卵巢功能减退的情况下,人类卵巢通 常是自身免疫攻击的目标。自身免疫性病因包括淋巴细胞性 卵巢炎、卵巢抗原的自身抗体和相关的自身免疫性疾病。有 研究指出抗卵巢抗体已在 pSS 患者中得到证实。卵巢组织 表现为自身免疫性淋巴细胞性卵巢炎,免疫组织化学分析提 示浸润的淋巴细胞主要是 CD4$^+$T 淋巴细胞、CD8$^+$T 淋巴细胞和浆细胞。自身免疫是加速卵泡破坏的重要机制。本病例干燥综合征与 POI 之间的作用机制可能是机体内异常增殖的 B 淋巴细胞及免疫复合物浸润卵巢上皮组织,诱发卵巢免疫炎症反应,导致其分泌功能下降,从而促进了下丘脑促性腺激素的分泌,进而导致血清中 FSH 水平升高;pSS 患者体内异常增殖的淋巴细胞及免疫复合物浸润卵巢组织,亦可引起卵泡数量下降,血清 AMH 水平降低,FSH 水平进一步升高,从而加速了 POI 的发生;pSS 患者体内存在有较多的活性氧自由基,而其可诱导卵泡颗粒细胞凋亡,引起卵泡闭塞,从而损害卵巢功能。有研究显示,类固醇激素,主要是雌激素,也会影响免疫系统的活动。干燥综合征的病情发展可能与雌雄激素比例失衡相关,雌激素水平较低时,可能会诱发异常的腺泡细胞凋亡。对于早发性卵巢功能不全的干燥综合征患者,体内雌、雄激素水平失衡,会诱发或加重干燥综合征病情的发展。

2. 早发性卵巢功能不全的管理 POI 女性较早出现卵巢功能紊乱及低雌激素状态,对患者健康造成严重不良影响。POI 患者更需要 HRT,并且 HRT 风险更低,只要没有禁忌证,应积极推荐 POI 患者使用 HRT 以缓解症状并降低远期风险。但 POI 合并干燥综合征的患者,必须在干燥综合征处于稳定期时才可进行 HRT 治疗。POI 女性需要相对更大剂量的雌激素,推荐序贯方案,可考虑雌二醇/雌二醇地屈孕酮(2mg/10mg),若系统性 HRT 后泌尿生殖道症状缓解仍不满意者,可选择局部加用雌激素,同时注意骨骼的保护,预防骨质疏松、骨折的发生,HRT 用药期间应定期检查和评估利弊,建议长期应用 HRT,应至少持续用至女性正常绝经年龄(50 岁左右),后续治疗参照正常年龄绝经女性对待,同时需更多关注 POI 患者的心理问题。

(李 婧)

病例 32　异性异基因骨髓移植后早发性卵巢功能不全,伴 46,XY 染色体核型 1 例

一、病历摘要

患者李某,24 岁,骨髓移植后 8 年无自然月经来潮,婚后 1 年未避孕未孕。患者既往月经规律,12 岁月经初潮,月经周期 7 天 /28 天,量正常,无痛经。

患者 16 岁时因再生障碍性贫血进行骨髓移植根治性治疗,移植前大剂量环磷酰胺清髓预处理。移植后闭经,伴潮热、出汗,曾在当地医院就诊给予戊酸雌二醇 / 戊酸雌二醇醋酸环丙孕酮片能使月经来潮,但停药后无月经。为确定诊断,2018 年于首都医科大学附属北京妇产医院内分泌科就诊,经全面检查后确诊为早发性卵巢功能不全(POI)。外周血染色体检测:46,XY。患者骨髓移植前染色体:46,XX。

1. 体格检查　身高 160cm,体重 50kg,血压 110/75mmHg。乳房发育正常。

2. 妇科检查　外阴:无阴毛;阴道:通畅,黏膜苍白,点状充血;子宫颈:光滑;子宫:前位,稍小,质中,活动可,无压痛;双附件区未及明显异常。

3. 辅助检查

(1)阴道超声检查提示:子宫大小 4.2cm × 2.3cm × 1.5cm,内膜 3mm,卵巢较小,左卵巢大小 2.1cm × 1.3cm,右卵巢大小 2.0cm × 1.8cm,双侧卵巢回声偏实。

(2)实验室检查:E_2 < 20pg/ml,FSH 83.62mIU/ml,LH 45.58mIU/ml,AMH <0.06ng/ml。甲状腺激素、促甲状腺激素、皮

质醇、催乳素、血糖和血脂水平均在正常范围内。

4. 诊断　该患者外周血淋巴细胞核型是 46,XY。但患者骨髓移植前有自然规律月经,乳房、阴道、子宫、卵巢外生殖器发育正常,且染色体核型为 46,XX,所以该患者外周血染色体为 46,XY 是因为患者接受了来自男性捐赠者的异基因骨髓移植,而非患者性发育异常。

二、病例分析

患者确定诊断为医源性早发性卵巢功能不全。应按照绝经女性进行规范的治疗与全面管理。因患者有生育需求,但醋酸环丙孕酮是合成孕激素且有抑制排卵的作用,地屈孕酮的结构接近天然孕激素且不抑制排卵,加上患者年轻需应用中等剂量雌激素,遂将戊酸雌二醇 / 戊酸雌二醇醋酸环丙孕酮片改为雌激素含量更高的雌二醇 / 雌二醇地屈孕酮片2mg/10mg,同时加用中成药坤泰胶囊。基础研究发现坤泰胶囊通过修复线粒体损伤、增加卵母细胞内黏着素蛋白 Rec8 和 SMC1 表达以及激活 PI3K/AKT/mTOR 通路,促进卵巢内残存卵泡发育及提高卵母细胞质量,可能通过神经递质的调节,维持生殖及神经内分泌平衡。患者如还有残存卵泡,服药期间有 5%~15% 自然妊娠的机会。

患者若有强烈生育需求,通过卵子捐献结合辅助生殖技术可有较大的生育希望。

这种异性异基因造血干细胞移植后导致早发性卵巢功能不全的病例,染色体核型为 46,XY 时一定要注意与性发育障碍相鉴别,以免误诊误治。对于这类患者,外周血染色体的男性核型 46,XY 来自男性供体的骨髓移植,而不是先天性腺分化障碍。随着血液病治疗手段的改善和骨髓移植的广泛应用,可以推测此类误诊可能会在未来更频繁地发生,应该提高妇科医生对癌症幸存者细胞遗传学检查假阳性结果的认识。尽管癌症幸存者 POI 主要是由于化疗和放疗所致,但仍应筛查卵巢功能衰竭的其他原因。妇科医生应该意识到骨髓移植后外周血细胞的核型可能具有误导性,易导致误诊为性发育障碍,造成过度处理。

造血干细胞是生成各类血细胞的原始细胞,并不能分化为生殖细胞。且女性卵巢在胎儿 10 周就形成,生殖细胞数目在胚胎 16~20 周时就达高峰,此后卵泡只能不断闭锁,造血干细胞移植也不能产生新的生殖细胞,所以女性患者即使接受了男性的骨髓移植,女性患者的生殖细胞仍为女性生殖细胞。且有再生障碍性贫血的女性患者接受异性异基因骨髓移植后自然分娩健康女婴的报道,更证实了女性接受异性异基因骨髓移植后生殖细胞仍为女性生殖细胞。

骨髓移植前大剂量的放化疗可导致几乎 100% 的卵巢功能丧失。对于青春期前女童和放化疗无法延迟的女性,卵巢组织冻存是其唯一的生育力保护方法。首都医科大学附属北京妇产医院卵巢组织冻存库现已冻存 400 余例,进行了异性异基因骨髓移植的女童不占少数,但异性异基因骨髓移植并不改变她们的生殖细胞,将来这些患者可正常进行冻存卵巢组织的移植。

(阮祥燕　谷牧青　李妍秋　刘莉莉　王志坤

杜　娟　金凤羽)

参考文献

[1] 黄琼晓,余芝芝,张岭,等.多发性卵巢囊肿与混合性垂体腺瘤:病例报道与文献综述.中华生殖与避孕杂志,2020,40(6):496-500.

[2] 袁丽芳,黄伟育,覃爱平,等.免疫抑制剂在卵巢功能保护应用中的研究进展.生殖医学杂志,2021,30(1):131-135.

[3] 国际妇科内分泌学会中共妇科内分泌分会及共识专家.卵巢组织冻存与移植中国共识.中华临床医生杂志,2018,46(4):496-500.

［4］DOMNIZ N, MEIROW D. Premature ovarian insufficiency and auto-immune diseases. Best Pr Res Clin Obstet Gynaecol, 2019, 60: 42-55.

［5］潘登, 蔡营辉. 女性原发性干燥综合征患者的性激素水平变化及合并卵巢储备功能低下患者的临床特征. 广西医学, 2021, 43 (8): 940-943.

［6］ZHANG J, FANG L, SHI L, et al. Protective effects and mechanisms investigation of Kuntai capsule on the ovarian function of a novel model with accelerated aging ovaries. J Ethnopharmacol, 2017, 195: 173-181.

第六章 卵巢肿物

病例 33 妊娠并发巨大卵巢囊肿

一、病历摘要

32 岁女性,主因"停经 50 天,超声发现右卵巢巨大囊肿 1 天"门诊就诊。患者平素月经不规律,5 天/30~90 天,月经量适中,无痛经,孕 0 产 0,LMP:2018 年 10 月 24 日。诊断为多囊卵巢综合征 2 年。2018 年 3 月 19 日因结婚 2 年,未避孕未孕,首次于首都医科大学附属北京妇产医院妇科内分泌科就诊,测量身高 158cm,体重 65kg,腰围 78cm,臀围 89cm。超声检查双侧卵巢呈多囊样表现,未见异常肿物。月经第 2~4 天查激素水平结果见表 6-1。随后给予患者屈螺酮炔雌醇片调整月经、科学减重、生活饮食指导治疗。期间多次行阴道超声检查均未见异常肿物。治疗 7 个月体重减轻 5kg。2018 年 10 月 29 日在月经第 4 天给予来曲唑 5mg,口服,共 5 天促排卵。11 月 12 日皮下注射生长激素,6IU/d,共 3 天;11 月 5 日高纯尿促性素 75IU,q.d.,肌内注射,共 2 天;11 月 9 日经阴道超声监测排卵,右侧卵巢监测最大卵泡 2.29cm,当日给予醋酸曲普瑞林 0.1mg 皮下注射并指导同房。11 月 12 日经阴道超声监测已排卵,之后给予黄体酮胶囊 200mg,每日口服,10 天。2018 年 11 月 26 日,尿 hCG 提示阳性。2018 年 12 月 12 日超声提示:子宫腔内可见妊娠囊,大小约 1.5cm×2.1cm×1.3cm,内见胎芽,长径约 0.4cm,胎心搏动可见。右侧附件区见一囊性回声,大小约 13.0cm×9.8cm×7.8cm,内见分隔,周边可见卵巢组织回声,左附件区囊性回声,直径约 2.9cm(图 6-1、图 6-2)。患者无腹痛、腹胀等特殊不适。查 CA12-5 119.6U/L。患者强烈要求保守治疗,考虑患者无明显症状,孕前超声未提示有附件肿物,

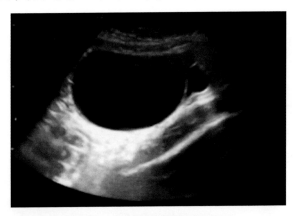

图 6-1　患者孕 7^{+1} 周超声图像

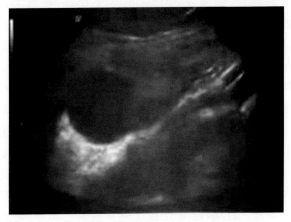

图 6-2　患者孕 18^{+1} 周超声图像

考虑附件肿物为卵巢黄体囊肿的可能性大,建议随诊观察,有腹痛等不适及时就诊。随诊过程中,患者未出现腹痛、腹胀等不适,于妊娠 88 天超声监测提示双侧卵巢囊肿,右侧卵巢囊肿逐渐缩小,左侧卵巢囊肿较前增大。此后继续随访双侧卵巢囊肿均呈缩小趋势。至孕 23 周胎儿排畸检查时双侧卵巢大小正常。

1. 既往史 否认高血压、糖尿病等慢性疾病史。

2. 初步诊断

(1)妊娠合并双侧卵巢高反应性黄素化囊肿。

(2)多囊卵巢综合征。

3. 辅助检查

(1)性激素六项:见表 6-1。

(2)盆腔超声检查结果:见表 6-2。

二、病例分析

1. 此例患者有多囊卵巢综合征病史,孕前多次超声检查未提示有卵巢肿物存在。患者经过促排卵治疗后妊娠。孕 7 周时腹部超声提示双侧卵巢多囊性巨大肿物。同时患者未出现腹痛、腹胀等不适。随诊至孕 18 周,复查超声提示双侧卵巢囊肿均明显缩小,孕 23 周囊肿消失。总结上述特点,考虑患者的巨大卵巢肿物为卵巢高反应性黄素化囊肿(hyperreactio luteinalis,HL)可能性大。

2. HL 是一种罕见的妊娠期良性疾病。主要特点为在妊娠期和产褥期出现双侧卵巢的功能性多发大囊肿,并且无须特殊治疗可自行消退。据文献报道,有 67% 的 HL 患者是初产妇,75% 的 HL 发生在孕中晚期。但也有一些报道提出,HL 可发生在早孕期,并且再次妊娠可能出现复发。通常认为,HL 发生多与 β-hCG 水平升高相关,也有文献报道与 PCOS 患者的卵巢组织对 β-hCG 具有高反应性有关。因此,通常认为 HL 常见于多胎妊娠、滋养细胞疾病如葡萄胎和绒

表 6-1 患者治疗期间血清激素化验结果

	AMH/ (ng·ml⁻¹)	FSH/ (IU·L⁻¹)	LH/ (IU·L⁻¹)	E₂/ (pg·ml⁻¹)	P/ (ng·ml⁻¹)	T	TSH/ (mIU·L⁻¹)	β-hCG/ (IU·L⁻¹)
2018 年 3 月 19 日，月经第 2 天	17.15	4.93	11.78	67.46	0.78	10.90pg/ml	2.06	
2018 年 7 月 20 日，月经第 4 天	20.70	4.23	11.69	40.97	0.65	1.99nmol/L		
2018 年 11 月 26 日，月经第 33 天		0.36		886.08	>60.00			363.40
2018 年 12 月 03 日，月经第 41 天				834.24	59.95		2.75	5 388.90
2018 年 12 月 12 日，月经第 50 天				848.36	55.13			34 530.10

表 6-2 患者孕期双侧卵巢体积和囊肿超声下变化

	孕周	右卵巢大小 /cm	右卵巢最大囊肿直径 /cm	左卵巢大小 /cm	左卵巢最大囊肿直径 /cm
2018 年 12 月 12 日	7^{+1}		13.0		3.4
2018 年 12 月 20 日	8^{+2}	15.0 × 9.6	8.2		
2019 年 1 月 9 日	11^{+1}	9.1 × 7.6 × 6.2	6.8 × 4.7	12.8 × 10.8 × 7.3	9.3 × 6.2
2019 年 1 月 30 日	14^{+1}	11.9 × 13.4 × 6.6	7.9 × 6.2	4.6 × 6.9 × 2.7	2.7
2019 年 2 月 13 日	16^{+1}		6.7		2.5
2019 年 2 月 27 日	18^{+1}	9.3 × 6.2 × 5.3	4.8 × 4.6	未见异常	

癌、多囊卵巢综合征患者、促排卵治疗后等。文献回顾中还发现 95% 的患者是自然受孕的单胎妊娠。HL 的孕妇在孕期可出现一些合并症及并发症,如甲状腺功能异常、妊娠剧吐、高雄激素血症、子痫前期、HELLP 综合征、早产、胎儿生长受限、胎盘功能减退等。同时,也有 28%~29% 的患者无任何不适。

3. 许多文献指出,HL 不需要特殊治疗,有自然消退的倾向。也有约 37% 的 HL 患者是在手术中诊断的,包括剖宫产术、卵巢囊肿切除术、卵巢楔形切除术甚至卵巢切除术,尤其部分是卵巢囊肿蒂扭转或卵巢囊肿破裂时急诊手术发现。有些无症状的患者手术是为了排除卵巢恶性肿瘤。因此,HL 及时和恰当的诊断方法可避免不必要的手术伤害。

4. 影像技术水平的提高和超声在孕期的广泛应用，为妊娠期 HL 的诊断提供了技术支持。很多学者建议经腹部超声检查作为妊娠期诊断 HL 的首选方法。同时，磁共振成像检查有助于 HL 与恶性肿瘤的鉴别诊断。HL 的超声下特点包括：双侧卵巢多发薄壁黄体囊肿，有典型的"辐轮征"，多普勒血流信号正常等。同时在囊肿内没有实性成分影像的特点，可以与卵巢恶性肿瘤相鉴别。

5. 由于一些临床医生害怕漏掉卵巢恶性肿瘤的诊断，故有很多 HL 患者接受了不必要的手术治疗。这些治疗可能对女性的生育功能造成严重损害。从 1993 年开始就有文献提出对 HL 进行保守治疗的建议，也报道了很多成功的案例。考虑到 HL 是可以自然消退的功能性囊肿，在处理 HL 时必须要重视生育期女性的卵巢功能保护，因此近年文献更将保守治疗作为首选推荐，建议避免不必要的手术干预。

6. 此例患者也是成功的保守治疗病例。也有国外学者建议当 HL 患者出现卵巢囊肿蒂扭转等急腹症时，手术前也可以考虑选择超声引导下经皮囊肿穿刺抽吸囊内液体、减少囊肿体积，此方法可能使患者避免手术治疗。

7. HL 是一种良性自限性疾病，主要特点是双侧卵巢明显增大呈多囊性改变。广大临床医生应提高对妊娠期 HL 临床特点的认识。此病例提醒我们，保守治疗可作为 HL 的首选治疗方案，对于年轻女性避免不必要的手术非常重要。

（鞠 蕊）

病例34 卵巢甲状腺肿

一、病历摘要

51岁女性,2017年2月因"下腹疼痛及腹部增大半个月余"就诊。盆腔MRI显示,双侧卵巢囊实性占位,右侧8.8cm×8.0cm,左侧3.8cm×3.0cm,盆腔少量积液。肿瘤标志物正常。其他临床和辅助检查未见明显异常。为进一步治疗收入院手术。术中冰冻病理提示"恶性",遂行全子宫+双附件+大网膜切除术,手术顺利。术后病理回报:左侧卵巢成熟畸胎瘤——皮样囊肿,右侧卵巢甲状腺肿伴体细胞型恶性成分——乳头状癌。术后行甲状腺超声检查发现甲状腺结节。行细针穿刺活组织检查示:甲状腺细胞病理学贝塞斯达报告系统鉴定为Ⅱ类(良性)。2017年4月于普外科行甲状腺全切除术。病理提示为多结节增生。患者术后进行了放射性碘治疗,治疗方案为100mCi和10mCi。患者在内分泌门诊定期复查。每6个月抽血检测TSH、抗甲状腺球蛋白(thyroglobulin,TG)、FT_3、FT_4,并进行颈部超声检查。术后3年6个月,卵巢肿物无复发。

二、病理报告

1. 大体检查 输卵管、子宫体、子宫颈及大网膜均未见异常改变。右侧卵巢增大,表面光滑,卵巢包膜完整。切片上可见棕黄色组织,肉眼见与甲状腺相似。左侧卵巢可见囊性变,囊腔内有无定形脂肪团和毛发。大体结构与皮样囊肿一致。

2. 镜检 左侧卵巢囊肿内衬多层扁平上皮,无异型性。

右侧卵巢可见微滤泡、巨滤泡和正常滤泡并存,滤泡内充满了嗜酸性胶质。具有生发中心的增生性淋巴滤泡。边缘可见卵巢甲状腺肿的恶性区域——乳头状癌的结构:"毛玻璃样核"和"核沟"。

3. **免疫组织化学** 甲状腺球蛋白和甲状腺转录因子(TTF1)阳性,免疫组织化学标志物 Ki-67 和人骨髓内皮细胞标记物(HBME1)均为阳性。

三、病例分析

卵巢甲状腺肿是一种单胚层分化的高度特异性成熟畸胎瘤,临床较为罕见,其发生率占所有卵巢肿瘤的 1%,占所有畸胎瘤的 2.7%。其结构中甲状腺组织占 50% 以上。发病年龄在 22~70 岁,高峰年龄在 50 岁左右。发病部位多为单侧,双侧少见,仅约 5%。临床表现缺乏特异性,最常见的症状为腹痛、腹胀和盆腔包块,5%~8% 的患者可并发甲状腺功能亢进。约 30% 的患者出现盆腔积液,部分患者存在血清 CA12-5 水平升高,少部分患者伴有腹水和 / 或胸腔积液。因此在诊断中特别容易与卵巢癌相混淆。

大多数卵巢甲状腺肿为良性,预后良好。极少数患者可发生恶变,约占 5%。卵巢甲状腺肿最常见的恶性形式是乳头状癌和滤泡状癌。组织学恶性的卵巢甲状腺肿绝大多数并没有临床恶性行为,很少产生远处转移。23% 的病例发生主动脉旁淋巴结、腹膜、输卵管、对侧卵巢、大网膜和盆腔的转移。被诊断为卵巢恶性甲状腺肿的患者,10 年存活率高达 90%,25 年存活率达 84%。

卵巢甲状腺肿由于其临床表现缺乏特异性,同时也没有典型的影像学表现和特异的血清标志物,术前诊断难度较大,确诊依赖术后病理。目前的病理诊断需具备以下标准之一:

(1)肿瘤全部由甲状腺组织所构成。

(2)肿瘤中超过 50% 是由甲状腺组织所构成。

（3）肿瘤中甲状腺组织未能达到 50%，但伴随显著的甲状腺功能亢进症状。

（4）成熟畸胎瘤标本肉眼可见大量甲状腺组织。镜下可见甲状腺滤泡及嗜酸性胶冻样物，腔内被覆有柱状或单层立方上皮。免疫组织化学甲状腺球蛋白和 TTF-1 阳性有助于卵巢恶性甲状腺肿的诊断。HBME-1、CK-19 和 CD56 有助于乳头状卵巢甲状腺癌的诊断。

在卵巢甲状腺肿的治疗中，良性肿瘤患者可按卵巢畸胎瘤处理，行单纯患侧肿瘤切除或患侧附件切除，保留卵巢功能。而对于恶性卵巢甲状腺肿的患者，其治疗方案可参照甲状腺癌，根据患者有无生育要求、转移及甲状腺肿决定手术范围，术后可考虑甲状腺切除术及 ^{131}I 治疗。建议术后随访，通过监测血清甲状腺球蛋白来确定残余组织、转移或复发等情况。

该病例由于其罕见性，术前诊断困难，误诊率高，需要引起内分泌科、肿瘤科、普外科等相关专家的重视，以提高诊断率，进而避免过度治疗。

（豆竹丽）

病例 35　卵巢支持 - 间质细胞肿瘤 1

一、病历摘要

38 岁女性，主因"反复皮肤痤疮 7 年，停经 1 年余"于 2020 年 1 月 20 日初次就诊。患者月经初潮年龄 14 岁，每次持续 7 天，月经周期不规律，月经量中等，颜色正常。无血块、无痛经史，LMP：2019 年 01 月 06 日。近 7 年，背部反复红色丘疹伴瘙痒，停经 1 年余，当地医院给予"微粒化黄体酮胶囊"200mg,b.i.d.,连续5天口服,停药后无月经来潮。2020年1月20日在河南省人民医院皮肤科就诊,门诊测血清总睾酮4.32ng/ml;经腹彩超(子宫附件):子宫内膜厚4.1mm,左侧卵巢内21mm×21mm等回声,边界清,右侧卵巢未见异常。为进一步诊治转至妇科。

1. 既往史　14年前因车祸于当地医院行"左侧股骨内固定术",2年前于当地医院行"腹腔镜胆囊切除术"。

2. 个人史　生于原籍,久居本地,教师,本科学历,擅长跑步,学校短跑、长跑冠军。

3. 婚育史　24岁结婚,配偶体健,夫妻关系和睦。育有2子,均体健。

4. 家族史　无特殊。

5. 体格检查　身高162cm,体重59kg,营养中等,声音低沉,口周小须,皮下脂肪菲薄,肌肉呈男性征,面部及背部痤疮,无溢乳,无紫纹、水牛背,阴蒂无肥大。

6. 辅助检查

(1)实验室检查:TSH 1.61IU/ml;硫酸脱氢表雄酮2 041.09ng/ml(正常值230~2 660ng/ml);雄烯二酮3.21ng/ml(正常值0.3~3.3ng/ml);SHBG 37.19nmol/l(正常值26.1~110nmol/l)。

(2)肾上腺彩超:未探及异常回声。

(3)肾上腺CT:左侧肾上腺似有小结节。

7. 初步诊断

(1)继发性闭经。

(2)高雄激素血症。

8. 治疗随访　因新冠疫情中断治疗,疫情缓解后(2020年3月6日)复查。

(1)实验室检查:FSH 4.25IU/L;LH 9.64IU/L;PRL 7.29ng/ml;E_2 62.54pg/ml;P 1.46ng/ml;TT 4ng/ml;雄烯二酮2.75ng/ml;硫酸脱氢表雄酮1 563.6ng/ml;皮质醇,上午8点8.36μg/dl,下午4点2.25μg/dl,0点0.75μg/dl;促肾上腺皮质激素:上午

8 点 43.8pg/ml（正常值 12~46pg/ml），下午 4 点 23.4（正常值 6~23pg/ml），0 点 25pg/ml。

（2）肾上腺 CT：左侧肾上腺结合部小结节状增粗，请结合临床及实验室检查。

（3）经阴道超声提示：左侧卵巢实性占位（考虑性索间质细胞瘤）。

（4）盆腔 MRI：左侧附件区 2.0cm×2.3cm×2.0cm 类圆形病灶，呈 T_1 等信号，病变内信号欠均匀，增强呈环状强化，与周围组织分界不清，对侧附件区未见异常，子宫体积增大，信号无异常，子宫旁静脉增多增粗；盆腔未见明显肿大淋巴结。

（5）头颅 MRI：垂体形态尚可，垂体高度 0.6cm，其内信号欠均匀，垂体左侧可见小结节状稍长 T_2 信号影，直径约 3mm，增强扫描后病变强化稍低于正常垂体，边缘不清，垂体柄无偏移，增粗征象，视交叉自然，余未见异常。

9. 修正诊断

（1）继发性闭经。

（2）高雄激素血症（左侧肾上腺腺瘤？左侧卵巢性索间质细胞肿瘤？）。

（3）垂体占位（无功能腺瘤？）。

10. 治疗 患者 2020 年 3 月 16 日在全麻下行腹腔镜下左侧肾上腺切除＋左侧卵巢肿瘤切除术。术中发现：左侧肾上腺局部增厚，呈结节样，左侧卵巢形态略大，内可见一光滑质韧黄色肿物，约 2.5cm×2.0cm。术后病理诊断：①左侧肾上腺皮质腺瘤；②左侧卵巢颗粒细胞肿瘤（成年型）。

11. 随访及进一步治疗方案

（1）术后 1 周复查 TT 0.73ng/ml，术后 1 个月患者月经来潮。患者携带病理切片至北京大学第三医院病理科会诊，诊断为：①左侧卵巢中分化支持间质细胞肿瘤；②左侧肾上腺皮质腺瘤。

（2）复查 AMH 5.23ng/ml。患者已育 2 子，无生育要求，请教中山大学孙逸仙纪念医院妇科肿瘤科后，建议行"全子宫＋双侧附件＋大网膜切除术"。经与患者及家属充分的沟通，于 2020 年 4 月 29 日在全身静脉麻醉下行"腹腔镜下全子宫＋双侧附件切除术＋大网膜切除术＋腹膜多点活检术＋热灌注化疗"。

（3）随访 1 年，患者于术后 1 个月余出现潮热、情绪低落、失眠、膝关节酸痛、脱发、尿痛，复查 AMH 0.41ng/ml，FSH 25.93IU/L，E_2 59.21pg/ml，T 0.5ng/ml。骨密度：腰椎骨量 T 值 –0.1（正常），左侧股骨 T 值 –1.2（低骨量）。盆腔彩超及 MRI 未见异常。

（4）随访 1 年处理：从 2020 年 7 月开始用雌二醇凝胶，每日 1 卡尺。定期复查盆腔彩超、MRI、性激素等，建议补钙＋活性维生素 D＋户外活动。

二、病例分析

1. 卵巢支持 - 间质细胞肿瘤非常罕见，发病率约为卵巢性索间质细胞肿瘤的 1%，为所有卵巢肿瘤的 0.2%~0.5%，可发生于任何年龄，大多数发生于年轻育龄妇女，平均年龄 25~28 岁。此病最大特点是具有类固醇激素合成能力，约半数患者可以发现血清中的睾酮和雄烯二酮升高。血清睾酮水平升高往往提示卵巢支持 - 间质细胞肿瘤的存在，约 13% 的患者出现男性化。

2. 成人型颗粒细胞瘤高分化者属良性，11% 的中分化、59% 的低分化为恶性。一般以 AMH 和雌激素升高为特征，该患者为雄激素升高而雌激素水平正常。

3. 梳理该患者的治疗经过，其实存在诸多"陷阱"，如果缺乏妇科内分泌知识，很有可能就会漏诊掉这个肿瘤患者。

（1）第 1 个陷阱：该患者首诊是到皮肤科看痤疮，如果皮肤科医生没有给她做血清睾酮的检测，而是只给她开了治疗痤疮的外用药,可能就不会推荐她看妇科。

(2)第 2 个陷阱:该患者的总睾酮升高,而硫酸脱氢表雄酮和雄烯二酮并不高,但是 CT 提示肾上腺占位,如果只处理肾上腺皮质腺瘤而忽视卵巢的占位,可能就漏诊了卵巢的问题。

(3)第 3 个陷阱:该患者子宫附件的彩超并不是非常典型的卵巢癌征象,肿瘤标志物也不高,肿瘤的彩超从形态上有环状血流信号,从大小上来讲直径才 2cm,类似黄体,但是性激素六项提示,孕酮并未升高,应该不是黄体。如果该患者遇到一个没有经验的彩超医师再加上一个没有内分泌知识的妇科医生,可能又漏诊了。

(4)第 4 个陷阱:该患者的卵巢占位直径不到 3cm,如果不结合数值翻倍的总睾酮,可能没有几个妇科医生会考虑去做手术切除这个占位。

(5)第 5 个陷阱:该患者的病理类型是非常罕见的,行卵巢肿瘤切除术后,快速病理并不能很明确地判断良恶性及病理类型,常规病理也初次诊断为成人型颗粒细胞瘤,如果对颗粒细胞分泌的激素类型不够了解,就可能按成人型颗粒细胞瘤处理了。如果二次手术按照颗粒细胞瘤处理了,随后患者再拿着第 1 次的病理去上级医院会诊,就可能产生医疗纠纷。多学科会诊(multiple disciplinary team,MDT)在个体化治疗中的作用占重要地位。

(苏 莹 罗穗豫)

病例 36 卵巢支持 - 间质细胞肿瘤 2

一、病历摘要

27 岁女性,主因"月经稀发 9 年,未避孕不孕 3 年"于

2017 年 7 月 6 日就诊。患者既往月经规律,13 岁月经初潮,周期 30 天,经期 5~6 天,无痛经。近 9 年月经周期 1 个月~2 年,经期 5~6 天。LMP:2017 年 6 月 28 日。近 3 年未避孕,性生活正常,至今未孕。1 年半前就诊于当地医院,性激素检查示睾酮 240.2ng/dl,妇科超声示左附件区 4.4cm×3.9cm 低回声包块,边界尚清,内部回声均匀,促排卵 2 个周期,均有排卵未孕。5 个月前规律口服炔雌醇环丙孕酮片及螺内酯治疗共 3 个月,2 个月前复查睾酮 203.86ng/dl。现为进一步治疗就诊于西安交通大学第一附属医院。

1. 既往史　既往体健,否认肝炎、结核等传染病病史,否认高血压、糖尿病病史,否认手术、外伤史。

2. 月经、婚育史　13 岁月经初潮,5~6 天 /30 天,近 9 年 5~6 天 /1~24 个月,23 岁结婚,配偶健康,生育史 G_0P_0。

3. 个人史、家族史　无特殊。

4. 体格检查　体温 36.6℃,脉搏 80 次 /min,呼吸 19 次 /min,血压 108/79mmHg;Ferriman-Gallway 毛发评分法:3 分。面部、前胸、后背无痤疮,口周无胡须,未见喉结,心肺腹查体未及异常。

5. 妇科检查　外阴(图 6-3):已婚未产式,阴蒂大小 2cm×0.8cm,阴毛呈女性分布;阴道:通畅,黏膜光滑,分泌物不多;子宫颈:光滑,正常大小,质中,无举痛;子宫体:中位,正常大小,外形规则,表面光滑,质中,活动度可,无压痛;双附件:左附件区可触及一大小约 5cm×5cm 囊性包块,质韧。

6. 辅助检查

(1) 性激素测定:FSH 6.69mIU/ml,LH 15.03mIU/ml,E_2 81.03pg/ml,P 2.120ng/dl,T 180.9ng/dl。

(2)17- 羟孕酮:0.62ng/dl。

(3) 妇科超声:左附件区 4.9cm×4.5cm×3.9cm 不均质低回声包块,边界尚清,外形不规则,内可见一大小约 0.9cm×0.4cm 无回声区。

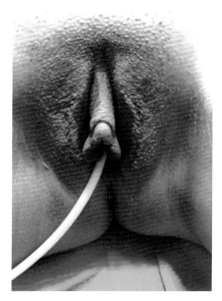

图 6-3 患者外阴

7. 初步诊断

(1) 左侧卵巢肿瘤。

(2) 高雄激素血症。

(3) 原发性不孕。

8. 治疗 行腹腔镜下左侧卵巢肿瘤切除术。术中探查见子宫正常大小,质中,表面光滑。右侧卵巢及输卵管外观未见异常,左侧卵巢(图 6-4)大小 6cm×6cm×5cm,表面光滑,质韧。打开卵巢皮质,可见卵巢内实质性瘤体,淡黄色,与周围组织界限不清,无明显包膜,质韧。遂剥除左侧卵巢肿瘤,送冰冻,术毕。术后病理:(左侧卵巢)支持 - 间质细胞瘤(高分化)。

9. 修正诊断

(1) 左侧卵巢支持 - 间质细胞瘤。

(2) 原发性不孕。

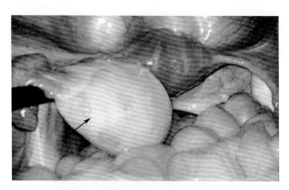

图 6-4　卵巢支持 - 间质细胞肿瘤
（箭头处为腹腔镜下增大的左侧卵巢）

10. 随访　术后月经恢复正常,周期 30 天,经期 5 天,量中。术后 2 个月自然妊娠,并成功顺产 1 活婴,术后 3 年半再次顺产 1 活婴,现均体健。

二、病例分析

卵巢支持 - 间质细胞肿瘤是一种罕见的卵巢性索间质肿瘤,多发生于 40 岁以下女性。肿瘤可分泌雄激素,可引起多毛痤疮、声音低沉、喉结明显、乳腺萎缩、阴蒂肥大等雄激素增高症状,高雄激素也可抑制排卵,从而引起不孕。育龄期女性临床症状不典型时,有时与多囊卵巢综合征难以鉴别,术前诊断难度大,极易造成漏诊、误诊。如本例患者无明显多毛、痤疮等症状,就诊于当地医院,因“月经稀发”“血清睾酮水平升高”,曾考虑多囊卵巢综合征引起的不孕,炔雌醇环丙孕酮片降雄效果不明显,需要注意的是,多囊卵巢综合征患者睾酮水平通常不超过正常范围上限的 2 倍(血清睾酮正常为 20~80ng/dl)。若睾酮水平>150ng/dl,则需除外雄激素分泌性肿瘤。

卵巢支持 - 间质细胞肿瘤多为单侧,双侧偶见。育龄期女性若单侧附件区持续存在边界清楚、活动度好的“肿物”,

体内睾酮水平长期异常升高,在排除肾上腺皮质增生等疾病时应高度怀疑分泌雄激素的卵巢肿瘤,最终确诊依赖于组织病理学诊断,本例患者通过术后病理明确诊断为卵巢支持-间质细胞瘤。手术治疗时,对于早期、高分化者,若年轻需保留生育功能,可行患侧附件切除术或卵巢肿瘤切除术。对于年长、无生育要求的女性,可行全子宫+双附件切除术。对于晚期或分化差者,术后考虑以铂类为基础的联合化疗。高分化的卵巢支持-间质细胞肿瘤为良性,中低分化者为恶性。本例患者的卵巢肿瘤处于早期、高分化,考虑患者年轻、未生育,故行卵巢肿瘤切除术,保留生育功能,术后定期随访。手术切除卵巢肿瘤,阻断雄激素的继续作用,使其恢复排卵,术后顺利妊娠。

(吕淑兰 贺永艳 薛 雪)

病例 37 卵巢类固醇肿瘤 1

一、病历摘要

67 岁女性,主因"绝经 19 年,阴道少量出血伴脱发、声音粗钝 2 年"于 2019 年 11 月 7 日就诊。患者自然绝经 19 年,近 2 年偶有阴道少量出血,可自行停止。2 年前无明显诱因出现脱发、声音粗钝,面部发红,患者未给予重视。50 天前因"上呼吸道感染"就诊于当地医院内科,行血常规示:RBC 5.96×10^{12}/L,Hb 202g/L,雌二醇 591.9pmol/L,睾酮 34.46nmol/L;行骨髓增殖性肿瘤相关基因突变检测:阴性;骨髓穿刺示:造血组织增生不均一,增生区粒系、巨核系两系增生活跃,红系比例偏高;妇科 B 超、肾上腺 CT、垂体 MRI 未见明显异常。当地医院考虑诊断:①真性红细胞增多症;②高血压 3 级;③高雄激素血症。

20 天前进一步就诊于西安交通大学第一附属医院妇科门诊,妇科 B 超示右附件区探及 23mm×17mm 的不均质低回声团,内有少许点状血流信号,考虑卵巢肿瘤。

1. **既往史**　既往体健,否认肝炎、结核等传染病病史,否认高血压、糖尿病病史,否认手术、外伤史。

2. **月经、婚育史**　自然绝经 19 年。23 岁结婚,配偶健康;生育史:G_3P_3。

3. **个人史、家族史**　性生活 3~4 次 / 月,余无特殊。

4. **体格检查**　身高 172cm,体重 85.1kg,BMI 28.77kg/m²,体温 36℃,脉搏 105 次 /min,呼吸 21 次 /min,血压 167/86mmHg。发育正常,男性化外貌,面容黑红,声音粗钝,头发稀少。乳房发育正常。心、肺、腹查体未及异常。患者外貌见图 6-5。

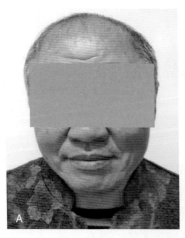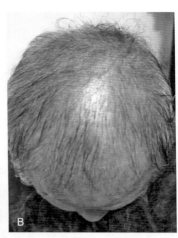

图 6-5　卵巢类固醇肿瘤患者外貌
A. 男性化外貌,面色黑红;B. 头发稀少。

5. **妇科检查**　外阴:已婚经产式,阴毛呈女性分布,阴蒂长约 1cm;阴道:通畅,黏膜色泽红润,皱襞较多,黏膜光滑,分泌物不多;子宫颈:后唇轻度糜烂,子宫颈肥大,无举痛。子宫体:中位,如孕 8 周大小,外形规则,表面光滑,质中,活动度可,无压痛;附件:右侧附件区似可扪及增大的卵巢,无压痛;左侧附件区未及明显异常。

6. 辅助检查

(1)血常规:Hb 188~202g/L,RBC(5.27~5.96)×10^{12}/L。

(2)性激素:FSH 0.566mIU/ml,LH <0.1mIU/ml,E$_2$ 511.6pmol/L,P 0.53nmol/L,T>52.050nmol/L,DHEAS 5.990μmol/L。

(3)妇科超声:子宫体大小 5.7cm×6.2cm×5.3cm,子宫内膜厚 0.4cm(双层)。右卵巢大小 2.8cm×1.7cm×1.6cm,体积增大,可见丰富血流信号。左卵巢未探及。

(4)骨髓穿刺:红系比例偏高。

(5)骨髓增殖性肿瘤相关基因突变:阴性。

(6)颅脑 CT:未见明显异常。

(7)垂体 MRI:未见明显异常。

(8)双侧肾上腺 CT 平扫、增强:未见明显异常。

(9)心脏、肝胆胰脾双肾输尿管膀胱:未见明显异常。

(10)肿瘤标志物、HPV、TCT 正常。

7. 初步诊断

(1)右侧卵巢肿瘤。

(2)高雄激素血症。

8. 治疗
于 2019 年 11 月 5 日行腹腔镜探查术。术中见右侧卵巢增大约 3cm×2cm×1cm,质硬,与周围组织无粘连。子宫如孕 8 周大,质中,表面光滑。左侧附件及右侧输卵管未见明显异常。切除全子宫+双附件送冰冻,术毕(图6-6)。术后病理:(右侧)卵巢类固醇细胞瘤。

9. 修正诊断
右侧卵巢类固醇细胞瘤。

二、病例分析

绝经后女性若突然出现多毛、脱发等显著男性化症状和体征,应考虑雄激素分泌性肿瘤。大部分雄激素分泌性肿瘤来源于卵巢,如卵巢支持 - 间质细胞肿瘤、卵巢颗粒细胞瘤、

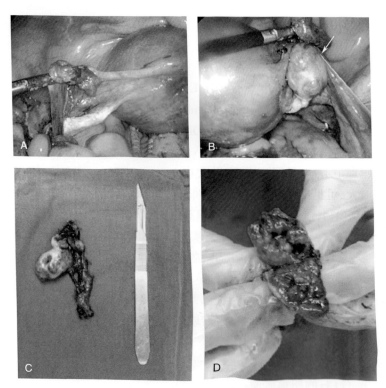

图 6-6　术中和术后典型图片

A. 腹腔镜下正常左侧卵巢及输卵管；B. 右侧卵巢增大，质硬，与周围组织无粘连，白色箭头示增大的卵巢；C. 切除右附件，卵巢体积 3cm×2cm×1cm，输卵管长 8cm，直径 0.3~0.5cm，伞端开放；D. 剖视卵巢可见切片光滑，见灰红色结节。

卵泡膜细胞瘤，妇科检查可发现盆腔包块或超声检查发现单侧卵巢增大。少数雄激素分泌性肿瘤可来源于肾上腺，脱氢表雄酮（DHEA）主要由肾上腺皮质网状带产生，若患者血清 DHEA>800µg/dl（>21.8µmol/L）应高度怀疑肾上腺源性的雄激素分泌性肿瘤。除了显著的男性化症状和体征外，雄激素可通过周围组织芳香化酶的作用转化为雌激素，引起阴道出血，也可引起继发性红细胞增多。本例患者绝经后出现脱发、声音粗钝等高雄激素的临床表现,伴阴道出血及红细胞增多,性激素示 T 升高、E_2 升高、FSH 与 LH 均明显降低、DHEAS 正常,肾上腺 CT 未见异常,排除肾上腺来源的肿瘤后,重点考虑卵巢来源的雄激素分泌性肿瘤,最终经组织病理学确诊为卵巢类固醇细胞瘤。门细胞瘤属卵巢 Leydig 细胞瘤的亚型之一,为良性肿瘤,术后定期随访。术后 2 周复查性激素:FSH 48.02mIU/ml,LH 23.85mIU/ml,E_2 28.33pmol/L,P 1.96nmol/L,T 1.64nmol/L;血常规:Hb 170g/L,RBC 4.69 × 10^{12}/L,可见性激素基本恢复至正常绝经后水平,红细胞增多较前明显好转。诊断卵巢类固醇肿瘤的重要依据是肿瘤分泌过高的性激素引起相应的症状和体征,任何年龄的女性若出现明显男性化表现,经血性激素测定,在排除其他引起雄激素过高的原因如多囊卵巢综合征、库欣综合征、先天性肾上腺皮质增生、肾上腺源性雄激素分泌性肿瘤后,若超声提示卵巢有肿物,应重点考虑卵巢来源的雄激素分泌性肿瘤。

(吕淑兰　贺永艳　薛　雪)

病例 38　卵巢类固醇肿瘤 2

一、病历摘要

51 岁女性,主因"发现男性化改变 6 年,加重 2 年"于 2019 年 8 月 9 日就诊。患者自然绝经 8 年,绝经后无阴道流血、排液等现象。6 年前无明显诱因出现男性喉结、声音变粗、脱发、视物模糊等改变,未给予重视。5 年前面部痤疮反复出现,左上眼睑出现绿豆大疖肿,近 2 年来上述症状逐渐明显,呈男性面貌,面部皮肤粗糙,脱发严重,发际线后移,头皮瘙痒明显,腋窝、外阴毛发增多,呈男性分布,外阴瘙痒明显。伴口干、乏力,日饮水量与尿量相当,约 2 000ml,无多食、易饥,无怕热、多汗等。1 个月前就诊于当地医院,查睾酮>52nmol/L,妇科 B 超未见明显异常,为进一步就诊至西安交通大学第一附属医院。

1. **外观**　男性外貌,发际线后移,可见男性喉结(图 6-7)。

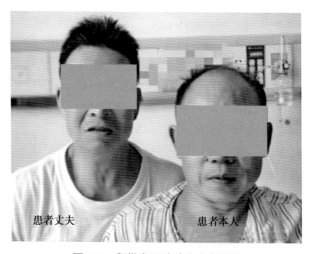

患者丈夫　　　　　　患者本人

图 6-7　卵巢类固醇肿瘤患者外貌

2. **既往史**　发现高血压 8 年,血压最高达 220/100mmHg,间断口服降压药物,未监测血压。否认肝炎、结核等传染病病史,否认糖尿病病史,否认手术、外伤史。

3. **月经、婚育史**　自然绝经 8 年。25 岁结婚,配偶健康,生育史:G_3P_2。

4. **个人史、家族史**　无特殊。

5. **体格检查**　身高 154cm,体重 51.8kg,BMI 21.84kg/m^2；体温 36.6℃,脉搏 82 次/min,呼吸 20 次/min,血压 156/97mmHg,心、肺、腹查体未及异常。

6. **妇科检查**　外阴:已婚经产式,阴毛浓密,呈女性分布,阴蒂大小正常;阴道:通畅,黏膜光滑,分泌物不多;子宫颈:光滑,正常大小,可见子宫颈腺囊肿;子宫体:中位,正常大小,外形规则,表面光滑,质中,活动可,无压痛;附件:双侧未及明显包块。

7. 辅助检查

(1)B超:未见明显异常。

(2)盆腔CT平扫+增强:左侧附件区呈略低密度软组织结节,呈渐近性明显强化,密度略不均匀,大小约20.0mm×37.0mm×5.7mm,右附件显示不清,子宫体前后径约58mm,外肌层血管粗大,相较于绝经8年的患者,子宫外形及左侧附件外形偏大。

(3)性激素:FSH 2.75mIU/ml,LH 1.5mIU/ml,E_2 388.7pmol/L,P 1.48nmol/L,T>52.050nmol/L,DHEAS 7.540μmol/L。

(4)双侧肾上腺CT、ACTH、皮质醇节律未见异常。

(5)肿瘤标志物:CA12-5 12.2U/ml,CA72-4 2.82U/ml,CEA 2.27ng/ml,HE4 102.6pmol/L。

8. 初步诊断

(1)卵巢肿瘤?

(2)高血压(3级,很高危)。

9. 治疗
行腹腔镜下双侧附件切除术。术中见子宫常大,质中,表面光滑,左侧卵巢增大约6cm×5cm×4cm,色白,表面光滑,包膜完整,右侧卵巢未见异常,双侧输卵管外观未见异常。

10. 术后病理
卵巢(左侧)Leydig细胞瘤;卵巢组织(右侧)、部分输卵管组织(左、右侧)慢性炎症伴积水。

11. 修正诊断

(1)左侧卵巢类固醇细胞瘤。

(2)高血压(3级,很高危)。

12. 随访
术后3天复查性激素:FSH 3.34mIU/ml,LH 1.78mIU/ml,E_2 96.7pmol/L,P 0.36nmol/L,T 1.280nmol/L;

DHEAS 4.480μmol/L。

二、病例分析

雄激素包括睾酮（T）、雄烯二酮、脱氢表雄酮（DHEA）和硫酸脱氢表雄酮（DHEAS）。正常女性的睾酮有 25% 来自卵巢，另有 25% 来自肾上腺，50% 来源于腺外前体激素雄烯二酮的代谢转化。雄烯二酮有 60% 来自卵巢，40% 来自肾上腺皮质。相反，DHEA 主要由肾上腺产生（50%），循环中 DHEAS 的代谢转化占 30%，少部分由卵巢产生（20%）。DHEAS 主要由肾上腺皮质网状带产生（90%），另有 10% 由 DHEA 转化形成。女性血清睾酮水平超过正常范围上限 2 倍时，需排除雄激素分泌性肿瘤，主要为卵巢肿瘤与肾上腺肿瘤。本例患者睾酮明显升高，DHEAS 在正常范围内，高度提示卵巢肿瘤。经阴道超声对卵巢肿瘤的识别具有高度敏感性，但由于本例分泌雄激素的卵巢肿瘤体积很小，超声并未发现，而盆腔 CT 提示左附件区呈略低密度软组织结节，手术病理及术后正常的睾酮水平最终证实了卵巢类固醇肿瘤的诊断。卵巢类固醇细胞瘤是指全部或大部分由类似分泌类固醇激素的细胞构成的一类卵巢肿瘤，属于性索间质肿瘤范围，临床罕见，约占卵巢肿瘤总数的 0.1%，分 3 种亚型：Leydig 细胞瘤、非特异性类固醇细胞瘤、间质黄体瘤。本例患者最终组织病理学为 Leydig 细胞瘤，属良性肿瘤，术后定期随访。需要注意的是，部分卵巢类固醇细胞瘤体积小，患侧卵巢大小外观基本正常，术前影像学难以发现，给临床诊断带来一定难度。强调高雄激素的诊疗应建立科学缜密的临床思维，减少漏诊及误诊。

（吕淑兰　贺永艳　薛　雪）

病例 39 卵巢无性细胞瘤伴局部区域滋养细胞增生 1 例

一、病历摘要

22 岁女性,主因"停经 47 天,要求体检"于 2021 年 1 月 3 日就诊。患者平素月经周期规律,7 天 /35~40⁺ 天,经量中等,无痛经,LMP:2020 年 11 月 18 日。现停经 47 天,无恶心、呕吐等反应,自测尿妊娠试验阴性,大小便正常,今来诊要求检查。患者未婚,有性生活。

1. 既往史 既往体健,否认肝炎,无结核病史,无手术史,无外伤史。否认药物过敏史。

2. 家族史 否认家族性遗传病病史。

3. 体格检查 体温 36.2℃,呼吸 18 次 /min,体重 73kg,血压 108/64mmHg。

4. 妇科检查 外阴充血水肿,会阴处多个小皲裂,阴道通畅,分泌物白色,量多,子宫颈光滑,子宫增大,如孕 2.5 个月大小,质硬,无压痛,双侧附件区未扪及异常。

5. 辅助检查

(1)血清 P <0.05nmol/L,β-hCG 55.87mIU/ml。

(2)性激素 5 项:T 0.22ng/ml,E 33.21pg/ml,PRL 26.03ng/ml,FSH 4.61mIU/ml,LH 15.87mIU/ml。

(3)肿瘤标记物检查:AFP 6.17ng/ml,CA15-3 23.81U/ml,CA19-9 3.72U/ml,CEA 0.64ng/ml,CA12-5 221.5U/ml,HE4 66.53pmol/ml。

(4)绝经前罗马指数:15.82 ;绝经后罗马指数:55.69。

(5)盆腔超声:子宫体前上方探及大小约 166mm×94mm×

124mm 的实性低回声,边界尚清,形态不规则,内回声欠均质,彩色多普勒血流成像(color Doppler flow imaging,CDFI)探及血流信号,阻力指数(resistance index,RI)0.51。子宫大小正常,形态规则,肌层回声均质,CDFI 肌层内未探及明显异常血流信号,内膜厚约 6mm,左侧卵巢大小形态可,右侧卵巢显示不清。盆腔探及少量液性暗区,透声可。超声诊断为盆腔实性包块、盆腔少量积液。

6. 初步诊断　盆腔肿瘤(考虑卵巢肿瘤)。

7. 治疗计划　收住院全面检查。肝功、肾功均正常;Hb 109g/L。术前盆腔超声:子宫大小正常,形态规则,肌层回声均质,内膜厚约 5.3mm,左侧卵巢大小、结构未见明显异常,右侧附件区探及大小约 166mm×94mm 的实性低回声,形态不规则,无明显包膜,内回声不均匀,CDFI 内探及血流信号,RI 值 0.39。右侧附件区探及局限性液性暗区,深约 22mm,透声可。超声诊断:右侧卵巢实性占位(恶性可能),盆腔少量积液。盆腔双源 CT+强化:盆腔内示不规则肿块影,范围约 150mm×94mm×161mm,CT 值 35~46HU,边界欠清,周围结构受压,局部与子宫关系密切;增强扫描,盆腔肿块呈不均质强化,动静脉期、延迟期 CT 值分别为 38~91HU、54~98HU,局部可见血管进入;病灶周围示条片状水样密度影,边界清晰。子宫形态尚可,未见明显异常密度灶,膀胱充盈尚可,局部受压。左侧盆腔内示小淋巴结,约 10mm×5mm,边界尚清,呈均质强化。

8. 手术后病理结果　(右侧)卵巢无性细胞瘤(肿瘤 V:20cm×16cm×8cm)伴部分区域滋养层细胞增生,间质脉管内查见瘤栓,(左侧盆腔)淋巴结 8 枚,(右侧盆腔)淋巴结 7 枚,(腹主动脉旁)淋巴结 13 枚及大网膜均未见转移。建议密切监测血 hCG。(右侧)输卵管慢性炎症,系膜查见泡状附件。免疫组织化学:CD117(+),D2-40(+),CK 部分(+),P53 部分(+),Vimentin(−),EMA(−),ER(−),PR(−),Ki-67(+)S 占 70%。

9. 确定诊断

（1）右卵巢无性细胞瘤伴局部区域滋养细胞增生。

（2）轻度贫血。

10. 治疗方案 手术治疗＋化疗。

二、病例分析

卵巢无性细胞瘤为恶性肿瘤，占卵巢恶性肿瘤的1%~2%，好发于青春期及生育期妇女。单侧居多，右侧多于左侧。其中比较常见的是单纯性卵巢无性细胞瘤，混合型无性细胞瘤比较少见。

卵巢无性细胞瘤多无分泌功能，故多以腹部包块就诊。以闭经或停经就诊者报道例数较少。部分可出现血/尿hCG增高，这些患者大多伴有滋养叶细胞成分或绒毛膜癌。本例患者以停经47天就诊，有性生活，血清hCG阳性，但是妇科检查及盆腔超声检查等，与早孕不符，对明确诊断是非常重要的依据。本病例可以对内分泌医生起到警示作用，内分泌疾病要考虑到存在妇科内分泌肿瘤的可能性，更不要忽视妇科检查，避免延迟诊断和治疗。

（王金平）

病例40 垂体瘤导致的雌二醇过度增高及卵巢过度刺激样改变1例

一、病历摘要

33岁女性，因"月经紊乱1年余，发现卵巢肿物近1个月"于2020年1月9日首次就诊妇科，既往月经规则，1年余前开始出现经期和月经周期均延长，经期延长至10余天，月经周期 3~4 个月,每次需药物干预,同时伴有双侧乳房溢乳,无头痛及视力异常等神经系统症状。2019 年 12 月查性激素及甲状腺功能提示 E_2 2 295pmol/L、PRL 4 923μIU/ml,明显异常增高,FSH 10.0mIU/ml 稍高,LH 0.1mIU/ml 极度降低,FT_3、FT_4 增高,TSH 降低。盆腔 MRI 提示:双侧卵巢囊肿、子宫肌瘤。就诊于内分泌科,考虑垂体催乳素瘤、Graves 病(图 6-8)。2019 年 12 月 10 日始给予溴隐亭 2.5mg/d,甲巯咪唑 10mg/d 处理,用药近 1 个月后,月经第 3 天查甲状腺功能,结果正常,催乳素正常,雌激素相当于晚卵泡期水平,FSH 基本正常,LH 偏低,泌乳症状消失。2020 年 1 月妇科就诊,考虑卵巢囊肿可能系月经紊乱、雌激素过高刺激所致生理性囊肿,给予月经后半周期口服孕激素,撤退性出血,3~6 个月复诊,孕激素规律用药后患者卵巢囊肿较前缩小,双侧卵巢囊肿最大径由 14.7cm 缩小至 4.8cm,2020 年 5 月 25 日再次就诊,因

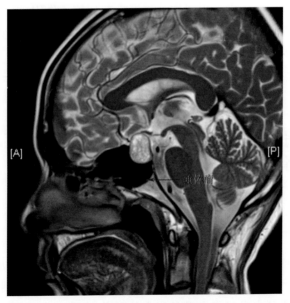

图 6-8　头部 MRI 发现垂体瘤

黏膜下肌瘤入住妇科。同期行卵巢囊肿剥除术,病理示:卵巢囊状滤泡。术后患者月经紊乱同前,考虑月经紊乱可能与垂体瘤有关,2020 年 6 月术后第 1 次月经后放置左炔诺孕酮宫内节育系统保护内膜。2020 年 12 月复查彩超,双侧附件均可见 10^+cm 无回声,2021 年 3 月复查性激素六项,雌激素水平依然明显增高,FSH 基本正常,催乳素正常,甲状腺功能基本正常。激素水平见表 6-3,超声情况见表 6-4。

表 6-3 激素变化情况

激素	治疗前(2019 年 12 月 4 日)	治疗 1(2020 年 1 月 9 日)	治疗 2(2021 年 3 月 25 日)
FSH/$(mIU \cdot ml^{-1})$	10.0	6.87	8.41
LH/$(mIU \cdot ml^{-1})$	0.10	1.26	0.10
E_2/$(pg \cdot ml^{-1})$	625.34	110.00	1 746.00
PRL/$(ng \cdot ml^{-1})$	232.22	0.42	1.81
T/$(pmol \cdot L^{-1})$	0.51	0.51	0.237
P/$(nmol \cdot L^{-1})$	12.22	1.39	1.9
TSH/$(mIU \cdot L^{-1})$	0.06	0.12	4.68
FT_3/$(pmol \cdot L^{-1})$	3.73	6.32	4.83
FT_4/$(pmol \cdot L^{-1})$	195.8	21.58	

注:治疗 1. 溴隐亭 2.5mg/d,甲巯咪唑 10mg/d,地屈孕酮 10mg/d × 14 天;治疗 2. 溴隐亭 2.5mg/d,甲巯咪唑 10mg/d,宫内放置左炔诺孕酮宫内节育系统。

表 6-4 卵巢大小变化

卵巢情况	2019 年 12 月 4 日	2019 年 12 月 23 日	2020 年 1 月 9 日	2020 年 5 月 19 日	2020 年 12 月 2 日
左侧卵巢 /cm	14.7 × 8.7 × 6.1	4.9 × 8.2 × 5.8	7.3 × 4.9	16.5 × 6.5	10.6 × 6.0
右侧卵巢 /cm	11.6 × 8.1 × 6.4	7.8 × 7.5 × 6.4	7.3 × 2.9	10.7 × 9.9	13.2 × 9.3

续表

卵巢情况	2019 年 12 月 4 日	2019 年 12 月 23 日	2020 年 1 月 9 日	2020 年 5 月 19 日	2020 年 12 月 2 日
内膜厚度 /cm	0.2	-	0.37	0.5	0.7
肌瘤大小 /cm	5.8×5.2×4.5	5.8×4.5×2.8	3.7×2.5×3.5	6.7×4.0×5.7	-

1. 既往史　无特殊。

2. 月经、生育史　14 岁月经初潮,月经周期 3~4 天 /30 天,近 1 年月经如上述,G₂P₂,剖宫产分娩 2 次。

3. 初诊查体　身高 168cm,体重 52kg,双侧乳房溢乳,子宫如孕 2⁺ 个月大小,双侧附件区可及直径约 7cm 囊性肿物,双附件区肿物均边界清晰、可活动、无压痛。

4. 诊断

(1)垂体催乳素瘤。

(2)Graves 病。

(3)双侧卵巢囊肿。

(4)雌激素高。

二、病例分析

该患者典型表现是生育期女性,月经紊乱、泌乳,双侧卵巢呈卵巢过度刺激样巨大多房囊性改变,不伴腹水,头颅鞍部 MRI 提示垂体腺瘤,实验室检查提示 E_2 及 PRL 明显增高,FSH 接近正常或稍高,LH 极低,伴有甲状腺功能亢进。

垂体腺瘤是源自垂体的肿瘤,约占颅内肿瘤的 15%,人口发病率为 8.2%~14.7%,垂体腺瘤可根据激素分泌分为功能性或无功能性。经免疫组织化学检查,发现约 64% 的临床无功能的垂体腺瘤是促性腺激素细胞腺瘤,垂体促性腺激素细胞腺瘤在临床上通常处于无功能或功能沉寂状态,尽管垂体促性腺激素细胞腺瘤通常无功能,但是大部分垂体促性腺激素细胞腺瘤仍能产生完整的促性腺激素或其亚基,从而导致其血清水平升高,持续升高的 FSH 水平导致募集多个优势卵泡和雌二醇水平升高;肿瘤压迫垂体柄可能导致催乳素水平升高;血清 LH 低的发病机制不明,可能是由高 E_2 抑制或腺瘤压迫正常垂体组织中的促性腺激素分泌细胞所致,另外,垂体促性腺激素细胞腺瘤分泌过多的 FSH 异常形式可能抑制 FSH 和 LH 的分泌,也有报道提出可能是由于下丘脑 - 垂体轴中 LH 和 FSH 的合成和分泌受不同 GnRH 脉冲频率调节。

垂体促性腺激素细胞腺瘤极少引起临床症状。自 1995 年以来,由产生促性腺激素的垂体腺瘤引起的自发性卵巢过度刺激的病例文献报道很少,大部分文章以病例个案形式发表,仅有 1 篇文章报道的例数为 30 例。在这些报道中,大部分患者的血清 E_2 水平明显升高,少数患者血清 E_2 水平仅在生理范围内略有升高。

垂体促性腺激素细胞腺瘤患者血清中 LH 水平极低甚至低到无法检测的水平,所以尽管有多卵泡发育,但由于缺乏 LH 诱发排卵,故不会发生排卵,从而导致了月经紊乱、腹痛和腹胀,临床表现类似继发于采用生殖治疗的外源性 FSH 继发的卵巢过度刺激综合征,但出现临床综合征的情况很少见,部分患者可能继发卵巢纤维瘤,纤维瘤病的发展可能继发于高雌激素水平。有报道描述雌激素分泌过多继发的临床综合征,①绝经前女性:最常见的表现是月经不调,自发性阴道流血和不孕。也有卵巢过度刺激的报道,但通常较轻。也有报道导致卵巢囊肿蒂扭转的病例。②儿童:患垂体促性腺激素细胞腺瘤的儿童常表现为性早熟。③绝经后女性中没有临床综合征的报道。绝经后,卵巢萎缩并对 FSH 刺激变得不敏感。该患者同时合并甲状腺功能亢进,若甲状腺功能亢进为垂体瘤所致,腺瘤的成分同时含促性腺激素细胞腺瘤成分及促甲状腺激素细胞腺瘤的混合瘤,则患者的血 TSH、FT_3、FT_4

均应增高,该患者仅 FT_3、FT_4 增高,而 TSH 低下,说明该患者的甲状腺功能亢进非中枢源性,与垂体瘤无关。

综上所述,垂体促性腺激素细胞腺瘤通常没有临床表现,但在极少数情况下会引起临床症状。出现原因不明的卵巢过度刺激和 / 或纤维瘤病的女性应考虑诊断为功能性垂体促性腺激素细胞腺瘤,主要的生化发现是雌二醇水平升高。血清 FSH 水平可以正常或轻度升高。血清 LH 水平通常被抑制。经蝶窦手术是功能性垂体促性腺激素细胞腺瘤患者的一线治疗方案,目的是实现完全缓解。该患者采用溴隐亭能很好地降低催乳素水平,孕激素后半周期用药 4 个月,能明显降低雌激素水平及卵巢囊肿大小,若肿瘤无压迫症状,孕激素后半周期给药加溴隐亭可能也是功能性垂体促性腺激素细胞腺瘤可以选择的一个治疗方式。

(卢　琴　程姣姣)

病例 41　卵巢畸胎瘤相关 N- 甲基 -D-天冬氨酸受体脑炎

一、病历摘要

25 岁女性,已婚,G_1P_1,既往体健。患者于 2018 年 11 月 20 日因"受凉"后出现头部不适(具体不详)、乏力;2018 年 11 月 21 日开始出现持续头晕、视物旋转及复视,偶有双上肢不自主抖动。2018 年 11 月 22 日患者感头晕、复视及眼球震颤加重,于当地医院输液治疗(具体不详),症状改善不明显。2018 年 11 月 23 日患者头晕、复视及眼球震颤加重,至当地医院就诊,考虑"梅尼埃病",予以输液治疗(具体用药不详),症状改善不明显。2018 年 11 月 26 日患者开始出现精神行为异常，表现为躁动不安、胡言乱语、打人，精神症状进行性加重，就诊于首都医科大学宣武医院神经内科急诊，急查血常规、生化全项、凝血功能基本正常，予以醒脑静（20ml）改善症状、前列地尔注射液改善循环治疗，精神症状仍无明显改善，并出现尿潴留。2018 年 11 月 27 日在急诊留观室镇静情况下行腰椎穿刺检查，并送检。继续予以原剂量醒脑静及前列地尔治疗，并加用苯巴比妥钠（0.1~0.2g，q.8h.）肌内注射、氯硝西泮（2mg，q.8h.）口服及左乙拉西坦（0.5g，b.i.d.）口服镇静等治疗，患者躁动不安、胡言乱语等症状略好转，能与家属简短交流，自身免疫性脑炎化验提示 N- 甲基 -D- 天冬氨酸受体抗体（N-methyl-D-aspartate receptor antibody，NMDAR-Ab）1∶32，以"自身免疫性脑炎"收入神经内科进一步治疗。

1. **月经、生育史** 平素月经不规律，13 岁月经初潮，月经周期 4~5 天 /28~35 天，LMP：2018 年 11 月 11 日。已婚，结婚 4 年，G_1P_1，配偶体健，女儿有过敏性紫癜病史，无冶游史。

2. **体格检查** 身高 162cm，体重 55kg，BMI 20.95kg/m^2，血压 123/86mmHg，脉搏 80 次 /min，心肺未闻及异常，腹软。神经内科专科查体：意识模糊，言语流利，查体不能合作，双瞳孔等大等圆，对光反射灵敏，可见眼球浮动，双侧鼻唇沟对称，伸舌居中。四肢可见自主活动，腱反射对称，双侧病理征(-)，共济运动欠稳准，无颈抵抗。

3. **辅助检查**

（1）血常规、血糖、肝肾功能大致正常，凝血四项均大致正常；尿酮体(2+)。

（2）腰椎穿刺(2018 年 11 月 27 日)：脑脊液常规示，无色，WBC 145×10^6/L，白细胞分类单核 98%，多核 2%；脑脊液生化示，蛋白 54mg/dl，葡萄糖 3.45mmol/L（同步血糖 5.5mmol/L），氯 126.0mmol/L；免疫球蛋白正常；脑脊液 NMDAR-Ab 1∶32。

（3）自身免疫性脑炎化验：NMDAR-Ab 1∶32。

（4）头颅 CT(2018 年 11 月 23 日)：未见病变征象。

(5) 脑电图 (2018 年 11 月 23 日)：正常范围脑电图。

(6) 头颅 MRI (2018 年 11 月 24 日)：未见异常。

(7) 妇科彩超：子宫前位，大致形态正常，肌层回声均匀，内膜回声清晰居中，厚约 0.6cm，子宫右后方可见大小 6.2cm×4.2cm 囊实性包块，形态规则，内可见无回声及中强回声，左附件未见异常回声。

(8) 盆腔 MRI：盆腔内子宫右后方团块状囊实性肿物，大小约 4.6cm×6.1cm×5.5cm，T_1WI 低信号，T_2WI 高信号为主，病灶内见线状分隔。壁突间见小圆形和类三角异常信号，T_1WI 不压脂为高信号，压脂后为低信号（图 6-9）。

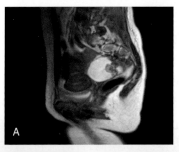

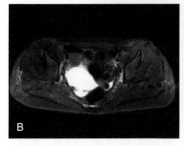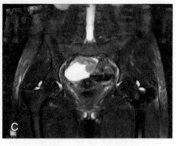

图 6-9　盆腔 MRI 影像

A. 盆腔 MRI 矢状位，右附件区囊实性肿物；B. 盆腔 MRI 横断位，右附件区囊实性肿物；C. 盆腔 MRI 冠状位，右附件区囊实性肿物。

4. 入院诊断

(1) N- 甲基 -D- 天冬氨酸受体脑炎。

（2）右卵巢畸胎瘤。

5. 治疗措施

（1）入院后给予对症及生命支持，呼吸机辅助呼吸，积极补液改善循环，升压治疗。因考虑自身免疫性脑炎，给予甲泼尼龙冲击免疫调节，预防血栓形成；因盆腔包块，请妇科会诊。妇科会诊后考虑卵巢畸胎瘤可能性大，结合患者自身免疫性脑病，考虑畸胎瘤引起副肿瘤综合征，建议尽快手术行腹腔镜探查及患侧附件切除术。

（2）手术中见：探查盆腔，见子宫常大，右卵巢肿物7cm×6cm，表面光滑无粘连，右输卵管外观正常，左附件外观未见异常。右附件全切，完整取出，标本送病理。

（3）病理诊断：（右附件）成熟型囊性畸胎瘤，可见多量成熟脑组织；输卵管间质血管扩张、淤血（图6-10）。

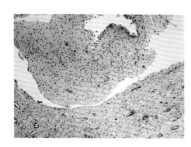 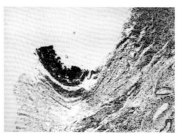

图 6-10　右附件病理

患者术后回神经内科重症监护病房（NICU）观察继续对症支持治疗，给予抗生素预防感染、泼尼松免疫调节、异丙嗪和氯丙嗪镇静、其他对症支持治疗等，NICU 继续治疗 10 天后，转普通病房继续治疗，经过 1 个月治疗后，患者能自主呼吸，神志恢复但生活不能自理，回当地医院神经内科继续治疗。术后随访，约 90 天，患者神志恢复完全正常，并逐渐能够自理生活。

二、病例分析

该患者依据病史、查体、辅助检查,诊断自身免疫性脑病较明确,经过全身检查发现合并卵巢畸胎瘤,考虑为卵巢畸胎瘤引起的副肿瘤综合征。原因是畸胎瘤内存在异位神经组织,引起机体产生免疫反应,且抗体作用于神经元上的NMDAR,引起神经递质的失衡,从而引起患者异常表现。

N- 甲基 -D- 天冬氨酸受体(N-methyl-D-aspartate receptor,NMDAR)脑炎是一种由抗 NMDAR-Ab 介导的自身免疫性脑炎。NMDAR 脑炎的准确发病率不详。2007 年 Dalmau 等首次发现此类患者血液及脑脊液内存在 NMDAR-Ab。有研究报道,501 例诊断 NMDAR 脑炎患者中有 38% 可检测出肿瘤,其中有 94% 是卵巢畸胎瘤,2% 为卵巢外畸胎瘤。另一个研究报道了卵巢畸胎瘤合并 NMDAR 脑炎 207 例,所有卵巢畸胎瘤中均含有神经组织,均可检测到 NMDAR 表达,卵巢畸胎瘤是目前唯一与 NMDAR 脑炎的发生明确相关的肿瘤。

NMDAR 是由 NR1、NR2、NR3 亚单位组成的异聚体,主要集中分布在杏仁核、丘脑下部、前额叶皮质和海马的脑组织神经元上,参与学习、记忆等重要的高级神经活动。合并卵巢畸胎瘤的 NMDAR 脑炎患者,由于卵巢畸胎瘤内含有的神经组织异位表达 NR1 和 NR2 亚基,可以刺激机体产生特定抗体。而这些抗体作用于神经元上的 NMDAR,导致多巴胺、谷氨酸调节失衡,从而产生神经精神症状和运动障碍。

卵巢畸胎瘤含有成熟或未成熟的表达 NMDAR-Ab 的神经元,是女性 NMDAR 脑炎患者的发病原因。Tachibana 研究发现 NMDAR 除存在于卵巢畸胎瘤外,亦存在于正常的卵母细胞,卵细胞表达的 NMDAR 对疾病特异性 IgG 有很强的亲和力,这是年轻女性易患此病的原因。

关于 NMDAR 脑炎的发病机制,除前文提到的肿瘤外,目前已证实单纯疱疹病毒及水痘带状疱疹病毒等感染也可诱发抗 NMDAR 抗体生成。抗核抗体和甲状腺抗体阳性者较非阳性者更易发病,提示该病还与自身免疫机制异常有关。

NMDAR 脑炎的基础治疗方案主要为免疫治疗,一线免疫治疗方案包括糖皮质激素、免疫球蛋白、血浆置换。一线方案治疗无效的情况下,可给予二线免疫抑制药物,例如环磷酰胺、利妥昔单抗等。

NMDAR 脑炎合并畸胎瘤患者中,良性畸胎瘤构成比为73.9%,恶性约21.6%,混合性为4.5%。对于良性畸胎瘤,病情较轻者,大多数倾向于单纯囊肿切除;对于不成熟畸胎瘤,或病情较重的患者,附件切除也被大家认可。一般患者无急诊手术指征,经过筛查一旦发现肿物尽快手术,医师灵活掌握手术方式,目的在于在麻醉下尽快完成手术,肿瘤切除可改善预后及减少复发。尽管文献报道个别未行畸胎瘤切除而治愈的患者,但几乎所有文献都建议尽早切除畸胎瘤,从而改善预后及减少复发。该疾病手术治疗方式主要为卵巢囊肿切除、患侧卵巢以及患侧附件切除。

该患者由于当时病情危重,经评估麻醉风险大,综合考虑患者已生育,故选择腹腔镜下一侧附件切除,尽快缩短手术时间完成手术。对于该疾病手术方式的选择还有待进一步研究。单纯卵巢肿物切除术后恢复是否较慢,是否有卵巢病灶残留,这需要更多病例的研究。

如果患者已生育,暂无生育要求,行患侧附件切除术为首选手术方式,一方面能更彻底地清除畸胎瘤病灶,可能更有利于患者预后;另一方面手术时间短,可减少术中麻醉风险。若患者未生育,还是需要考虑生育力保护,选取囊肿或者肿物切除的方式。

近 10 年,笔者所在医院共计治疗 NMDAR 脑炎合并卵巢畸胎瘤近 20 例,手术方式包括腹腔镜下卵巢囊肿切除术或者一侧附件切除术,术后需要继续给予对症支持治疗及免疫治疗,患者术后往往不能立即恢复意识,一般在术后数天内意识逐渐恢复，随后自主神经功能恢复，痫性发作及运动异常频率降低，幅度减小，最后达到完全缓解出院，临床治疗效果显著。

（温 烯）

参考文献

［1］陈欣，郎景和，刘海元.恶性卵巢甲状腺肿的诊治进展.生殖医学杂志，2019, 28 (2): 198-201.

［2］鲍志国，杜森，张二宁，等.卵巢甲状腺肿的 CT、MRI 表现及诊断和鉴别诊断.中国现代医药杂志，2020, 22 (2): 73-76.

第七章 异常子宫出血

病例 42 子宫动静脉瘘 1 例

一、病历摘要

38 岁女性,于 2018 年 11 月 12 日因"阴道出血 1 天,加重 1 小时"入院。平素月经规律,14 岁月经初潮,月经周期 7/30 天,量中等,无痛经。2 年前上环后月经周期缩短为 26~32 天,经期经量无明显改变。入院前 1 天无明显诱因出现阴道出血,量多,伴大量凝血块,无腹痛,彩超提示子宫内膜厚约 0.9cm,近子宫底处分离约 0.5cm,尿 hCG 阴性,嘱其观察。12 小时后阴道出血量仍多,伴凝血块,口服"云南白药胶囊、安络血"效果欠佳,到医院复查彩超提示子宫内膜回声不均,厚约 11mm,宫内节育器下移,以"异常子宫出血"收入院。

1. **既往史** 患者既往患糖尿病 2 年,饮食控制血糖基本正常。无烟、酒不良嗜好。2010 年因产后大出血曾输血。

2. **婚育史** 22 岁结婚,配偶体健,G_6P_3,2002 年、2010 年、2016 年行剖宫产术共 3 次,人工流产 3 次。

3. **体格检查** 脉搏 80 次/min,血压 113/79mmHg。营养良好,神志清,精神好,发育正常,贫血貌。

4. **妇科检查** 外阴:发育正常,阴毛呈女性分布,已婚未产式。阴道：通畅，容二指，少量鲜血。子宫颈：肥大，面光滑，质中，无触血，无举痛，子宫颈口处见宫内节育器，取出，节育器完整。子宫：前位，稍大，活动可，质中，无压痛。双附件：未触及明显异常。

5. 辅助检查

（1）盆腔彩超（2018 年 11 月 11 日）：子宫内膜回声欠规则，厚约 11mm，宫内节育器。

（2）实验室检查（2018 年 11 月 11 日）：尿 hCG 阴性。血常规示，WBC 10.67×10^9/L，Neut% 74.00%，RBC 3.49×10^{12}/L，Hb 94g/L，PLT 172×10^9/L。

6. 初步诊断

（1）未分类异常子宫出血。

（2）子宫动静脉瘘。

7. 治疗方案　子宫动静脉栓塞（图 7-1~ 图 7-4）。

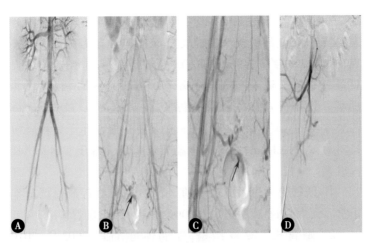

图 7-1　子宫动静脉栓塞

A. 双侧子宫动脉造影盆腔大血管全貌；B. 右侧子宫动脉上行支团块影（箭头示动静脉瘘）；C. 右侧动静脉瘘（箭头示）放大图；D. 右侧髂血管造影示右侧子宫动脉被栓塞。

二、病例分析

1. 异常子宫出血（abnormal uterine bleeding，AUB）是妇科常见的症状和体征，限定于育龄期非妊娠妇女，源自子宫腔的出血。国际妇产科联盟（FIGO）2007 年发表了关于"正常和异常子宫出血相关术语"的共识，2011 年又发表了"育龄期非妊娠妇女 AUB 病因新分类 PALM-COEIN 系统"。"PALM"存在结构性改变、可采用影像学技术和/或组织病理学方法明确诊断，而"COEIN"无子宫结构性改变，诊断相对困难，需要逐一排除：该患者为 38 岁育龄期妇女，妇科检查排除外阴阴道子宫颈疾病造成的出血；血 hCG 结果阴性排除妊娠；经盆腔超声排除了子宫内膜息肉（AUB-P）、子宫肌瘤（AUB-L）、子宫腺肌病（AUB-A）等结构性病变；患者平素无月经过多且子宫腔病理结果再次排除 AUB-P 和子宫内膜病变（AUB-M 和 AUB-E）；患者性激素六项提示：P 5.6ng/L，卵巢有排卵，排除卵巢排卵障碍原因（AUB-O）；凝血功能正常排除全身凝血性疾病（AUB-C）；患者阴道大量出血发生在取环后，排除异常子宫出血医源性原因（abnormal uterine bleeding-iatrogenic，AUB-I）。逐个排除后我们高度怀疑患者为未分类异常子宫出血（abnormal uterine bleeding-not otherwise classified，AUB-N）。

2. 未分类异常子宫出血（AUB-N），个别患者与某些罕见因素有关，如动静脉瘘。子宫动静脉瘘（uterus arteriovenous fistula，UAVF）是一种不明原因的潜在致命性出血的重要原因，是子宫动脉与静脉之间出现不经过毛细血管网的异常短路通道，往往表现为月经过多。O'Brien 等报道其发病率约为4.5%，动静脉瘘所致 AUB 的病因有先天性或获得性，获得性子宫动静脉瘘的发生多与剖宫产、刮宫、滋养细胞肿瘤和感染等密切相关。

近年来，随着剖宫产率和人工流产率的升高，子宫动静脉瘘的发生率呈上升趋势，可能导致不可预见性的大出血、休克其至危及生命。多数学者认为剖宫产、流产、刮宫、自然分娩前后雌激素变化及怀孕期间激素变化可能是动静脉瘘的诱因,子宫局部组织在愈合过程中发生了反常的血管化,血液从压力高的动脉血管通过动静脉瘘道或短路血管直接流入压力低的静脉血管,使局部血液循环阻力显著降低,导致血流速度明显加快,血流量异常增大。

子宫动静脉瘘发病率低,危害性大,但目前尚缺乏完善的检查手段作为诊断依据。诊断首选经阴道多普勒超声检查,子宫血管造影检查可确诊。本例患者为生育期女性,3次剖宫产术史,3次流产史,诊刮术后第2天突然反复出现大量子宫出血,本院及外院超声均未提示子宫动静脉瘘,说明该患者超声下子宫动静脉瘘回声不典型,较隐匿,直到反复出血至休克才考虑动静脉瘘,急诊行子宫动脉造影方可确诊。

子宫动脉造影是诊断子宫动静脉畸形的金标准。造影的典型表现为单侧或双侧子宫动脉、髂内动脉增粗,供血动脉明显迂曲、增粗,造影剂积聚病变部位显示成簇的血管团,血管异常增多,呈管状或囊状扩张,毛细血管网期出现短暂、迂曲扩张的引流静脉可引流至单侧或双侧髂内静脉,静脉期提前出现,合并活动性出血时可见造影剂外溢。对超声检查可疑的血管异常患者,子宫动脉造影能很快明确是否有UAVF及病变的部位、范围,并清楚显示UAVF的供血动脉和引流静脉的血管畸形程度及瘘口的位置,而且造影术中还能同时行选择性动脉栓塞术,准确阻断出血部位的血供,及时止血。

子宫动静脉瘘的治疗有保守治疗和手术治疗,有生育要求的患者,出血量不多时可采用口服避孕药或期待疗法;既往观点,子宫全切术是该病常规治疗方式之一。对于出血严重的患者,首先维持生命体征平稳,尽早采用选择性子宫动脉血管栓塞术。经导管栓塞手术为有生育要求的患者提供了替代治疗方式,是年轻、需要保留生育功能的子宫动静脉瘘患者首选的治疗方式,Adam等报道1例33岁子宫动静脉瘘妇女,子宫动脉栓塞 17 个月后即怀孕,于孕 39 周因脐带脱垂急诊剖宫产分娩 1 个健康婴儿。

特别强调的是,诊刮是处理异常子宫出血的常规方法之一,却是本病治疗的禁忌。2009 年异常子宫出血指南刮宫指征是:年龄大于 40 岁,内膜厚度大于 12mm,病程超过半年以上可考虑诊断性刮宫或宫腔镜下诊刮术。2014 年我国异常子宫出血指南刮宫标准:年龄大于 45 岁,长期不规则子宫出血,伴有子宫内膜癌高危因素,超声提示子宫内膜过度增厚,回声不均匀且药物治疗效果不显著的建议行诊刮术。对比 2个诊刮术指征,笔者建议没有明显器质性病变者,先用性激素治疗;如果高度怀疑子宫内膜病变,建议行诊刮术。该患者入院即给予诊刮,术中未发生不可控制的大出血,术后第 2 天才出现阴道反复大量出血,临床罕见。患者 38 岁,出现阴道出血1 天,仅给予观察或对症止血治疗,如果给予复方口服避孕药(combined oral contraceptive,COC)或高效合成孕激素止血,在效果欠佳情况下再考虑诊刮或行进一步检查则更为稳妥。

(宋淑敏　马启敏　刘庆功)

病例 43　异常子宫出血并发肺栓塞

一、病历摘要

23 岁女性,主因"不规则阴道出血 3 个月,晕厥发作 1 小时"于 2021 年 3 月 24 日来院。既往月经不规律,月经周期15~30 天 /1~6 个月,量多,无明显痛经,近 3 个月出现不规则阴道出血,量不多(每日不到 1 个卫生巾),未就诊;1 个月前开始阴道出血增多,持续不断,每 1~2 小时更换 1 片卫生巾,伴头晕、乏力,活动后胸闷、气短,休息后可缓解,不能爬楼及运动。为减少出血量,近 3 个月来间断服用自行购买的口服避孕药(复方左炔诺孕酮片,1 片 /d,每片含炔雌醇 0.03mg,左炔诺孕酮 0.15mg),服药期间阴道出血时多时少,症状无明显缓解。1 小时前出门上班途中突然出现头晕加重,伴心慌、憋气、黑矇,之后出现晕厥,一过性意识丧失,无抽搐发作,无大小便失禁,路人发现后送至医院进一步治疗。

1. 既往史 否认高血压、糖尿病、肾病史,否认肝炎、结核等传染病病史,否认外伤、手术及输血史,否认药物食物过敏史。

2. 个人史 生于北京市,久居当地。否认疫区、疫水接触史。否认毒物、放射性物质接触史。否认吸烟、饮酒史。

3. 月经、婚育史 月经史同前述。未婚,有性生活,G_0P_0。初潮 13 岁。

4. 家族史 亲属均体健,否认家族遗传病病史及类似疾病史。

5. 体格检查 体温 36.8℃,脉搏 115 次 /min,呼吸 23 次 /min,血压 105/71mmHg,身高 165cm,体重 98kg,BMI 36kg/m^2,平卧位,精神弱,痛苦面容,呼之可应,对答切题,呼吸急促,双肺呼吸音粗,未闻及明显干湿啰音,心律齐,心脏各瓣膜听诊区未闻及杂音,腹软,无肌紧张、压痛、反跳痛,双下肢无水肿。双侧股动脉、腘动脉、胫后动脉,足背脉搏动正常。

6. 妇科查体 外阴:发育正常,阴毛呈菱形分布;阴道:通畅,可见血性分泌物,约 10ml;擦净血性分泌物后,子宫颈光滑,无明显活动性出血,子宫颈口有少量血液流出;子宫:大小正常,无压痛,活动度好;双附件:未及明显异常包块,无压痛。

7. 辅助检查

(1)实验室检查

1)血常规:WBC 12.06 × 10^9/L,Hb 66g/L,PLT 335 × 10^9/L,CRP 42.96mg/L。

2）血气分析：pH 值 7.46，二氧化碳分压（partial pressure of carbon dioxide，PCO_2）27mmHg，氧分压（partial pressure of oxygen，PO_2）42mmHg，[Na^+]136mmol/L，[K^+]3.5mmol/L，[$HCO3^-$]19.2mmol/L，实际碱过剩（actual base excess，ABE）-4.2mmol/L，血氧饱和度（saturation of blood oxygen，SaO_2）80.5%，乳酸（lactic acid，LAC）1.3mmol/L。

3）hCG：阴性。

4）激素六项：LH 0.14IU/L，FSH 0.87IU/L，E_2 < 11.8pg/ml，PRL 367mIU/L，T 0.36nmol/L，P 0.21μg/L。

5）凝血六项：凝血酶时间（thrombin time，TT）14s，凝血酶原时间（prothrombin time，PT）12.3s，国际标准化比值（international normalized ratio，INR）1.02，活化部分凝血活酶时间（activated partial thromboplastin time，APTT）19.7s，纤维蛋白原（fibrinogen，Fib）5.78g/L，D- 二聚体（D-dimer）7.96mg/L，纤维蛋白降解产物（fibrin degradation product，FDP）22.29mg/L。

6）心肌酶谱：肌酸激酶（creatine kinase，CK）48U/L，肌酸激酶同工酶（creatine kinase-MB，CK-MB）2.35ng/ml，肌红蛋白（myoglobin，MYO）116.0ng/ml；氨基末端脑钠肽前体（N-terminal-pro-brain natriuretic peptide，NT-proBNP）16.00pg/ml，高敏肌钙蛋白（highly sensitive T cardiac troponin T，TnT-hs）0.152ng/mL，降钙素原（procalcitonin，PCT）0.133ng/ml。

（2）影像学检查

1）妇科超声：子宫形态、大小未见异常，子宫内膜厚 0.82cm，回声不均匀，双侧卵巢均可见 12 个以上卵泡样回声。

2）下肢血管超声：双下肢动脉超声未见明确血栓。

3）超声心动图：右心增大；三尖瓣少量反流；肺动脉收缩压增高；左室射血分数正常范围；右室收缩功能降低。

4）胸部 CT：双肺下叶异常改变，右心增大，建议除外肺栓塞合并肺梗死。

5）CT 肺动脉造影（图 7-2）：提示双肺动脉栓塞，下腔静脉、右侧髂静脉血栓形成。

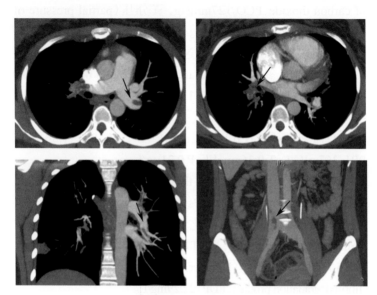

图 7-2　CT 肺动脉造影

（肺动脉多发充盈缺损，下腔静脉、右侧髂静脉可见充盈缺损，提示双肺
动脉栓塞，下腔静脉、右侧髂静脉血栓形成。）

8. 确定诊断

（1）急性肺栓塞。

（2）急性肺源性心脏病。

（3）下肢深静脉血栓形成。

（4）Ⅰ型呼吸衰竭。

（5）呼吸性碱中毒。

（6）异常子宫出血。

（7）中度贫血。

（8）肥胖。

9. 治疗措施

（1）积极联系输血科备血，输注悬浮红细胞 4U，纠正
贫血。

（2）根据以上病史及辅助检查结果,提示急性肺栓塞诊断明确,立即请血管外科会诊,行经皮肺动脉溶栓术,下腔静脉溶栓术,下腔静脉血栓消融术,髂静脉溶栓术及髂静脉血栓消融术,手术过程顺利,术后给予低分子量肝素抗凝治疗。

（3）患者长期月经不调病史,建议完善诊断性刮宫手术除外子宫内膜病变,但目前患者阴道出血量不多,估计每天10~20ml,且处于肺栓塞急性发作期,术后抗凝治疗中,暂不宜行刮宫手术,密切监测阴道出血情况,对症支持治疗为主,择期行诊刮术。

10. 随访 患者肺栓塞术后恢复好,一般情况可,阴道出血量不多,溶栓术后 5 天阴道出血自行停止,无明显不适。术后 1 个月门诊复查 Hb 升至 98g/L,CT 肺动脉造影未见明显异常,超声心动提示射血分数正常,心内结构及血流未见明显异常。考虑患者肺栓塞病情稳定,调整抗凝药物后,行宫腔镜检查及诊断性刮宫术。术中见子宫腔形态正常,双侧输卵管开口可见,内膜弥漫性增厚,颜色正常,未见明显黏膜下肌瘤或息肉样异常增生表现,术中出血 20ml。术后病理提示:子宫内膜单纯增生(图 7-3)。

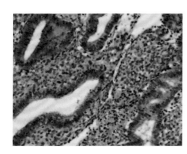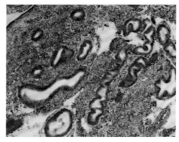

图 7-3 子宫内膜单纯性增生病理

二、病例分析

1. 异常子宫出血的原因分析 根据异常子宫出血

PALM-COEIN 几大病因来说,该患者为 23 岁育龄期女性,未婚,有性生活,否认怀孕史。既往长期月经不调病史,月经周期 1~6 个月,月经期延长,持续 15~30 天,近 3 个月加重,表现为不规则阴道出血,时多时少,未规范诊治。自购复方左炔诺孕酮片,间断不规律服用 1 个月左右(出血量多时服用 3~7 天不等,减少即停用),止血效果不佳。本次入院后查 hCG 阴性;激素六项提示 LH 0.14IU/L,FSH 0.87IU/L,E_2<11.8pg/ml,PRL 367mIU/L,T 0.36nmol/L,P 0.21μg/L;妇科超声提示:子宫形态、大小未见异常,子宫内膜厚 0.82cm,回声不均匀,双侧卵巢均可见 12 个以上卵泡样回声。根据患者超声结果排除子宫腺肌病(AUB-A)及子宫肌瘤(AUB-L)。进一步行宫腔镜及诊刮术,术后病理提示:子宫内膜单纯增生,排除子宫内膜息肉(AUB-P)、子宫内膜病变(AUB-M)及子宫内膜局部异常(AUB-E)。凝血六项提示患者目前高凝状态,与急性肺栓塞相关,不考虑全身凝血性疾病(AUB-C)导致异常子宫出血。故考虑该患者为排卵障碍(AUB-O)可能性大。

2. 急性肺栓塞病因　肺栓塞是由内源或外源性栓子堵塞肺动脉引起肺循环和右心功能障碍的临床综合征,是常见的致死性心血管疾病之一,死亡率高,被称为"沉默的隐形杀手"。其常见的高危因素有:①静脉血栓形成,如长期卧床、术后制动、组织灌注不良等;②心脏病:心房颤动、心力衰竭、风湿性心脏病、动脉粥样硬化症、高血压性心脏病等;③恶性肿瘤;④妊娠和产后;⑤血液病、代谢病、肾病综合征等引起血液动力学改变的疾病;⑥其他:肥胖、高龄、口服避孕药等。结合该患者情况进行静脉血栓栓塞(venous thromboembolism,VTE)风险评分:①目前 23 岁,身高 165cm,体重 98kg,BMI 36kg/m²,肥胖诊断明确(1 分);②近期不规律口服复方左炔诺孕酮片治疗阴道出血,有口服避孕药病史(1 分)。综合 VTE 风险评分为 2 分,为深静脉血栓的高危人群。本次因突发性晕厥由路人送至医院救治,急查凝血功能提示高凝状态,胸部 CT 及 CT 肺动脉造影提示大面积肺栓塞及下肢深静脉血栓形成,急性大面积肺栓塞诊断明确。

3. 口服避孕药对凝血功能影响的机制 有文献报道,口服避孕药是静脉血栓形成的独立危险因素,口服避孕药会增加血栓风险,很多研究显示,口服避孕药中的合成雌激素、合成孕激素与 VTE 的发生有密切关系。目前市场上短效避孕药主要的雌激素成分为炔雌醇,不同类型的口服避孕药中炔雌醇的含量有所不同,20~35μg 不等。短效口服避孕药所含的孕激素有多种剂型,如炔诺酮、左炔诺孕酮、去氧孕烯、醋酸环丙孕酮和屈螺酮等。临床最常用的几种口服避孕药成分:①炔雌醇屈螺酮Ⅱ:每片含炔雌醇 0.02mg,屈螺酮 3mg;②复方左炔诺孕酮:每片含炔雌醇 0.03mg,左炔诺孕酮 0.15mg;③炔雌醇醋酸环丙孕酮片:每片含 0.035mg 炔雌醇,2mg 醋酸环丙孕酮。

研究显示,雌激素可能通过促进纤维蛋白原活化,提高凝血因子 Ⅶ、Ⅷ、X 和凝血酶水平,降低纤溶酶原激活物(plasminogen activator,PA)和抗凝血酶Ⅲ活性,增强血小板黏附及聚集能力等,使血液黏稠度增加,促进凝血的发生。因此,降低雌激素剂量或应用天然雌激素后对凝血指标的影响会显著减少。

该患者发生深静脉血栓及肺栓塞的主要原因为肥胖(BMI>30kg/m^2),自行购买 COC,间断服药,这些都是静脉血栓的高危因素。应用 COC 前,要首先排查激素治疗的禁忌证。

在临床工作中,经常遇到 AUB-O 的患者,且该人群多数合并代谢综合征,如肥胖、高脂血症、高血糖、高血压等。用药前一定要到妇科内分泌科专家就诊。

此外,除了口服避孕药外,还可以考虑选择局部用药治疗不规则出血以及预防子宫内膜病变,比如左炔诺孕酮宫内节育系统。左炔诺孕酮在体内溶解速率开始时约为 20μg/24h,5

年后约降为 10μg/24h,局部释放,将外周血清浓度降低 1 000
倍,从而降低孕激素相关全身不良反应。关于左炔诺孕酮宫
内节育系统的研究发现,其对凝血、纤溶指标影响不大,而且
可降低活化蛋白 C 的抵抗性。Braga 等对于 45 例放置左炔
诺孕酮宫内节育系统的女性,监测术后 12 个月的血压、体重、
血脂、血糖等指标,发现较前均无明显变化,说明左炔诺孕酮
宫内节育系统对以上这些代谢指标无明显影响,对血栓性疾
病发生及复发风险无明显增加,但长期应用对凝血系统的影
响目前还缺乏相关证据,有待进一步研究。但要注意的是,放
置左炔诺孕酮宫内节育系统后可能会导致出血模式改变,尤
其在前 6 个月表现最明显,包括月经量增多、点滴出血、不规
则出血、月经过少、闭经等,所以采用本方案治疗异常子宫出
血必须在除外内膜病变后使用,且仅适用于近期无生育要求
的女性,如需长期治疗,建议定期随访,且每 5 年更换 1 次。

4. 随访及远期治疗　①针对该患者应进行健康宣教,
与内分泌科、营养科共同制订治疗方案,进行生活方式干预,
严格控制饮食,保持适度运动,将体重逐渐减至正常范围,有
助于排卵功能的恢复,降低再次发生异常子宫出血的风险。
②告知患者异常子宫出血需要在正规医院专科医师指导下规
范性治疗,并根据治疗效果和相关副作用个体化制订治疗方
案,切忌不规范间断自行用药。③患者目前育龄期女性,未
婚未育,近期无生育要求,应选择对保护子宫内膜和调整月经
周期安全有效的治疗方案,对今后的生育能力损伤最小为宜。
④患者已存在急性肺栓塞及下肢深静脉血栓史,虽经积极救
治后目前情况已明显好转,但因多种研究均已证实口服雌、孕
激素类药物增加血栓风险,口服短效避孕药调整月经是禁忌
证,不宜选用此方案进行该患者的后续月经管理。但长期无
排卵性异常子宫出血又会增加子宫内膜病变风险,也不可忽
视。所以,综合以上各因素,宫内局部用药对血栓影响风险相
对最小。待患者本次血栓情况控制稳定后,应充分告知左炔

诺孕酮宫内节育系统使用的获益及风险,获得知情同意后可考虑采用宫内放置左炔诺孕酮宫内节育系统改善长期无排卵性异常子宫出血,避免子宫内膜因长期缺乏孕激素拮抗导致子宫内膜病变,同时可减少阴道出血量,纠正贫血状况。⑤嘱患者在正规医院妇科内分泌、血管外科门诊定期随访,观察异常出血症状改善情况,监测凝血指标变化及下肢血管超声,根据个体情况及时调整治疗方案,预防严重不良结局发生。

5. 病例思考 在异常子宫出血患者的治疗过程中,除了需要按照 PALM-COEIN 的原则依次排查病因以外,还应综合评估患者的一般情况,个体化选择治疗方案。在除外子宫内膜病变后,临床中最常用的调整月经周期的方式——周期应用孕激素序贯治疗或口服避孕药,医师在使用药物前应充分掌握其具体成分、作用原理、适应证、禁忌证以及相关副作用等。对于合并肥胖、高血糖、高血脂等血栓高危因素的患者应权衡利弊后谨慎选择治疗方案,若需用药应充分告知患者相关风险并密切随访,关注凝血及肝肾功能,警惕血栓症状。同时,需指导患者积极控制体重,保持适当运动。

(刘 俊 张 蕾)

病例 44 卵泡囊肿导致异常子宫出血

一、病历摘要

38 岁女性,因"月经不规律,经期延长 3 年"于 2021 年 4 月 21 日首次就诊于首都医科大学附属北京妇产医院内分泌科。LMP:2021 年 3 月 29 日,月经淋漓不尽,口服止血药(具体不详)后于 2021 年 4 月 15 日出血停止。患者既往月经规律。2018 年起,无明显诱因出现月经紊乱,月经周期 10~60 天,经期延长,10余天,量时多时少,无痛经。患者曾因月经量多导致贫血,Hb 60g/L。2019年于当地医院行宫腔镜下内膜诊刮术,术后病理:增殖期子宫内膜。术后给予屈螺酮炔雌醇片(Ⅱ)治疗4个月,服药期间能有规律撤退性出血,停药至今月经紊乱。

1. **既往史** 无高血压、糖尿病、心脏病等慢性疾病史。否认肝炎、结核、艾滋病、梅毒等传染病病史。否认重大手术史、外伤史。

2. **孕产史** G_2P_1,自然流产1次。

3. **家族史** 无家族遗传病病史。

4. **体格检查** 身高170cm,体重73kg,腰围84cm,臀围97cm,血压130/77mmHg。

5. **妇科检查** 外阴正常,阴道通畅,黏膜光滑,子宫颈光滑,子宫前位,正常大小,无压痛,双附件区未及明显异常。

6. **辅助检查**

(1)性激素六项结果见表7-1。

表 7-1 性激素六项结果

检测日期	FSH/ (IU·L^{-1})	LH/ (IU·L^{-1})	E$_2$/ (pg·ml^{-1})	P/ (ng·ml^{-1})	PRL/ (ng·ml^{-1})	T/ (ng·dl^{-1})
2021年 3月20日	3.54	1.77	67.88	0.39	6.92	-
2021年 4月12日	1.13	4.15	510.93	0.42	18.33	25.43
2021年 6月16日	2.50	0.87	72.73	3.12	10.87	20.00

(2)经阴道妇科超声

1)2021年4月19日:子宫前位,子宫体大小5.1cm×4.8cm×4.0cm。内膜厚约1.0~1.27cm,内膜回声不均。左卵巢大小及形态正常,右卵巢内可见大小 2.9cm × 2.6cm 的囊性回声。

2)2021 年 4 月 22 日首都医科大学附属北京妇产医院:子宫前位,子宫体大小 5.3cm × 5.2cm × 4.1cm。肌层回声均匀,子宫腔居中,内膜厚约 1.2cm,回声不均。右卵巢长径 4.2cm,内有一直径 3.3cm 的囊腔。左卵巢长径约 2.6cm,回声未见异常。

(3)其他:AMH 1.50ng/ml;肝肾功能、甲状腺功能、血常规、肾上腺功能、雄激素无异常。

7. 初步诊断

(1)卵泡囊肿。

(2)异常子宫出血。

8. 诊疗经过　2021 年 4 月 27 日患者再次出血,2021 年 5 月 9 日开始口服屈螺酮炔雌醇片(Ⅱ)(每日 1 次,1 次 1 片)及裸花紫竹片治疗,服药期间有极少量阴道出血。2021 年 5 月 19 日停用屈螺酮炔雌醇片(Ⅱ),当天阴道超声显示内膜厚 1.56cm。2021 年 5 月 22 日再次出血。2021 年 6 月 2 日阴道超声:子宫体大小 4.9cm × 5.6cm × 4.7cm。肌层回声均匀,子宫腔居中,内膜厚约 0.9cm,回声不均。右卵巢长径 2.7cm,左卵巢长径 2.7cm,回声未见异常。2021 年 6 月 4 日开始服用地屈孕酮(1 天 2 次,1 次 1 片),2021 年 6 月 13 日停用地屈孕酮。2021 年 6 月 16 日复诊,停用地屈孕酮 3 天,暂无撤退出血。当天经阴道超声显示子宫内膜厚 1.05cm。性激素六项:FSH 2.50IU/L,LH 0.87IU/L,E_2 72.73pg/ml,P 3.12ng/ml,PRL 10.87ng/ml,T 20.00ng/dl。

二、病例分析

1. 概念　卵泡在生长发育过程中发生闭锁或不破裂,导致卵泡液积聚,卵泡扩张,直径大于 2.5cm 称为卵泡囊肿。卵泡囊肿通常为单个囊肿,仅少数情况下可有数个囊肿,因此也称孤立性卵泡囊肿。多见于育龄期女性,尤多见于月经初潮后不久或围绝经期女性,也可见于胎儿或绝经后 7 年的女性。

2. 临床表现 一般无自觉症状。有时可因卵泡持续分泌雌激素引起异常子宫出血,甚至子宫内膜过度增生。在幼女中,可引起假性性早熟。本例患者月经前 5 天(2021 年 4 月 22 日)的性激素六项结果显示:FSH 1.13IU/L,LH 4.15IU/L,E_2 510.93pg/ml,P 0.42ng/ml,PRL 18.33ng/ml,TST Ⅱ 25.43ng/dl。正常情况下,月经来潮前 5 天应该属于黄体期,黄体未萎缩,孕激素分泌处于高峰期,但该患者孕激素水平仅为 0.42ng/ml。结合当日 E_2 水平高,达到 510.93pg/ml,且当日经阴道 B 超显示,右卵巢内有一直径 3.3cm 的囊腔,推测可能是卵泡囊肿。卵泡囊肿内的颗粒细胞分泌大量雌激素聚集在卵泡液中,导致血中 E_2 水平高。随着卵泡囊肿的萎缩消退,卵泡液内 E_2 含量减少,造成了该患者发生雌激素撤退性出血。综上,该患者的月经应该是卵泡囊肿引起的无排卵性、雌激素撤退性出血。

3. 鉴别诊断

(1)未破卵泡黄素化综合征(luteinized unruptured follicle syndrome,LUFS):是指卵泡成熟但不破裂,卵细胞未排出而原位黄素化,形成黄体并分泌孕激素,引起效应器官发生一系列类似排卵周期的改变。LUFS 有孕激素的周期性改变,而卵泡囊肿由于颗粒细胞没有发生黄素化,无法合成孕激素,所以没有孕激素的周期性改变。

(2)卵巢病理性肿瘤:卵泡囊肿应注意与卵巢的病理性肿瘤、囊肿相鉴别。卵泡囊肿一般可自行吸收、消失,且其大小变化可能伴随血清雌激素水平的变化,可监测卵泡囊肿大小与血清 E_2 水平的动态变化、肿瘤标志物等,与卵巢的病理性肿瘤、囊肿相鉴别,避免将卵泡囊肿误诊为病理性卵巢肿瘤、囊肿而手术治疗损伤卵巢功能。

(3)卵巢颗粒细胞瘤:是一类最常见的卵巢性索间质肿

瘤,绝大多数颗粒细胞瘤都具有分泌雌激素的功能,因而需要与卵泡囊肿相鉴别。卵泡囊肿与卵巢颗粒细胞瘤虽然都可能有雌激素水平的升高与 B 超下肿物的表现,但 B 超下卵泡囊肿多为囊性无回声,且随着囊肿的萎缩,卵泡囊肿会逐渐消退,雌激素水平会有降低。颗粒细胞瘤 B 超检查多为实性或囊实性混合性肿物,且雌激素水平不会波动,肿物不会自行消退。

(杨　瑜)

病例 45　先天性泌尿生殖道畸形合并多发性子宫肌瘤

一、病历摘要

44 岁女性,主因"经量增多 5 年,尿频、尿急 6 个月"于 2020 年 4 月 7 日就诊于怀化市第一人民医院妇瘤科。患者自 2015 年 B 超检查发现子宫肌瘤,定期复查逐年增大。2019 年 8 月患者开始出现尿频、尿急不适。

1. **既往史**　既往体健,否认慢性病及传染病病史,2011 年因"甲状腺结节"行甲状腺部分切除术。

2. **月经史**　14 岁月经初潮,月经周期 7 天 /25 天;LMP:2020 年 3 月 30 日。既往月经量正常,近 2 年来经量明显增多。无痛经,有血块。

3. **婚育史**　22 岁结婚,非近亲结婚,配偶体健,G_5P_2,自然流产 3 次,1999 年剖宫产一活女婴,2004 年剖宫产一活女婴。否认产后大出血史。

4. **个人史、家族史**　无特殊个人史,否认家族性遗传病病史,母亲、外祖母有甲状腺肿大,无子宫畸形及肾脏缺如的情况。

5. 体格检查 身高 156cm，体重 55kg，BMI 22.6kg/m^2。血压 110/60mmHg，脉搏 77 次/min，眼睑结膜苍白，乳房发育 Tanner 分期 V 期，阴毛发育 Tanner 分期 V 期。

6. 妇科检查 女性外阴，阴道光滑通畅，左侧子宫颈光滑，子宫颈口可见一大小约 0.5cm 的息肉样赘生物，子宫颈无举痛及摇摆痛，扪及双子宫，子宫前位，子宫大小及形态失常，子宫增大如孕 3 个月余大小，可扪及多个肿块，较大者位于子宫前壁，约 5cm。

7. 辅助检查

(1)血常规：WBC 7.7×10^9/L，Hb 106g/L，PLT 355×10^9/L，红细胞比容 0.33，红细胞平均体积 79.6fL。

(2)生化全项、凝血功能正常。

(3)甲状腺功能 + 抗体：T$_3$ 0.99ng/ml，T$_4$ 97.3ng/ml，TSH 1.50mIU/ml，TPOAb2.0IU/ml，TRAb <0.3IU/L。

(4)性激素六项：FSH 10.72IU/ml，LH 20IU/ml，PRL 19.45ng/ml，E$_2$ 3.00pg/ml，T 0.36ng/ml，P 3.49ng/ml。

(5)AMH：0.059ng/ml。

(6)CA12-5：21.77U/ml。

(7)HPV 51 型阳性，余项阴性。

(8)子宫颈 TCT+DNA 定量：未见上皮内病变或恶性细胞。

(9)肝、胆、脾、胰、泌尿系统彩超：胆囊息肉样改变，左肾孤立肾。

(10)乳腺彩超：左乳囊肿，BI-RADS 2 类。

(11)甲状腺超声：甲状腺右侧叶多发实性结节，ACR TI-RADS 3 类。

(12)妇科超声(经腹经阴道联合探查)：盆腔内探及 2 个子宫声像，子宫体大小、形态失常，可见 2 个子宫颈管回声，大小约 45mm×40mm，回声不均匀，内见多个囊性暗区，两子宫肌壁内均探及多个低回声团,左侧子宫最大者位于前壁,向外凸起,大小约 50mm×32mm,右侧子宫最大者位于前壁下段,向外凸起,大小约 63mm×36mm,CDFI 可见少量血流信号。另于右侧子宫腔内探及低回声团,大小约 29mm×29mm,CDFI 可见血流信号。内膜分别为 9mm(右)、7mm(左)。右侧卵巢显示不清,左侧卵巢可见。双侧附件区未见明显包块。超声提示,先天性子宫发育异常,双子宫、双子宫颈;双子宫多发性肌瘤声像;右侧子宫腔内低回声团,疑似黏膜下子宫肌瘤(图 7-4)。

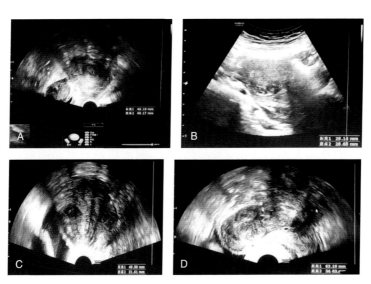

图 7-4　妇科超声(经腹经阴道联合探查)

A. 2 个子宫颈管回声,大小约 45mm×40mm,回声不均,内见多个液性暗区;B. 右侧子宫腔内低回声团,大小 29mm×29mm,CDFI 可见血流信号;C. 左侧子宫最大低回声团,大小约 50mm×32mm;D. 右侧子宫前壁下段向外突出的低回声团,大小 63mm×36mm。

8. 诊断

(1)阴道斜隔综合征 Ⅱ 型。

(2)多发性子宫肌瘤:子宫颈肌瘤、黏膜下子宫肌瘤。

（3）子宫内膜息肉。

（4）轻度贫血。

（5）多发性甲状腺结节。

（6）胆囊息肉。

9. 治疗　宫腔镜检查、开腹子宫肌瘤切除术。

10. 宫腔镜检查提示　左侧子宫颈外观形态大致正常，右侧阴道壁可见有孔斜隔，考虑为阴道斜隔综合征 Ⅱ 型。宫腔镜探查左侧子宫腔深度 6cm，子宫腔形态不正常，子宫腔呈桶状，未见输卵管开口，子宫内膜较薄。右侧阴道壁见有孔斜隔，探针探查未能进子宫腔。遂行左侧子宫腔诊断性刮宫术，术后病理为子宫内膜息肉。

11. 开腹子宫肌瘤切除术　术中探查见盆腔有双子宫，双子宫形态均失常，左侧子宫扪及多发子宫肌瘤，较大者呈哑铃状，位于子宫阔韧带处，大小约 5cm×6cm，右侧子宫底可扪及多发子宫肌瘤，较大者大小约 6cm×5cm，右侧子宫骶韧带处扪及一大小约 4cm×5cm 的肌瘤，剥离肌瘤后见肌瘤穿透子宫腔，探查右侧子宫腔可见一大小 3cm×3cm 黏膜下子宫肌瘤，膀胱与子宫颈之间可扪及一直径约 7cm 肌瘤，逐步分离肌瘤，见肌瘤蒂源于右侧子宫颈，因肌瘤较大，分离肌瘤后右侧子宫颈已残缺近 2/3，若缝合可能导致子宫颈管狭窄、子宫腔经血潴留，遂行右侧子宫体切除及部分子宫颈切除。

12. 术后病理结果　子宫平滑肌瘤、黏膜下子宫肌瘤、子宫颈息肉。

13. 术后 1 年随访　术后 1 年复查妇科彩超提示未见明显子宫肌瘤，患者月经经量较术前减少，月经周期 3~4 天 /25 天，精神状况改善，无疲乏感。复查血常规：Hb 126g/L，尿频、尿急症状缓解。

二、病例分析

1. 女性在胚胎早期有 2 对中肾管及 1 对副中肾管。女性生殖管道来自 1 对副中肾管,副中肾管发生于胚胎第 6 周,当副中肾管生长时与对侧副中肾管相遇并融合,形成子宫 - 阴道管道。双子宫为两侧副中肾管未融合,各自发育形成 2 个单角子宫和 2 个子宫颈,2 个子宫颈可分开或相连,子宫颈间也可有交通管,可为一侧子宫颈发育不良、缺如,双子宫可伴有阴道纵隔或斜隔。阴道斜隔分为 3 类(图 7-5):Ⅰ型为无孔斜隔,隔后的子宫与外界及另侧子宫完全隔离,子宫腔积血聚积在隔后腔;Ⅱ型为有孔斜隔,隔上有小孔,隔后子宫与另侧子宫隔绝,经血通过小孔滴出,引流不畅;Ⅲ型为无孔斜隔

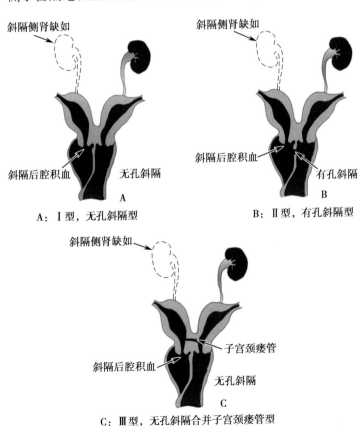

A:Ⅰ型,无孔斜隔型

B:Ⅱ型,有孔斜隔型

C:Ⅲ型,无孔斜隔合并子宫颈瘘管型

图 7-5　阴道斜隔综合征分型

合并子宫颈瘘管,在两侧子宫颈间或隔后腔与对侧子宫颈之间有小瘘管,有隔一侧子宫经血可通过另一侧子宫颈排出,但引流亦不通畅。该患者宫腔镜探查见右侧阴道壁有孔斜隔,考虑为阴道斜隔综合征Ⅱ型。

2. 子宫先天性畸形常合并泌尿系统畸形,为一侧中肾管下部的发育障碍,导致米勒管及生肾和输尿管芽的发育异常,造成一侧肾、输尿管和膀胱的缺如或发育不全。该患者双子宫双子宫颈合并一侧子宫颈发育不良,伴有泌尿系统畸形:右侧肾脏输尿管缺如。询问患者月经史,月经周期正常,另一侧由于阴道斜隔容易导致经血潴留,经血反流可导致输卵管积血,结合患者一侧肾脏缺如的诊断,容易误诊为异位肾脏伴有重度积水,该患者缺乏右侧肾脏和右侧输尿管,左肾无积水,输尿管走行无异常,且肾功能正常,故患者泌尿系统畸形无需手术治疗。

3. 多发性子宫肌瘤是常见的妇科疾病,但生殖道畸形合并泌尿系统畸形以及多发性子宫肌瘤伴随月经量过多的病例罕见。该患者双侧子宫均多发子宫肌瘤,且肌瘤位置非常特殊,尤其是子宫颈肌瘤、阔韧带肌瘤、黏膜下子宫肌瘤,其中子宫颈肌瘤切除过程可能出现膀胱、输尿管损伤、大出血等风险,况且患者为左肾孤立肾,更需警惕输尿管损伤。开腹术中见子宫颈肌瘤位于子宫颈与膀胱之间,肌瘤占据子宫颈的2/3,剔除后子宫颈缺损,无法缝合,故行右侧子宫体切除及部分子宫颈切除。术后1个月患者月经自然来潮,月经量较术前减少,贫血症状改善。患者43岁已育有2女,无生育要求,术前检查提示卵巢储备功能下降,术前应告知患者卵巢储备功能减退情况,因手术创伤较大,术后可能无法生育,术后需复查性激素六项及AMH评估卵巢功能。

(蒋玲玲)

病例46 青春期排卵障碍型异常子宫出血1例

一、病历摘要

10岁女性,主因"初潮起月经不规律半年,阴道出血多3天"于2021年3月25日就诊于清华大学附属垂杨柳医院,患者半年前月经来潮,期间间断出血,无明显规律性,出血时每天2~3片卫生巾,近3日出血量增多,有血块,在学校上课期间因头晕,持续半小时,需要伏桌休息,无腹痛,不伴有尿频、尿急、尿痛、排便困难、便秘、肛门坠胀感等不适。

1. **既往史** 体健,否认慢性疾病史,无性生活史,否认手术史、外伤史、输血史,否认过敏史。

2. **体格检查** 体温36.5℃,脉搏114次/min,血压133/83mmHg。步入病房,神志清楚,查体合作。面部见痤疮,乳房发育可,外生殖器发育正常,肛门指诊示子宫及双附件未及异常。身高166cm,体重70kg,BMI 25.40kg/m^2。

3. **辅助检查(2021年3月25日)** 血常规:WBC 7.6×10^9/L,Neut% 67.5%,Hb 73g/L,PLT 431×10^9/L;钾4.08mmol/L,ALT 7.0U/L,GLU 4.85mmol/L;凝血酶原时间12.5s;性激素水平:E_2 96.0pmol/L,FSH 4.4mIU/L,LH 8.5mIU/L,P<0.159nmol/L,T 0.245nmol/L,PRL 340.0μIU/ml。

4. **妇科超声** 子宫大小44mm×39mm×28mm,子宫内膜厚约4mm。双附件区未见明显异常。

5. **初步诊断**
(1)异常子宫出血(AUB-O)。
(2)中度贫血。

6. 治疗措施　给予蔗糖铁纠正贫血,氨甲环酸 0.5g 止血,屈螺酮炔雌醇片(Ⅰ),1 片,q.8h.,口服。

7. 随访　口服屈螺酮炔雌醇片(Ⅰ)24 小时后出血明显减少。2021 年 3 月 27 日查阴道无出血;2021 年 3 月 29 日 Hb 80g/L,屈螺酮炔雌醇片(Ⅰ),1 片,q.12h.,口服;2021 年 4 月 1 日屈螺酮炔雌醇片(Ⅰ),1 片,q.d.,口服;2021 年 4 月 5 日 Hb 105g/L;2021 年 4 月 7 日因咳嗽自行停药。于 2021 年 4 月 12 日因 "阴道出血多半天" 再次就诊。来院前半天阴道出血多,有血块,伴腹痛,每 2 小时 1 片卫生巾,急诊来院。再次查体:体温 36.6 ℃,脉搏 89 次 /min,血压 115/60mmHg。查体:卫生巾可见中等量血迹,腹部无压痛。辅助检查(2021 年 4 月 12 日):GLU 6.47mmol/L,ALT 27U/L,钾 4.1mmol/L,氯 103.5mmol/L;血常规:WBC 13.5×10^9/L,Neut 11.3×10^9/L,淋巴细胞百分比(Lym%)11.8%,Hb 110g/L,PLT 425×10^9/L;凝血四项阴性。妇科超声检查,子宫大小 42mm × 45mm × 30mm,肌壁回声均,内膜厚 11mm。

8. 二次就诊诊断　异常子宫出血(AUB-O)。

9. 治疗方案　口服琥珀酸亚铁纠正贫血,静脉滴入氨甲环酸 0.5g 止血,屈螺酮炔雌醇片(Ⅰ)1 片 q.8h. 口服。2021 年 4 月 22 日查 Hb 105g/L,嘱其 2021 年 5 月 1 日停用屈螺酮炔雌醇片(Ⅰ),待撤退性出血后复诊。

二、病例分析

青春期 AUB-O 是由性腺轴发育不完善、性激素分泌失调、卵巢不能规律排卵等原因造成的,HPO 轴的精细调节尚未成熟,导致无排卵或稀发排卵,孕激素缺乏。主要表现为月经频发、月经量增多、子宫不规则出血等,容易发生急性突破性大量出血,造成贫血。该患者大量出血 3 天后,Hb 低至 73g/L,已是中度贫血,对于青春期排卵障碍性贫血,治疗的目标是止血和调整月经周期,以药物治疗为主,药物治疗以激素治疗为主。止血方式推荐孕激素内膜脱落法或短效复方口服避孕药（COC）治疗。对于青春期患者，因不良反应较多，不推荐高效合成孕激素内膜萎缩法。不推荐常规使用诊刮或宫腔镜检查，因子宫内膜病变的风险不高，仅在药物治疗效果不佳、怀疑或不能除外子宫器质性病变时应用。对这类患者选择孕激素内膜脱落法还是 COC，要根据患者 Hb 的情况，如果选择孕激素内膜脱落法，患者的 Hb 至少要 ≥80g/L，最好是 ≥90g/L，因为内膜发生 1 次撤退性出血，患者的 Hb 可能会减少 10~20g/L，该患者 Hb<80g/L，故不适用于内膜脱落法，而应是选择 COC。有研究显示 COC 用于 AUB-O 急性期出血，用药 35 小时可完全控制出血。该患者服用 COC 后 24 小时出血明显减少，48 小时后阴道出血完全停止，达到了很好的临床疗效。对青春期排卵障碍性出血，调整周期同样重要。这类患者调整周期方案多推荐天然孕激素或地屈孕酮定期撤退法及采用 COC，可连续用药 3~6 个月作为 1 个疗程，停药并观察效果。如异常子宫出血复发，可积极重新开始治疗。不推荐常规应用雌、孕激素序贯疗法，仅在少见的情况，如孕激素治疗后不出现撤退性出血，考虑是内源性雌激素水平不足时应用。在初潮前几年，月经不规律是常见的，但是需要治疗与管理。该患者年龄偏小，半年前刚刚初潮，HPO 轴还没成熟，月经的周期调控以不发生急性出血过多而造成感染与贫血为原则，不必调整子宫内膜每月脱落模式。该患者可以严密观察月经情况，保持月经规律。该患者 BMI 已超重，对今后的月经和身体健康可能会有不良影响，应积极改善生活方式，加强体育锻炼、减重。该患者必要时还可以进一步完善其他检查如甲状腺功能等，以排除其他内分泌疾病。

　　该患者在就诊治疗过程中，2 次应用了屈螺酮炔雌醇片（Ⅰ）止血，第 2 次用药时有诊治失误的地方。患者第 1 次就诊时，分析病因，结合病史、超声辅助检查，可以除外器

质性病变,患者的凝血功能正常,可除外 AUB-C,按照分类
(FIGO2011)PALM-COEIN 系统,诊断 AUB-O 是正确的,应用
COC 止血也是合理的治疗。但第 2 次患者因阴道出血就诊
时,患者的出血是因为口服 COC 后撤退性出血,是 AUB-I,在
药物作用下子宫内膜已是分泌期,且患者的 Hb 升至 110g/L,
有撤退性出血的基础,临床上应给予期待治疗,在止血、补血
的前提下,观察为主,酌情干预,让子宫内膜脱落来达到止血
和调经的目的,不适合 COC 止血,这是治疗上不妥当的地方,
说明临床上部分医师对于 COC 应用的不合理,妇科内分泌
的知识还没掌握。临床上还有一个常见现象,就是患者及家
属对 COC 的误解,对青春期的孩子,COC 的应用往往会遭到
家属的干扰,对 COC 应用的误解和对 COC 副作用的过多夸
大,如担心体重的增加、今后对生育的影响、对药物的依赖等。
根据 WHO《避孕方法选用的医学标准》推荐,月经初潮后,
青少年应用 COC 的适用级别为 1 级,即可安全地应用 COC。
关于应用 COC 对体重增加的担心,应告知处于青春期的女性
由于生理因素会造成体重变化,COC 对体重无明显影响,以
提高患者的依从性。

　　总之,青春期排卵障碍性异常子宫出血,要以止血和调
经为目标,对于初潮还不足 1 年的年龄偏小的患者,更应掌
握好用药指征,既需要在患者出现急性出血导致贫血时积极
采取性激素治疗,还要考虑这部分患者青春期月经周期可能
偏长的特殊情况,避免过度纠正月经周期而用药。在止血方
案的选择上,COC 用于青春期排卵障碍性子宫出血是首选止
血方案,月经初潮后,排除禁忌证就可安全用药。对 COC 的
认识误区是青春期排卵障碍性异常子宫出血治疗中常见的
问题,还需要医生在用药的过程中做好和患者及患者家属的
沟通。

(赵桂君)

病例 47　地屈孕酮治疗围绝经期异常子宫出血伴子宫腺肌病痛经 1 例

一、病历摘要

52 岁女性,已婚,G_2P_1。2021 年 9 月因"月经不规律 3 年,间断阴道淋漓出血 3 个月余伴痛经"就诊于首都医科大学附属北京妇产医院内分泌门诊。既往月经规律,3 年前出现月经紊乱,7~33 天 /20~90 天,量多,痛经严重,LMP:2021 年 8 月 24 日。2021 年 2 月至 5 月未行经,3 个月前来潮后阴道出血淋漓不尽 2 个月,遂于当地医院就诊,给予黄体酮口服治疗。1 个月前再次淋漓出血,量多,伴头晕、心悸、乏力,当地医院给予云南白药止血。情绪尚可,无明显潮热、出汗。

1. **既往史**　有痛经史。

2. **家族史**　否认乳腺癌、子宫内膜癌等家族史。

3. **专科查体**　外阴已婚型,阴道通畅,子宫颈光滑,子宫前位,增大如孕 6 周,质硬,无压痛,双附件区未触及明显异常。

4. **辅助检查**　2021 年 9 月性激素检查:FSH 42U/L,LH 20.79U/L,E_2 58.49pg/ml;AMH <0.06ng/ml;hCG <1.2IU/L;超声提示:子宫内膜厚 0.9cm,子宫回声不均,子宫腺肌病。乳腺钼靶 BI-RADS 2 类,双侧乳腺增生;骨密度 144.8mg/cm^3(正常范围)。生化全项、血常规、CRP、皮质醇、肿瘤标志物均在正常范围。

5. **初步诊断**

(1)围绝经期异常子宫出血。

(2)子宫腺肌病。

(3)痛经。

6. 治疗经过   给予地屈孕酮 10mg,每日 2 次口服共 10 天,停药后月经来潮。月经第 5 天应用雌二醇 1mg/ 雌二醇 1mg 地屈孕酮 10mg 每日 1 片,患者出现严重痛经,服用止痛药症状无明显改善,遂更换方案继续给予地屈孕酮 10mg,每日 1 次口服,从月经周期第 5 天开始,每周期服用 20 天,连用 3 个月,月经规律,痛经明显改善。

二、病例讨论

患者 52 岁,3 年前出现月经不规律,现阴道流血淋漓不尽 3 个月,考虑为围绝经期异常子宫出血。该患者为围绝经期女性,经全面检查,结合 FSH、LH 水平升高,确诊为排卵功能障碍性异常子宫出血合并子宫腺肌病、痛经。治疗原则是止血、调整月经周期、减少经量,减轻痛经,防止子宫内膜癌变。患者首诊完善相关检查,确诊后,给予地屈孕酮进行药物刮宫撤退性出血后,达到止血目的,因为地屈孕酮对子宫内膜分泌期的转化作用较强,停药后子宫内膜脱落较完全,适用于体内有一定水平的雌激素、Hb>80g/L 的患者。对于围绝经期排卵功能障碍性出血的患者,止血只是第一步,调整月经周期是治疗的根本,也是巩固疗效避免复发的关键,遂常规给予序贯方案,雌二醇片 / 雌二醇地屈孕酮(1mg:1mg:10mg)调整月经周期,但患者又出现明显痛经,这是因为,患者合并有子宫腺肌病,此病为雌激素依赖性,而雌二醇片 / 雌二醇地屈孕酮(1mg:1mg:10mg)含有雌激素,所以患者月经来潮后又出现明显痛经。考虑患者虽处于围绝经期,但并没有绝经,雌激素处于波动状态,主要缺乏孕激素,患者在无明显雌激素缺乏症状时,可以周期用孕激素调节月经周期。

结合本病例特点,首选地屈孕酮治疗。对于围绝经期异常子宫出血,口服孕激素与左炔诺孕酮宫内节育系统均是一线治疗。考虑到该患者长期淋漓出血导致身心影响,故很难接受放置左炔诺孕酮宫内节育系统后可能出现的点滴出血。而口服孕激素可使子宫内膜转化为分泌期，达到止血及调整月经周期的作用，且易于及时合理调整剂量。口服孕激素的种类包括地屈孕酮、黄体酮、醋酸甲羟孕酮等。但针对该患者，围绝经期女性异常子宫出血合并子宫腺肌病痛经首选地屈孕酮，因为地屈孕酮接近天然孕激素，对孕激素受体具有高度选择性，不仅可有效调整月经周期，而且对子宫腺肌病痛经也有特别的益处。因为地屈孕酮可以抑制子宫内膜异位症中多种因素介导的炎症，直接或间接通过抑制子宫内膜异位性植入中的基质细胞核因子 -κB 的表达来抑制 TNF-α 和 IL-8 的表达，子宫内膜异位症患者的细胞因子分泌更高，而且可通过应激介质促肾上腺皮质激素释放激素进一步增强，地屈孕酮可消除促肾上腺皮质激素释放激素介导的炎症，显著抑制异位内膜病变组织基质金属蛋白酶和血管生成因子的表达，动物实验中地屈孕酮能抗增殖、促凋亡，显著减少内异症的病变组织，直接、迅速抑制子宫平滑肌收缩，显著降低痛经总评分、减轻内异症患者的疼痛症状。因其较强的子宫内膜分泌期转化作用，地屈孕酮周期性应用，可显著减少月经出血量和出血时间。

（谷牧青　代荫梅　阮祥燕）

参考文献

［1］DULICEK P, SADILEK P, BERANEK M, et al. Thrombophilia work-up in females with venous thromboembolism in association with oral contraceptive use: results, strategy and clinical application of testing. Journal of Hematology & Thromboembolic Diseases, 2017, 5 (5): 1-5.

［2］WILLIAMS JS, MACDONALD MJ. Influence of hormonal contraceptives on peripheral vascular function and structure in premenopausal females: a review. American Journal of Physiology: Lung Cellular & Molecular Physiology, 2021, 320 (1): 77-89.

[3] OEDINGEN C, SCHOLZ S, RAZUM O. Systematic review and meta-analysis of the association of combined oral contraceptives on the risk of venous thromboembolism: The role of the progestogen type and estrogen dose. Thrombosis Research, 2018, 165: 68-78.

[4] DRAGOMAN MV, TEPPER NK, FU R, et al. A systematic review and meta-analysis of venous thrombosis risk among users of combined oral contraception. International Journal of Gynaecology and Obstetrics, 2018, 141 (3): 287-294.

[5] KEENAN L, KERR T, DUANE M, et al. Systematic review of hormonal contraception and risk of venous thrombosis. The Linacre Quarterly, 2018, 85 (4): 470-477.

[6] BRAGA GC, BRITO MB, FERRIANI RA, et al. Effect of the levonorgestrel-releasing intrauterine system on cardiovascular risk markers among women with thrombophilia or previous venous thromboembolism. International Journal of Gynaecology and Obstetrics, 2020, 148 (3): 381-385.

[7] 李启 , 马晓亮 . 双子宫、双阴道畸形并一侧子宫阴道积血及单肾缺如一例 . 临床放射学杂志 , 2018, 37 (6): 1064.

[8] 中华医学会妇产科学分会妇科内分泌学组 . 排卵障碍性异常子宫出血诊治指南 . 中华妇产科杂志 , 2018, 12 (53): 801-807.

[9] 中华医学会妇产科学分会内分泌学组及指南专家组 . 多囊卵巢综合征中国诊疗指南 . 中华妇产科杂志 , 2018, 1 (53): 2-6.

[10] BURNEY RO, GIUDICE LC. Reprint of: Pathogenesis and pathophysiology of endometriosis. Fertility and Sterility, 2019, 112 (4): e153-e161.

[11] LIANG B, WU L, XU H, et al. Efficacy, safety and recurrence of new progestins and selective progesterone receptor modulator for the treatment of endometriosis: a comparison study in mice. Reprod Biol Endocrinol, 2018, 16 (1): 32.

[12] KATSUHIKO Y, GEN-ICHIRO S, HIROMI M, et al. The steroid hormone dydrogesterone inhibits myometrial contraction independently of the progesterone/progesterone receptor pathway. Life ences, 2018, 207: 508-515.

第八章　生育力保护

病例 48　不孕症合并宫颈癌保护生育力 1 例

一、病历摘要

31 岁女性,BMI 19.5kg/m², 已婚未育,既往异位妊娠 2 次,已手术切除两侧输卵管,末次手术时间为 2018 年 3 月,于温州医科大学附属第二医院行腹腔镜手术,术后常规随访时检查 TCT 提示非典型腺细胞,查 HPV 均阴性。于 2018 年 5 月 2 日行分段诊刮术,术后病理结果提示(子宫颈管组织):少量组织,至少是高级别鳞状上皮内病变伴累及腺体;(子宫内膜):呈分泌早期反应。遂于 2018 年 5 月 15 日行阴道镜下子宫颈活检术,术后病理结果提示,①子宫颈 2 点、7 点鳞状细胞癌伴浸润;②子宫颈 4 点、10 点高级别鳞状上皮内病变(CIN 3,累及腺体),小灶区浸润。妇科查体提示,子宫颈轻度柱状上皮异位,子宫前位,正常大小;三合诊提示子宫旁组织软,无明显增厚。行 MRI 检查提子示宫颈异常信号,结合临床,提示宫颈癌,必要时建议 MRI 增强。查鳞状细胞癌相关抗原等肿瘤标志物均在正常范围。目前诊断:宫颈鳞状细胞癌ⅠB1 期。

患者有强烈的生育要求,其配偶初婚未育,查精子活力正常范围,遂笔者联合生殖内分泌科、病理科、放射科、产科等多学科行 MDT 讨论,并在患者充分知情同意后制订个体化方案:先于生殖内分泌科行取卵并冻胚,再妇科干预行保留生育功能的宫颈癌手术,待术后根据患者情况选择合适的时间胚胎移植。2018 年 7 月 9 日温州医科大学附属第二医院生殖中心取卵,共获得 5 枚优质胚胎。2018 年 8 月 13 日行宫颈广泛切除术、盆腔淋巴结切除术及宫颈环扎术,术中探查:子宫前位,正常大小,宫颈略增粗,质地中等,子宫旁组织软,双侧输卵管缺如,双侧卵巢外观无特殊。术中先行髂总淋巴结、腹股沟深淋巴结及闭孔淋巴结切除术,术中冰冻病理提示均阴性,遂按照原定计划行宫颈广泛切除术,并同时行宫颈环扎术,术中在子宫腔中放置 10 号硅胶导尿管降低子宫颈管粘连的发生风险。手术过程顺利,术后患者恢复良好。术后病理提示:高级别鳞状上皮内病变伴原位累及腺体,2 块见微小浸润性鳞状细胞癌,浸润深度 1mm,浸润宽度 4mm,2 块见微小浸润性腺癌,浸润深度 2mm,浸润宽度 4mm,淋巴结、脉管、神经、切缘、子宫旁均阴性;免疫病理:微小浸润性腺癌区 P16(+++),Ki-67(90%),CK-L(+),CK-H(弱阳),CK7(+),MOC31(弱阳),CD44(部分 -)。术后随访 2 次,查 TCT 及 HPV 均阴性,查 B 超提示子宫平位,大小 42mm×28mm×31mm,内膜厚约 6mm。查鳞状细胞癌相关抗原正常范围。术后半年,即 2019 年 4 月 1 日冻胚移植,2019 年 4 月 15 日查血 hCG 1 146mIU/ml,2019 年 5 月 15 日查 B 超提示宫内早孕,如孕 61 天。患者顺利进入孕中期,开始定期产检。孕 23^{+5} 周时因性生活后阴道流血住院治疗 4 天,入院时查 B 超提示“宫内单活胎,如孕 23^{+} 周,胎盘位于子宫前壁,下缘距宫内口 30mm”,症状缓解后出院。孕 28^{+4} 周时无明显诱因下出现阴道流血,量如月经量,色鲜红,再次住院,次日行地塞米松促胎肺成熟,并积极保胎治疗,至孕 30 周时再次阴道流血,阵发性,最多出血量 200ml 左右,再次 MDT 讨论后决定立即终止妊娠,行古典式剖宫产术,娩出一活婴,体重1 400g,术中出血1 500ml,积极输血治疗,并子宫行B-Lynch缝合止血。术后患者恢复良好,新生儿转新生儿科进一步诊治,经机械通气,猪肺磷脂注射液促肺成熟,抗炎及止血治疗1个月后,体重2 230g,奶量30ml,每2小时1次。

二、病例分析

1. 宫颈癌是妇科最常见的恶性肿瘤之一。宫颈癌筛查的广泛应用,使育龄期女性早期宫颈癌的确诊数量明显上升,社会发展以及女性生育年龄的推迟无疑给宫颈癌的治疗带来了新的挑战。故保留生育功能的广泛宫颈切除术(radical trachelectomy,RT)给广大育龄期女性带来希望。并经过多方学者的认证,广泛宫颈切除术与广泛全子宫切除术的预后相当。2018年美国国立综合癌症网络(NCCN)指南采用FIGO 2018年宫颈癌分期,指出保留生育功能治疗仅限于ⅠA期、ⅠB1期(推荐肿瘤最大径≤2cm)的年轻患者,且患者需要有强烈保留生育功能的愿望。特殊组织类型如小细胞神经内分泌癌、肠型腺癌和微偏腺癌等患者不适合保留生育功能。目前大多数学者公认的保留生育功能的适应证:①有强烈的保留生育功能的意愿;②肿瘤组织学为鳞癌、腺癌和腺鳞癌;③FIGO 2018分期ⅠA1~ⅠB2(肿瘤最大径≤2cm);④影像学检查肿瘤局限在子宫颈;⑤无盆腔淋巴结转移和远处转移;⑥年龄小于40岁最合适,最大不超过45岁。以前适应证还包括"无不孕因素",现在随着辅助生育技术水平的提升,这一适应证已被删除。广泛宫颈切除术由Dargent等于1994年首次报道,发展至今,主要包括3种术式:阴式根治性宫颈切除术(vaginal radical trachelectomy,VRT)和腹式根治性宫颈切除术(abdominal radical trachelectomy,ART),还有一种是腹腔镜下根治性宫颈切除术(laparoscopic radical trachelectomy,LRT)或机器人辅助下根治性宫颈切除术(robotic radical

trachelectomy，RRT）。其中 VRT 因需联合腹腔镜下淋巴结切除术，故同时也叫腹腔镜阴式广泛宫颈切除术（laparoscopic vaginal radical trachelectomy，LVRT）。因 FIGO 已 在 2020 年发布关于宫颈癌微创手术的声明：开腹是早期宫颈癌手术的金标准，在选择手术方式的时候，必须充分告知患者不同手术的利弊，故 LRT 在宫颈癌的治疗中已退居二线。Bentivegna E 等对 1 848 例行 VRT 或 ART 的患者进行 meta 分析发现，2 组复发率及活产率相近，但 VRT 妊娠率高于 ART 组，流产率及早产率低于 ART 组。Einstein MH 等发现 ART 平均切除的宫旁组织宽度是 VRT 的 2 倍，ART 对肿瘤直径较大者有较好的预后。故具体施行哪种手术方式，应综合考虑患者情况、意愿及手术医师的经验。对于病理类型来说，已有学者进行研究，鳞癌及腺癌行广泛宫颈切除术，术后无瘤生存期无明显差别。但早期腺癌的卵巢转移率（1.7%~7.7%）明显高于鳞癌，故建议宫颈腺癌在手术的同时行卵巢组织活检以协助确定有无肿瘤转移。淋巴脉管间隙浸润（lymphovascular space invasion，LVSI）阳性是否能施行广泛宫颈切除术目前尚有争议。Biner 等报道 LVSI 阳性的患者复发率为 12%，明显高于 LVSI 阴性患者（2%）；但有学者认为当 LVSI 合并子宫颈间质深部浸润（10mm）才是复发高危因素，也有学者认为合并子宫颈浸润深度 ≤5mm 的早期患者才考虑选择保留生育功能的手术。目前大部分学者认为单独 LVSI 并不是保留生育功能的宫颈癌手术的禁忌证，但术前要结合子宫颈间质浸润情况、淋巴结转移情况、病理类型、病灶大小等情况综合考虑。

2. 对术后至怀孕的间隔时间尚无统一意见，有学者提出至少术后 3 个月后开始尝试怀孕。广泛宫颈切除术后妊娠率为 20%~40%，其中 45% 的患者可达到足月妊娠，25% 的患者在孕 28~36 周早产，5% 发生早于 28 周的极早产。影响妊娠结局的因素可能有：①子宫颈管狭窄，是保留生育能力术后最常见的并发症，发生概率为 6.2%~25%；②子宫颈黏液缺失导致精子的迁移能力下降；③潜在的亚临床子宫内膜炎增加，导致孕期宫内感染和胎膜早破风险增加；④术后子宫颈变短导致早产风险增加。研究结果表明预防性宫颈环扎术可有效预防宫颈切除术后早产的发生。有些学者建议在行广泛宫颈切除术的同时行宫颈环扎术，还有部分学者认为应该在怀孕时行宫颈环扎术。但是宫颈环扎术可能导致子宫颈狭窄和深部感染，目前还没有关于宫颈环扎的正式共识。目前临床上一致认为广泛宫颈切除术后的分娩方式应选择剖宫产，这种方式可以避免破坏重建的子宫颈结构（宫颈环扎术或其他）以减少出血风险。另外，已有阴道分娩后出现子宫颈大出血的病例报告。本案例特殊情况在于术前已明确存在输卵管性不孕，并由生殖内分泌科介入，术前已行取卵并获得优质胚胎，对患者及家属来说已解决生育路途上的一大绊脚石，同时该患者取得良好结果与妇科、生殖内分泌科、病理科、影像科、产科、新生儿的 MDT 团队协作分不开，MDT 团队模式的广泛铺开，是广大疑难疾病患者的福音，将有更多患者从中获益。

（耿筱虹）

病例 49　子宫内膜癌患者生育力保护 1 例

一、病历摘要

34 岁女性，主诉"经期延长 2 年"于 2018 年 10 月 26 日就诊于航天中心医院。患者 12 岁月经初潮，平素月经规律，月经周期 5 天 /30 天，量中，无痛经。2016 年 11 月无诱因出现经期延长至 10~20 天，经量无明显改变，月经周期无改变，无腹痛等不适。2016 年 12 月外院超声：宫腔内可见中强回声,范围约 2.5cm×0.8cm,内未见明显血流信号,未行特殊处理。2017 年 1 月至 2018 年 9 月曾就诊多家医院,2017 年 6 月至 8 月予以止血、口服黄体酮调整周期治疗 3 个月,月经恢复正常,停药后经期仍持续 10 余天,2018 年 2 月至 2018 年 8 月中药治疗,效果均欠佳。LMP:2018 年 10 月 6 日,出血持续 20 天后,于 2018 年 10 月 26 日就诊于笔者所在医院,超声提示:子宫内膜回声不均。因"异常子宫出血(AUB)"建议宫腔镜检查收住院。患病以来,患者无明显体重变化,大、小便正常。

1. **既往史** 体健,否认肝炎、结核、高血压、糖尿病等病史,无重大外伤手术及输血史。否认药物过敏史。

2. **个人史** 24 岁结婚,丈夫体健,

3. **生育史** G_2P_1,足月产 1 次,流产 1 次,末次生产时间为 2008 年 9 月 1 日。

4. **家族史** 父亲患高血压,母亲体健,无高血压、糖尿病、乳腺癌、子宫内膜癌等病史,1 弟,体健。否认家族中有遗传病、传染病及类似病史。

5. **体格检查** 身高 160cm,体重 58kg,BMI 22.6kg/m²,体温 36.4℃,脉搏 76 次/min,呼吸 20 次/min,血压 126/84mmHg,全身皮肤无黄染、出血点、皮肤瘀斑或色素沉着,未见紫纹、白纹,无贫血貌。头颅及全身外观无畸形,无痤疮,毛发分布正常,无多毛表现,颈部无短粗,未见黑棘皮病,心肺未见明显异常,腹软,无压痛,未及异常包块。肛门外观无异常,四肢活动好。

6. **妇科检查** 外阴:已婚式;阴道:通畅,少量白色分泌物,无明显阴道排液及出血;子宫颈:中度柱状上皮外移,无活动性出血;子宫:前位,大小正常,质中,活动好,无压痛;双侧附件区未及异常。

7. **辅助检查**

(1)实验室检查:2018 年 10 月 26 日,血、尿常规、血生化、

甲状腺功能、凝血六项及 CA12-5 等肿瘤标记物均正常。2018
年 10 月 8 日(月经第 3 天)激素六项示,LH 3.28IU/L,FSH
8.68IU/L,PRL 5.95μg/L,P 0.18ng/ml,E_2 72.0pg/ml,T 43.6ng/dl。

(2)子宫颈 TCT(2018 年 10 月)示轻度炎症;HPV(2018
年 10 月)阴性。

(3)经阴道彩超检查(2018 年 10 月 26 日):后位子宫,大
小形态正常,肌层回声均匀,子宫腔线居中,内膜厚度 1.0cm,
回声不均匀,内可见小囊性区。双侧附件区未见明显异常回
声(图 8-1)。

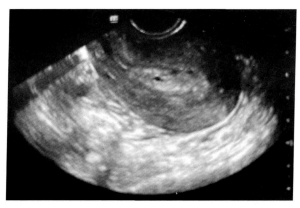

图 8-1 子宫内膜增厚,回声不均,宫腔可见囊性区

8. 治疗

(1)完善检查后行宫腔镜检查,术后病理结果回报
(图 8-2):(子宫内膜、子宫内膜息肉)子宫内膜上皮内瘤变
(endometrial intraepithelial neoplasia,EIN),局灶癌变。免疫
组织化学结果:E-cadherin(+),CK19(+),ER(3+>95%),PR
(3+>95%),WT-1(−),PAX-8(+),CK20(−),CK7(+),HER-2
(0),Ki-67(+<25%)。术后诊断:子宫内膜癌(ⅠA1 期)。

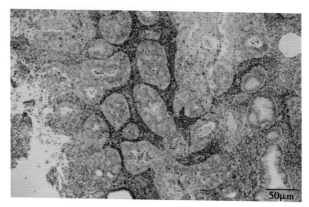

图 8-2　子宫内膜上皮内瘤变,局灶癌变

（2）患者虽然生育 1 胎,但有强烈的生育要求,故采取了保守治疗,首次宫腔镜术后给予甲羟孕酮片 250mg/d 治疗,用药 1 个月后行宫腔镜检查,术中放置左炔诺孕酮宫内节育系统,术后病理（图 8-3）:子宫内膜呈分泌期改变,局灶腺体呈 EIN 改变。甲羟孕酮 250mg/d 与左炔诺孕酮宫内节育系统治疗 3 个月后再次宫腔镜检查,术后病理（图 8-4）:子宫内膜呈增殖期改变。甲羟孕酮 250mg/d 与左炔诺孕酮宫内节育系统治疗 7 个月后宫腔镜复查,病理提示（图 8-5）:分泌期子宫内膜,局部间质纤维增生。甲羟孕酮 250mg/d 与左炔诺孕酮宫内节育系统治疗 27 个月后（2021 年 3 月 16 日）,复查宫腔镜,病理提示（图 8-6）:分泌期子宫内膜,间质纤维增生伴出血,停用甲羟孕酮。鉴于患者处于离异状态,左炔诺孕酮宫内节育系统继续维持治疗。患者 2018 年 11 月 12 日、2019 年 4 月 25 日、2019 年 7 月 8 日 MRI 均未见明显异常。患者保守治疗期间复查 CA12-5 等肿瘤标记物结果正常。

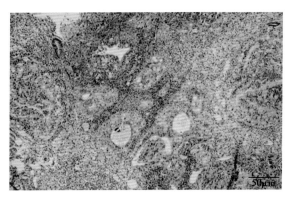

图 8-3　子宫内膜呈分泌期改变,局灶腺体呈子宫内膜上皮内瘤变改变

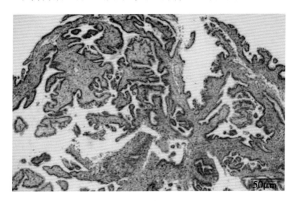

图 8-4　子宫内膜呈增殖期改变

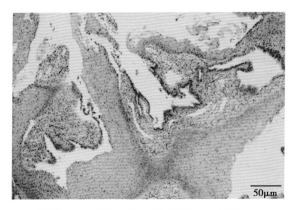

图 8-5　分泌期子宫内膜,局部间质纤维增生

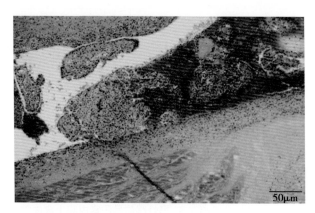

图 8-6　分泌期子宫内膜,间质纤维增生伴出血

二、病例分析

1. 子宫内膜癌是发生于子宫内膜的一组上皮性恶性肿瘤,是女性生殖道三大常见恶性肿瘤之一,子宫内膜癌好发于围绝经期及绝经后女性,但仍有 10% 发生于绝经前女性,其中 40 岁以下患者约占 5%~29%,并且子宫内膜癌患者发病率呈上升趋势。传统手术治疗剥夺患者生育功能,影响患者生活质量。所以年轻子宫内膜癌患者的保守治疗越来越受到重视。80% 的年轻子宫内膜癌为雌激素依赖型(Ⅰ型)子宫内膜癌,与无孕激素拮抗的雌激素长期作用有关,分化良好,该患者为此类子宫内膜癌。非雌激素依赖型(Ⅱ型)的发生机制至今尚不完全清楚。

2. **子宫内膜癌的主要危险因素分析**　该患者异常子宫出血,无明显诱因出现经期延长 2 年,月经期 10~20 天,月经周期无改变,经量无明显变化,患者长期子宫内膜增生,是子宫内膜癌的主要原因。该患者 BMI 正常,无高血压病、糖尿病,无 PCOS 病史,无产生雌激素的卵巢肿瘤(如卵巢颗粒细胞瘤、卵泡膜细胞瘤等),无子宫内膜癌家族史,无饮酒、吸烟等不良嗜好。到目前为止,尚没有推荐的可以对子宫内膜癌进行常规筛查的手段,血液学方面没有特异性血清标志物,超声是可选择的检查方法。主要筛查方式为经阴道或经腹超声,监测子宫内膜厚度及异常情况。

3. 临床表现及病理特征 ①患者异常子宫出血,月经淋漓不尽,长期的雌激素作用使子宫内膜长期处于过度增生状态,进一步发展为子宫内膜癌。②组织类型为子宫内膜样腺癌,通常由子宫内膜不典型增生发展而来。雌激素受体(estrogen receptor,ER)和孕激素受体(progesterone receptor,PR)表达阳性;肿瘤细胞多为高分化(G_1),病变进展缓慢,预后好。③子宫内膜样腺癌 I 期高分化时,盆腔或腹主动脉旁淋巴结转移风险为 1%~5%,合并卵巢恶性肿瘤或者转移到卵巢的风险约为 1%。基于以上特点,患者为有强烈生育要求的年轻早期子宫内膜癌患者,可以保留生育功能。

4. 保留生育功能的适应证

(1)患者年龄 ≤ 40 岁,有强烈的生育愿望。

(2)病理组织类型为子宫内膜样腺癌,高分化(G_1)。

(3)影像学检查证实肿瘤局限在子宫内膜,盆腔磁共振成像(MRI)未见子宫肌层浸润及子宫外盆腔内肿瘤浸润或转移。

(4)ER、PR 均阳性表达。

(5)血清 CA12-5 正常。

(6)无孕激素治疗禁忌证。

(7)治疗前评估生育功能,无其他生育障碍因素;治疗前咨询生殖医学专家,对合适的患者进行遗传咨询或基因检测;治疗药物存在副作用,治疗期间需密切监测评估。已告知完成生育后或取样发现疾病进展立即行全子宫、双附件切除及分期手术。

5. 保留生育功能的治疗方案

(1)保留生育功能的药物治疗:首选大剂量孕激素,醋酸甲羟孕酮(MPA)250mg,口服,每日 1 次。一般在孕激素用药后 12 周起效,故治疗时间最少 3 个月,达到病理完全缓解的治疗时间一般为 6~9 个月。可根据治疗效果延长用药时间,一般不超过 1 年。

左炔诺酮宫内节育系统(LNG-IUS)是一种 T 型装置,含有左炔诺孕酮 52mg,每天释放 20g 进入子宫腔,可维持 5 年有效。与传统的口服孕激素比较,应用 LNG-IUS 的患者可以在血清左炔诺酮浓度低的同时保持子宫内膜及邻近组织中左炔诺酮的局部高浓度,作用于子宫内膜腺体,下调 ER、PR 表达,并抑制子宫内膜细胞有丝分裂,促进其凋亡,抑制子宫内膜使子宫内膜变薄、蜕膜化,处于非活动状态,从而达到治疗效果,其单用以及与口服激素联用治疗子宫内膜癌的完全缓解率可达 64%~88%。而且 LNG-IUS 对下丘脑 - 垂体轴无明显影响,不会影响 FSH 和 LH 的分泌。

患者宫腔镜检查确诊子宫内膜癌后,选择大剂量孕激素:醋酸甲羟孕酮(medroxyprogesterone acetate,MPA)250mg,口服,每日 1 次。患者用药第 1 个月部分缓解,第 2 个月联合应用了 LNG-IUS。患者在用药 4 个月时复查病变部位内膜病变完全缓解,7 个月后复查,疗效评估已达完全缓解停药。患者在 MPA 治疗过程中,曾出现间断性恶心、偶有呕吐、乳房胀痛等不良反应,均能忍受。

(2)保留生育功能的手术治疗:患者在宫腔镜下电切病灶组织,手术后可口服大剂量孕激素及联合应用 LNG-IUS。目的是尽量减少肿瘤负荷,提高疗效,缩短达到完全缓解所需时间。宫腔镜手术需注意,操作时间不宜过长,膨宫压力适当调低,防止医源性肿瘤扩散,并注意预防宫腔粘连。维持治疗,完全缓解后,暂不生育期间,给予宫腔内放置 LNG-IUS。

(3)保留生育功能的 LNG-IUS 维持治疗:维持月经规律,同时预防疾病复发。维持治疗期间每 6 个月进行超声检查,了解子宫内膜情况,如有子宫内膜增厚或占位病变、不规则出血,行子宫内膜病理学检查。

（4）一般治疗：肥胖是影响子宫内膜癌保守治疗疗效、复发的主要因素，子宫内膜癌患者一旦确诊应进行营养状况评估，包括测量身高、体重、腰围、臀围及人体成分分析，根据不同的 BMI 进行营养治疗。该患者 BMI 正常，应保持体重稳定，保持健康饮食、适当运动、不饮酒、不吸烟等良好的生活习惯。

目前缺乏保守治疗的前瞻性随机对照试验，有报道先宫腔镜切除病灶然后孕酮治疗的缓解率最高。LNG-IUS 联合促性腺激素释放激素激动剂（gonadotrophin releasing hormone agonist, GnRH-a）或孕酮的妊娠率较高、复发率较低。单用孕酮复发率较高、不良反应较多。

6. 治疗期间病情评估　疗效评估：每治疗 12 周为 1 个疗程。开始治疗时，每 4~6 周随诊 1 次，应用经阴道彩色超声观察子宫内膜厚度及肌层浸润情况；以后每疗程后 1 周内行经阴道彩色超声和 / 或 MRI 评估子宫大小、子宫内膜厚度及有无肌层浸润，了解盆腹腔脏器情况；每疗程结束时，宫腔镜下采集内膜组织标本，进行子宫内膜病理检查。

7. 保留生育功能后的助孕策略　保留生育疗法并不是子宫内膜癌治疗的标准方法，虽然目前资料显示应用辅助生殖技术并不会增加保守治疗后内膜癌复发的风险，但是文献显示育龄期早期子宫内膜癌患者经保留生育功能治疗达到完全缓解后，如未采取有效预防措施，其复发率高达 20%~50%，子宫内膜癌孕激素治疗后多在 2 年内复发。美国国立综合癌症网络（NCCN）临床实践指南也建议，有生育需求的女性在完成妊娠后尽快手术切除子宫。

患者保留了生育功能，连续 2 次病理学达到完全缓解时，希望尽快生育者可开始准备妊娠，推荐辅助生殖技术；也可以期待自然妊娠，期待妊娠时间不宜过长，3 个月后仍未妊娠时，应及时予以相应的检查及采用辅助生殖技术。该患者由于离异暂时不生育，又强烈要求保留生育功能，目前维持治疗，定期随访。但是也有部分患者生育后强烈要求保留子宫，应在充分告知疾病的复杂性和风险性,对无复发高危因素或高危因素较少的患者,可以采取长效预防措施,如 LNG-IUS、周期性口服避孕药、孕激素后半周期治疗,在医务人员严密观察下,尝试保留子宫,终身严密随访。传统手术治疗剥夺了患者的生育功能,影响患者的生活质量,甚至影响家庭和睦,顺应国家生育政策,年轻的早期子宫内膜癌患者保留生育功能变得尤为重要,保留生育功能可能会挽救一个家庭。

该患者经验教训总结:患者年轻,异常子宫出血 2 年,没有其他子宫内膜癌的高危因素,一直按照排卵障碍性异常子宫出血治疗 2 年,最后宫腔镜检查发现子宫内膜癌。所以排卵障碍性异常子宫出血的诊断应该仔细询问病史,经过全面查体及辅助检查,排除导致 AUB 的其他可能病因,才能得出排卵障碍性异常子宫出血的诊断,并予以积极治疗;如治疗效果不佳,需重新考虑诊断是否确切,必要时进行宫腔镜检查。

(侯素菊)

病例 50　孤立性 17,20- 碳链裂解酶缺乏综合征 2 例

一、病历摘要 1

20 岁女性,主因"发现子宫小 2 年余"于 2018 年 3 月 1 日就诊。患者 17 岁月经初潮,周期不规律,约 1~3 个月,经量少,持续 3~5 天。在当地医院诊断为子宫小,给予雌二醇 / 雌二醇地屈孕酮片治疗 2 年。治疗前无阴毛,治疗近 1 年阴毛长出。

1. **既往史**　无高血压病史,否认特殊病史。
2. **家族史**　有 2 个妹妹,大妹妹 13 岁 3 个月,乳房未发

育;小妹妹青春期前,目前无特殊表现。

3. 体格检查 无特殊面容,身高 162cm,体重 61kg,BMI 23.24kg/m²,血压 120/88mmHg,嗅觉无异常,视力、视野无异常,甲状腺无肿大。乳房发育:Tanner 分期Ⅲ期。

4. 妇科检查 阴毛 Tanner 分期Ⅲ期(在口服雌二醇 / 雌二醇地屈孕酮片 1 年后长出),阴蒂小,包皮肥厚,阴道口较小,用探针测量阴道长度约 10cm;肛门指诊示子宫小,双侧附件区未扪及异常。

5. 辅助检查

(1)B超(2016 年 8 月 25 日):子宫 2.5cm×1.8cm×2.5cm,内膜厚 0.1cm,左侧卵巢大小 2.8cm×2.5cm,右侧卵巢大小 2.4cm×1.3cm。

(2)性激素六项(2018 年 2 月 26 日):T 1.11ng/ml,E_2 404.02pmol/ml,PRL 134.37ng/ml,FSH 4.14mIU/ml,LH 0.94mIU/ml,P 94.34nmol/L。

(3)性激素六项(2018 年 3 月 1 日):T 0.21ng/ml,E_2 151pg/ml,PRL 5.7ng/ml,FSH 1.0mIU/ml,LH 0.06mIU/ml,P >41ng/ml。

(4)甲状腺功能三项:TSH 2.65μIU/ml,T_3 6.17pmol/L,T_4 19.69pmol/L。

(5)盆腔超声:子宫大小约 69mm×30mm×19mm,右侧卵巢大小约 26mm×13mm,左侧卵巢显示不清。

(6)肾上腺超声:右侧肾上腺大小约 27mm×22mm,左侧肾上腺大小约 32mm×18mm,轮廓欠清,内回声均质。

(7)电解质、肝功能、肾功能、空腹血糖、血脂、淀粉酶、抗链球菌溶血素 O、类风湿因子结果均正常。皮质醇正常。17α- 羟孕酮正常。

(8)染色体检查:46,XX。

6. 初步诊断 孤立性 17,20- 碳链裂解酶缺乏综合征。

7. 治疗方案

(1)雌二醇 / 雌二醇地屈孕酮片治疗。

（2）建议泌尿生殖道造影检查。

二、病历摘要 2

13 岁女性，主因"13 岁零 3 个月，乳房未发育"于 2018 年 3 月 2 日就诊。

1. 既往史 无特殊病史。

2. 家族史 有 1 个姐姐，因子宫小，口服雌二醇/雌二醇地屈孕酮片治疗 2 年；有 1 妹妹处在青春期前，目前无特殊表现。

3. 体格检查 身高 160cm，体重 55kg，BMI 21.48kg/m^2，血压 120/80mmHg，嗅觉无异常，视力、视野无异常，甲状腺无肿大。乳房发育：Tanner 分期 Ⅱ 期。

4. 妇科检查 阴毛 Tanner 分期 Ⅰ 期，阴蒂小，包皮肥厚，尿道口粗大，呈"裂口状"，插入一次性无菌导尿管见尿液流出，下方阴道口较小，用探针测量阴道长度 7~8cm（图 8-7）。

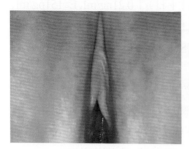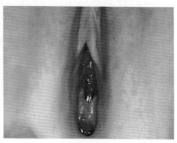

图 8-7 病例 2 尿道口与阴道口

5. 辅助检查

（1）性激素六项（2018 年 3 月 2 日）：T 0.07ng/ml，E$_2$ 24pg/ml，PRL 8.0ng/ml，FSH 8.1mIU/ml，LH 3.45mIU/ml，P 18.14ng/ml。

（2）甲状腺功能五项：TSH 3.32μIU/ml，T$_3$，8.12pmol/L，T$_4$ 10.01pmol/L，TG-Ab 0.2IU/ml，TPO-Ab 3.9IU/ml。

（3）TG 3.56mmol/L，LDH 27 7U/L；免疫球蛋白 M 3.46g/L；

电解质、空腹血糖、肝功能、肾功能、抗链球菌溶血素 O、类风湿因子结果均正常。

(4)皮质醇正常;17α- 羟孕酮正常。

(5)盆腔超声:子宫大小约 42mm×13mm×32mm,内膜显示欠清,右侧卵巢大小约 15mm×13mm×12mm,左侧卵巢大小约 17mm×11mm×12mm。

(6)乳腺超声:双侧乳头下方探及范围约 15mm×4mm(右侧)、18mm×6mm(左侧)腺体样回声,边界欠清。

(7)肾脏超声:双肾形态大小正常,皮质回声均质,集合系统显示清晰,未见分离。

(8)染色体检查:46,XX。

6. 初步诊断

(1)孤立性 17,20- 碳链裂解酶缺乏综合征。

(2)尿道口发育异常。

(3)高脂血症。

7. 治疗方案

(1)小剂量雌激素补充治疗。

(2)监测骨密度。

(3)注意监测血脂变化。

(4)建议泌尿生殖道造影检查。

三、病例分析

1. 17,20- 碳链裂解酶是将 17α- 羟孕酮和 17α- 羟孕烯酮转化为雄烯二酮和 DHEA 的关键酶,该酶的缺乏将使雄激素、雌激素合成受阻,从而产生低雄激素和低雌激素血症,第二性征发育差或不发育。该酶仅参与雄、雌激素的合成,故对肾上腺皮质激素的合成无影响或影响很少,因此无高血压、低血钾等临床表现。

2. 17,20- 碳链裂解酶缺乏综合征为 X 连锁遗传性疾病,临床表现为原发性闭经或原发不孕,因雄、雌激素缺乏,表现为阴毛和腋毛缺如或稀少,乳房不发育,幼稚子宫,卵巢小,外阴无畸形,孕酮升高。

3. 2 例患者是姐妹,属于遗传性疾病,均表现为低雄、低雌激素,子宫、卵巢小,孕酮升高,但无皮质激素异常表现,故考虑为单纯 17,20- 碳链裂解酶缺乏综合征。但两姐妹外阴发育均异常,尿道口外观呈"阴道口"状,阴蒂小,包皮长。国内尚无此类发育异常的报道。

4. 目前文献报道的孤立性 17,20- 碳链裂解酶缺乏综合征较少,仅有北京协和医院报道 1 例,其余报道均为 17α- 羟化酶 /17,20- 裂解酶联合缺陷症。

5. 孤立性 17,20- 碳链裂解酶缺乏综合征患者与不孕不育有关,没有正常的生育功能,国内尚无活产的报道;国外学者报道了第 1 例患病女性,采用糖皮质激素治疗并促排卵后成功妊娠并单胎活产,但没有体外受精成功活产的报道;近期 Mei Tik Leung 等学者报道了 1 例孤立性 17,20- 碳链裂解酶缺乏综合征患者,表现为高铁血红蛋白血症伴有正常的青春期发育、月经初潮、第二性征和妊娠。

(王金平)

病例 51　妊娠期乳腺癌患者卵巢组织冻存生育力保护 1 例

一、病历摘要

24 岁女性,G_1P_1,2019 年 3 月因"孕 15$^+$ 周,于左侧乳房触及一实性肿物"就诊。查体:左侧乳房肿物如花生大小,有溢乳,无触痛,乳房表面未见明显凹陷或突起。乳腺超声提示:乳腺增生,左乳低回声(BI-RADS 4a 类)12mm × 8mm、

11mm×7mm，建议 3 个月后复查。患者自觉乳房肿物逐渐增大，遂就诊于中国医学科学院肿瘤医院。2019 年 3 月 14 日左乳肿物针吸细胞学病理回报：有癌细胞。2019 年 3 月 19 日（孕 29$^+$ 周）复查超声：孕期乳腺，左乳内下象限可见一实性结节 1.8cm×1.3cm，界清，呈分叶状，BI-RADS 3 类。还可见一囊实性结节，大小 1.0cm×0.8cm，内可见实性区，范围约 0.4cm×0.3cm，BI-RADS 4a 类。肿瘤专家建议该患者考虑终止妊娠。

2019 年 4 月 8 日（孕 32^{+2} 周）于首都医科大学附属北京妇产医院评估卵巢功能后签署协议书，并于 2019 年 4 月 10 日（孕 32^{+4} 周）行剖宫产术，同时给予卵巢组织取材进行卵巢组织冻存以保护生育力及卵巢内分泌功能。卵巢组织取材量为单侧 1/2 以及单侧 1/3。卵巢组织基本情况良好，有 1 个黄体，血管比较丰富。卵巢组织取材当天进行了卵巢组织处理与慢速程序化冷冻、冻存。共冻存卵巢组织皮质 23 片。卵泡活性检测：1 个直径 2mm 的圆形皮质片卵泡数约 45 个，预计为患者冻存 13 000 个卵泡。

2019 年 4 月 18 日行左乳肿物穿刺活检术，病理提示：（乳腺组织）乳腺浸润性微乳头状癌；免疫组织化学结果：雌激素受体（ER）（弱～中度阳性，10%），孕激素受体（PR）（-），雄激素受体（AR）（弱～中度阳性，80%），人表皮生长因子受体 -2（HER-2）（3+），Ki-67（index 30%），P53（+），细胞角蛋白 14（CK14）（-），D2-40（-），上皮膜抗原（EMA）（+），CK5/6（-），上皮生长因子受体（EGFR）（-），突触素（Syn）（-），嗜铬蛋白颗粒 A（CgA）（-）。2019 年 4 月 24 日行左腋窝前哨淋巴结活检术，病理提示：（左前哨）淋巴结转移性癌（2/3），另 1 枚淋巴结被膜可见孤立的肿瘤细胞。

2019 年 4 月 26 日行第 1 疗程新辅助化疗，身高 164cm，体重 50kg，体表面积 1.54m^2，行多西他赛 120mg + 表柔比星 110mg + 环磷酰胺 900mg（TAC 方案，每 3 周 1 次），同时新瑞白6mg皮下注射。从第1疗程化疗开始,每28天1支醋酸戈舍瑞林,3.6mg/支,持续用5年。从开始化疗到现在,月经一直未来潮。2019年5月17日行第2疗程新辅助化疗,并根据免疫组织化学结果调整方案为:多西他赛110mg + 卡铂500mg+ 曲妥珠单抗17ml(首剂),分别于2019年6月10日、2019年7月5日、2019年7月26日、2019年8月16日行第3~6疗程新辅助化疗,方案:多西他赛110mg + 卡铂500mg + 曲妥珠单抗13ml。

2019年8月27日乳腺及腋窝淋巴结超声检查提示:左乳6~7点方向腺体边缘处见低回声,1.9cm×1.6cm×0.8cm,边界欠清,其内弥漫分布点状强回声,CDFI未见明确血流信号。提示:左乳多发实性结节,BI-RADS 6类(即已活检证实为恶性,应采取积极的治疗措施,用来描述活检已证实为恶性的影像评估),较前范围缩小。2019年9月6日行第6疗程曲妥珠单抗治疗,方案为:曲妥珠单抗13ml。曲妥珠单抗持续应用14个疗程后,帕妥珠单抗14ml + 曲妥珠单抗13ml双靶向治疗了1年,约17个疗程。

2019年9月10日于北京协和医院乳腺外科行左乳单纯切除(保留乳头、乳晕)+ 左腋窝淋巴结清扫术,整形外科手术接乳腺外科手术后,行左乳再造术、脱细胞异体真皮植入及扩张器植入术。2019年9月19日病理报告:(左乳腺)乳腺组织中可见少许浸润性癌(最大0.7cm),可见脉管瘤栓,底切缘未见特殊;淋巴结慢性炎(左腋窝0/18)。免疫组织化学结果:ER(弱阳性,10%),PR(−),AR(弱阳性,90%),Her-2(3+),Ki-67(index25%),P53(散在 +),EGFR(−),CK14(−),CK5/6(−),P63(−),CgA(−),Syn(−),EMA(+)。

术后于北京协和医院放疗23次,持续1个月,采用6MV-X线行固定野调强适形放射治疗,95%的计划临床肿瘤靶区包括左侧锁骨上下、胸壁,剂量46Gy/23次(2Gy/f),5f/w,填充物推注0.5cm。术后继续靶向治疗1年,目前已结束。术后继续每 28 天 1 针的醋酸戈舍瑞林,计划持续 5 年;术后开始服用阿那曲唑内分泌治疗,计划持续服用 5 年。冻存前和冻存后 1 年、1.5 年、2 年、2.2 年的血清激素水平见表 8-1。

表 8-1 卵巢组织冻存前后的激素水平

激素指标	2019 年 4 月 8 日 (冻存前)	2020 年 5 月 8 日 (冻存后 1 年)	2020 年 10 月 12 日 (冻存后 1.5 年)	2021 年 3 月 17 日 (冻存后 2 年)	2021 年 6 月 18 日 (冻存后 2.2 年)
AMH/ $(ng \cdot ml^{-1})$	2.73	1.18	1.30	2.54	3.70
FSH/ $(IU \cdot L^{-1})$	0.00	4.05	6.08	3.66	4.64
LH/ $(IU \cdot L^{-1})$	0.00	1.46	1.31	1.03	0.39
E_2/ $(pg \cdot ml^{-1})$	15 000.00	11.80	11.80	33.67	19.37

二、病例分析

2020 年全球女性乳腺癌新发 226 万例,远超女性其他癌症类型,约占女性癌症的 24.5%。妊娠期乳腺癌指在妊娠期间确诊的原发性乳腺癌,约占 45 岁以下女性乳腺癌病例的 4%。产后乳腺癌指的是乳腺癌发生在产后 5~10 年内,估计占所有 45 岁以下女性乳腺癌病例的 35%~55%,近 10 年妊娠相关乳腺癌发病率显著增加,尤其在发达国家,可能与首次妊娠年龄推迟、年轻乳腺癌的发生率持续增加有关。随着乳腺癌早期诊断和治疗策略的发展,乳腺癌患者的无病生存率和总体生存率大大提高。但与正常女性相比,乳腺癌患者在诊断和治疗后生育率显著下降,近年来,乳腺癌化疗、放疗、内分泌治疗等对患者生活质量的影响越来越受到关注。目前,生育力保护策略主要包括胚胎、卵母细胞冻存、卵巢组织冻存，卵母细胞体外成熟技术以及化疗期间促性腺激素释放激素类似物治疗等。

应将妊娠期乳腺癌视为与产后乳腺癌不同的独立实体，妊娠期乳腺癌的治疗是根据胎龄进行个体化治疗，并考虑到胎儿的安全性。而产后乳腺癌的治疗不需要考虑这些问题。妊娠期乳腺癌患者肿瘤的组织病理学和免疫组织化学结果似乎与年轻非妊娠乳腺癌患者相似，预后似乎与相同年龄和分期的非妊娠患者并无差异。因此，决定肿瘤生物学特征的更有可能是确诊时的年龄，而不是怀孕。产后或哺乳后的乳房退化会有伤口愈合和炎症的组织重塑过程，这些过程具有促肿瘤形成作用，并促进肿瘤细胞的扩散，因此产后乳腺癌相比于绝经期前的年轻妊娠期乳腺癌，其乳腺癌转移风险增加2倍以上，存活率较差。2013年美国临床肿瘤学会进行了311名妊娠期乳腺癌患者与865名非妊娠相关的乳腺癌患者的对照性研究，发现妊娠期乳腺癌患者与非妊娠乳腺癌患者的总体生存率相似。当患者咨询时，这一信息很重要，支持继续妊娠的同时开始乳腺癌治疗。

乳腺癌患者5年生存率约为90%，大于50%的乳腺癌年轻女性希望在完成治疗后妊娠，据报道，她们妊娠的机会比普通人群低40%~67%，活产率不到5%。最近一项大样本的研究中表明，在有生育力保护和无生育力保护的乳腺癌患者中，确诊乳腺癌5年后累积活产率分别为19%和9%，10年后分别为41%和16%。有关乳腺癌治疗后怀孕安全性的研究问题复杂，随机对照试验是不可能的，因此指导临床实践的证据有限。乳腺癌确诊后的最佳受孕时间尚无定论，主要担心癌症的复发以及内分泌治疗的中断，雌激素受体阴性患者应根据预后考虑延迟2~3年，阳性患者可在3年后讨论是否中断内分泌治疗，但必须告知患者缺乏数据的支撑。大型meta分析发现乳腺癌后怀孕对生存率无负面影响，与未怀孕的乳腺癌患者相比,乳腺癌后怀孕的女性甚至有更高的存活率。

对于怀孕期间接受化疗和产后接受化疗的妊娠期乳腺癌患者,一项观察性研究报道患者存活率没有差别。妊娠期化疗一般选择在妊娠晚期进行,先天性畸形率没有增加,现有的数据证实,在怀孕期间治疗乳腺癌对孕妇和胎儿都是安全的。因为早产与不良事件密切相关,所以足月分娩可能是最重要的。

乳腺癌化疗药导致卵巢功能受损的程度与患者年龄、化疗类型、剂量、持续时间有关。常用化疗药中,烷化剂类性腺毒性最强,其次是铂类、紫杉醇类、蒽环类等,部分患者化疗过程中可出现暂时性或永久性闭经,<40 岁的女性中 40%~60%会发生闭经,>40 岁的女性中超过 80% 会出现闭经,尽管部分患者的月经在化疗结束后可自行恢复,但卵巢功能仍受到了损害,即月经并不一定意味着生育。建议对未来仍有生育力需求或意愿的患者尽量在化疗开始前采取生育力保护措施。

放疗是乳腺癌综合治疗的重要手段,是降低保乳手术和高危乳房切除手术患者复发并延长生存的重要措施,也是不可手术的局部晚期和转移性乳腺癌患者的重要姑息治疗手段。乳腺癌患者在接受标准的全乳腺放疗过程中,乳房接受的 50Gy 辐射剂量中,2.1~7.6cGy(1Gy=100cGy)通过内部散射到达子宫。妊娠期相关乳腺癌不建议采用放疗,可在妊娠结束停止母乳喂养后根据病情选择是否需要联合放疗。

内分泌治疗指的是根据乳腺癌组织中 ER 与 PR 表达情况,采用药物阻断性激素对乳腺癌细胞的促进作用。阿那曲唑为一强效的选择性三唑类芳香化酶抑制剂,它能抑制细胞色素 P450 所依赖的芳香化酶从而阻断雌激素的生物合成,而雌激素为刺激乳腺癌细胞生长的主要因素。尽管内分泌治疗无生殖毒性,但内分泌治疗需持续 5~10 年,患者的卵巢功能随着年龄增长而持续降低,因此,还是建议有生育需求的乳腺癌患者,在接受内分泌治疗之前进行生育力保护。

卵巢组织冻存技术需在性腺毒性治疗之前通过微创手术将卵巢组织部分取材后冻存,不需卵巢刺激取卵,对乳腺癌治疗延迟时间最短,也是青春期前儿童唯一可用的生育力保护方式,对于紧急开始化疗后的患者来说也是唯一的生育力保护方法。全球已有超过 200 例婴儿通过卵巢组织冻存移植技术诞生,并且 2019 年美国生殖医学学会指出此技术不再是试验性技术。首都医科大学附属北京妇产医院卵巢组织冻存库已成功冻存了 400 余例卵巢组织,其中乳腺癌患者占 10.8%。共移植了 10 例卵巢组织,其中 1 例为 ER、PR 阴性,HER2(3+)的乳腺癌患者,移植后卵巢功能均得到了恢复,其中 1 例骨髓增生异常综合征(myelodysplastic syndromes,MDS)卵巢移植后成功自然妊娠活产。

欧洲五大中心,285 例冻存卵巢组织移植中,其中 33.3% 为乳腺癌患者。12 例患者移植后出现了原发疾病的复发,其中乳腺癌患者占 7 例,其余 5 例为尤因肉瘤、宫颈癌、非霍奇金淋巴瘤、肛门癌和中枢神经系统肿瘤,从移植到复发的时间从 2 个月(移植时 44 岁的乳腺癌)到 10 年(中枢神经系统肿瘤患者,移植后已生育 3 个孩子)不等。所有的复发(12 例,4.2%)都依赖于原发病,与卵巢组织移植无关。因为所有复发都离移植部位很远,而大多数都离原发癌位置很近。考虑到乳腺癌复发率较高,有几点要说明,乳腺癌是卵巢组织冻存移植最常见的适应证之一。285 名移植患者中,96 例为乳腺癌患者,其中 7 例复发(7.3%)。乳腺癌本身是一种已知的有复发风险的疾病,乳腺癌确诊时的年龄小与复发风险增加有关,而接受卵巢组织冻存治疗时患者通常都很年轻,几乎均在 40 岁以内。7.3% 的复发率与文献中观察到的 40 岁以下乳腺癌女性的复发率相似,术后局部复发率为 10%,10 年复发率为

4%~8.7%。在对乳腺癌患者进行卵巢组织移植时,要记住,她们仍是缓解期的癌症患者。

给予该患者卵巢组织冻存的理由:24 岁女性,孕晚期确诊为乳腺癌,在孕 32^{+4} 周进行剖宫产终止妊娠,后续患者要经历化疗、放疗、靶向治疗、手术及长期的内分泌治疗,未来发生早发性卵巢功能不全的风险高,治愈率和存活率高,内分泌治疗时间长,目前仅生育 1 胎且年轻,建议进行卵巢组织冻存生育力和卵巢内分泌功能的保护,不增加额外的卵巢组织取材手术,无须卵巢刺激,无须延迟后续的抗癌治疗。

(程姣姣 阮祥燕 杜 娟)

参考文献

［1］LI X, LI J, JIANG Z, et al. Oncological results and recurrent risk factors following abdominal radical trachelectomy: an updated series of 333 patients. BJOG, 2019 (126): 1169-1174.

［2］OKUGAWA K, KOBAYASHI H, SONODA K, et al. Oncologic and obstetric outcomes and complications during pregnancy after fertility-sparing abdominal trachelectomy for cervical cancer: a retrospective review. Int J Gynecol Cancer, 2017, 22 (2): 340-346.

［3］中国研究型医院学会妇产科专业委员会. 早期子宫内膜癌保留生育功能治疗专家共识. 中国妇产科临床杂志, 2019, 20 (4): 369-373.

［4］程傲霜, 李晶, 林仲秋.《2020 ESGO-ESTRO-ESP 子宫内膜癌患者管理指南》解读. 中国实用妇科与产科杂志, 2021, 37 (3): 336-341.

［5］中国抗癌协会妇科肿瘤专业委员会. 子宫内膜癌诊断与治疗指南(第四版). 中国实用妇科与产科杂志, 2018, 34 (8): 880-886.

［6］中国抗癌协会肿瘤营养专业委员会. 子宫内膜癌患者的营养治疗专家共识. 肿瘤代谢与营养电子杂志, 2020, 7 (4): 415-417.

［7］肖亚玲, 孙正怡, 王雪, 等. 早期子宫内膜癌和子宫内膜非典型增

生患者保守治疗后的 IV F-E T 治疗结局. 生殖医学杂志, 2021, 30 (1): 1-6.

[8] 黄骁昊, 韩素萍, 周雪, 等. 子宫内膜复杂性不典型增生及早期子宫内膜癌患者保留生育功能的预后研究. 肿瘤学杂志, 2019, 25 (11): 980-984.

[9] SUNG H, FERLAY J, SIEGEL RL, et al. Global cancer statistics 2020: GLOBOCAN estimates of incidence and mortality worldwide for 36 cancers in 185 countries. CA Cancer J Clin, 2021, 71 (3): 209-249.

[10] AMANT F, LEFRERE H, BORGES VF, et al. The definition of pregnancy-associated breast cancer is outdated and should no longer be used. Lancet Oncol, 2021, 22 (6): 753-754.

[11] WANG B, YANG Y, JIANG Z, et al. Clinicopathological characteristics, diagnosis, and prognosis of pregnancy-associated breast cancer. Thorac Cancer, 2019, 10 (5): 1060-1068.

[12] 杜娟, 马飞, 阮祥燕. 乳腺癌患者生育力保护的研究进展. 中国临床医生杂志, 2019, 47 (7): 769-771.

[13] SHAH NM, SCOTT DM, KANDAGATLA P, et al. Young women with breast cancer: fertility preservation options and management of pregnancy-associated breast cancer. Ann Surg Oncol, 2019, 26 (5): 1214-1224.

[14] MARKLUND A, LUNDBERG FE, ELORANTA S, et al. Reproductive outcomes after breast cancer in women with vs without fertility preservation. JAMA Oncol, 2021, 7 (1): 86-91.

[15] LAMBERTINI M, GOLDRAT O, CLATOT F, et al. Controversies about fertility and pregnancy issues in young breast cancer patients: current state of the art. Curr Opin Oncol, 2017, 29 (4): 243-252.

[16] 胡惟恺, 刘静, 刘晓巍. 妊娠合并乳腺癌的临床分析. 中国医刊, 2020, 55 (4): 364-367.

[17] DOLMANS MM, FALCONE T, PATRIZIO P. Importance of patient selection to analyze in vitro fertilization outcome with transplanted cryopreserved ovarian tissue. Fertil Steril, 2020, 114 (2): 279-280.

[18] RUAN X, CHENG J, KORELL M, et al. Ovarian tissue cryopreservation and transplantation prevents iatrogenic premature ovarian insufficiency: first 10 cases in China. Climacteric, 2020,

23 (6): 574-580.

［19］阮祥燕, 杜娟, 卢丹, 等. 中国自体卵巢组织冻存移植后成功妊娠首例报道. 中国临床医生杂志, 2021, 49 (3): 375-378.

［20］DOLMANS MM, VON WOLFF M, POIROT C, et al. Transplantation of cryopreserved ovarian tissue in a series of 285 women: a review of five leading European centers. Fertil Steril, 2021, 115 (5): 1102-1115.

TYPICAL CASES
OF
MENOPAUSAL
AND
GYNECOLOGICAL ENDOCRINOLOGY
REFINED ANALYSIS

第九章 国际专家病例分享

病例讨论中用的术语激素替代治疗（HRT）、绝经激素治疗（MHT）和激素治疗（hormone therapy, HT）在世界范围内没有标准化，都在通用。

一、用于围绝经期和绝经后患者的雌激素/孕激素制剂术语

尽管采用 MHT 或 HRT 存在争论，但术语"HRT"正越来越多地被采用，因为同样的雌激素/孕激素制剂不仅用于绝经患者，还用于其他适应证，如过早绝经或有或没有避孕的年轻患者的出血问题等。"HRT"这个术语再次被采用，也出现在一些绝经学会的建议中，或者一些著名的国际期刊的指南中。在本书中，这 2 个术语都用到了；然而，作者大多倾向于"HRT"。

二、激素替代治疗药物和/或避孕药

1. **雌激素** 雌激素通用名、成分及用量见表 9-1。戊酸雌二醇 1mg 在肝脏代谢过程中代谢为雌二醇和戊酸，由于戊酸盐在体循环中被分解，没有临床影响，戊酸雌二醇的有效剂量仅为 0.75mg 左右，是口服雌二醇的最低剂量。在西方国家，雌二醇凝胶经常用于心血管疾病患者和降低静脉血栓形成的风险，与西方女性相比，中国女性静脉血栓形成风险较低，因此是一种重要的药物。它会通过皮肤吸收，所以疗效多

少取决于皮肤的特性。如果它用于有子宫的女性,必须与口服孕激素联合应用,在欧洲通常给予黄体酮或地屈孕酮。在西方国家,雌二醇贴片也被用作雌二醇凝胶的替代品。它们的缺点是,与凝胶相比,皮肤问题(如过敏和附着力问题)更容易发生,特别是在炎热的气候下。因此,凝胶是首选的。

在 WHI 研究中,结合马雌激素(conjugated equine estrogens,CEE)被用作口服制剂,是美国用于治疗更年期症状最重要的雌激素。它是从马的尿液中提取的 10 多种雌激素物质的混合物,其中 30% 在人体内不存在。它是一种可变混合物,还含有多达 200 种其他类固醇物质(包括皮质激素)。从科学和药理学的角度来看,这种混合物不应该再被应用,因为雌二醇现在可以口服和经皮应用。CEE 混合物中的雌二醇含量不到 5%,而且 CEE 在欧洲从来没有大量应用过。

雌二醇凝胶因为全身性的吸收,可引起子宫内膜增生,所以应与孕激素联合应用。在西方国家,推荐阴道采用的“雌三醇”确实是一种非常重要的药物。与阴道 CEE 和阴道雌二醇相比,阴道雌三醇几乎没有全身性吸收,因此它甚至可以用于乳腺癌患者。在欧洲,阴道雌三醇是阴道萎缩患者最常用的药物,可解决性交困难和泌尿生殖系统问题。

表 9-1 雌激素药物的成分及用量

通用名	成分	有效成分含量
戊酸雌二醇	E_2 戊酸盐	1mg/ 片
雌二醇凝胶	17β- 雌二醇	1.5mg/2.5g/ 尺
结合雌激素片	结合雌激素	0.625mg/ 片
普罗雌烯阴道胶丸	普罗雌烯	10mg/10 粒 / 盒

2. 植物医学 中草药产品“黑升麻”在中国有售,但主要在西方国家应用。对于激素替代治疗有禁忌证的患者来说,这是非激素替代治疗的一个重要选择,因为它不是通过

雌激素受体,而是通过 5- 羟色胺递质系统的作用。出于这个原因,黑升麻可以用于激素依赖性癌症患者,如乳腺癌和子宫内膜癌。与雌激素不同的是,它不需要与孕激素联用。它对更年期症状的疗效较好,但它的效果不如任何激素替代治疗,而且没有骨保护作用。与激素替代治疗相比,它对心血管系统或结肠癌没有预防作用。应该注意的是,有服用从植物中提取的其他制剂(也称"黑升麻")者出现了严重的肝病问题,但在中国引进的德国药物"莉芙敏"(成分"黑升麻",用量 0.28g/ 片)却没有发现严重的肝病问题。因此,长期治疗期间,建议监测患者的肝脏指标。

3. 天然黄体酮和黄体酮异构体地屈孕酮 含有黄体酮或地屈孕酮的产品不仅是表 9-2 中所列适应证的重要药物,而且越来越多地用于 HRT,被添加到雌二醇治疗中,如戊酸雌二醇(1~2mg/d)或雌二醇凝胶(1.5~3mg/d)。目前,经皮雌二醇(凝胶或贴剂)与黄体酮和地屈孕酮的组合被认为是心血管风险患者的"金标准",因为与口服 HRT 相比,此方案可降低冠心病、卒中,尤其是静脉血栓栓塞的风险。根据观察性研究,在联合 HRT 中,与合成孕激素相比,黄体酮或地屈孕酮患乳腺癌风险较低。

表 9-2 孕激素药物的成分、用量及指征

通用名	成分	含量	指征
黄体酮软胶囊 / 胶囊	黄体酮	100mg 或 50mg/ 粒	先兆流产、习惯性流产、经前综合征、异常子宫出血和闭经
黄体酮阴道缓释凝胶	黄体酮	90mg/ 支	辅助生殖技术中黄体酮补充疗法
地屈孕酮片	地屈孕酮	10mg/ 片	痛经、子宫内膜异位症、异常子宫出血、经前综合征、先兆流产、习惯性流产

续表

通用名	成分	含量	指征
黄体酮注射液	黄体酮	1ml：10mg，1ml：20mg	先兆流产、习惯性流产、经前综合征、异常子宫出血和闭经
黄体酮栓剂	黄体酮	25mg/栓剂	闭经、异常子宫出血、先兆流产、习惯性流产和经前综合征

当采用凝胶(或贴片)加黄体酮时,序贯HRT(图9-1)的起始剂量为200mg/d,在4周的周期内每2周与凝胶(或贴片)联合应用。如果在应用孕激素期间出血,黄体酮剂量可增加至300~400mg/d。对于连续联合治疗,达到和维持子宫内膜萎缩(无出血)的每日黄体酮剂量通常为100mg/d,有时为200mg/d。因为口服黄体酮的子宫内膜功效较低,所以建议经阴道采用黄体酮胶囊,或者采用阴道黄体酮栓,尤其是在超过3个治疗周期出现不规则点滴出血的情况下。口服黄体酮有很好的镇静作用,有睡眠问题的患者首选口服用药。

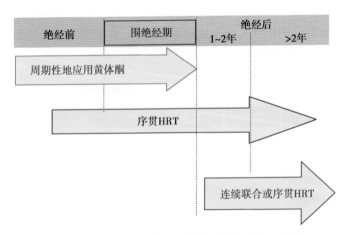

图 9-1　实践推荐:根据绝经状态个体化应用 HRT 方案

连续用经皮雌二醇凝胶,周期序贯用地屈孕酮 10mg/d。

子宫内膜的功效比黄体酮强得多,但它没有镇静作用,即对有睡眠问题患者的治疗没有优势。与黄体酮相比,地屈孕酮也可作为联合 HRT。目前有一种含有雌二醇和黄体酮的胶囊在美国上市,但尚未在欧洲上市。

4. 合成孕激素 从表 9-3 中的合成孕激素药物来看,只有炔诺酮(norethisterone,NET)(0.625mg,片剂)和地诺孕素(2mg,片剂)可能在避孕药和 HRT 中具有一定的重要性,尽管根据适应证,两者都仅适用于子宫内膜异位症的治疗。由于NET 的排卵抑制剂量为 0.5mg,地诺孕素的剂量约为 1.5mg,因此这两种孕激素均可作为单纯孕激素用于避孕。在每天规律服用期间,可通过使子宫颈黏液稠厚来达到避孕目的。地诺孕素最近在中国上市,用于治疗子宫内膜异位症,而在许多国家已用于这种适应证多年,但未指明或很少在超适应证如避孕中采用。

表 9-3 合成孕激素药物成分、用量及指征

通用名	成分	含量	指征
醋酸甲羟孕酮分散片	醋酸甲羟孕酮	0.25g/ 片	复发或转移性激素依赖性肿瘤的辅助治疗
醋酸甲地孕酮分散片	醋酸甲地孕酮	40mg/ 片	异常子宫出血,子宫内膜异位症和避孕
炔诺酮片	炔诺酮	0.625mg/ 片	异常子宫出血,子宫内膜异位症
孕三烯酮胶囊	孕三烯酮	2.5mg/ 片	子宫内膜异位症
地诺孕素片	地诺孕素	2mg/ 片	子宫内膜异位症

5. 复方口服避孕药 表 9-4 中除了仅用于紧急避孕的左炔诺孕酮片外,其余均为复方口服避孕药(COC),是重要的避

孕方式。去氧孕烯炔雌醇片是一种非常古老的避孕药，但仍在应用中。目前常用的是屈螺酮炔雌醇片和屈螺酮炔雌醇片（Ⅱ），含有孕激素屈螺酮，这是唯一具有所谓的额外"抗盐皮质激素"活性的孕激素。由于这种特性，雌激素成分引起的水和钠潴留较少，并且该产品也可以作为炔雌醇环丙孕酮片的良好替代品，用于治疗 PCOS。

表 9-4   短效口服避孕药

通用名	成分	含量	其他适应证
炔雌醇屈螺酮片	屈螺酮和炔雌醇片	屈螺酮 3mg+ 炔雌醇 30μg	PCOS
炔雌醇醋酸环丙孕酮片	醋酸环丙孕酮和炔雌醇片	醋酸环丙孕酮 2mg+ 炔雌醇 35μg	PCOS
炔雌醇屈螺酮片	屈螺酮和炔雌醇片（24 片）+空白片（4 片）	屈螺酮 3mg+ 炔雌醇 20μg	PCOS
复方去氧孕烯片	炔雌醇和去氧孕烯	炔雌醇 0.03mg/0.02mg+去氧孕烯 0.15mg	
左炔诺孕酮片	左炔诺孕酮	0.75mg/ 片	紧急避孕

含有炔雌醇（EE）和醋酸环丙孕酮（CPA）的炔雌醇环丙孕酮片对于包括 PCOS 在内的高雄激素血症的治疗非常有效，但也具有避孕作用。长期以来，它是中国最重要的避孕药，但在屈螺酮炔雌醇片和屈螺酮炔雌醇片（Ⅱ）推出后，其应用量有所减少，因为与 CPA 相比，含有屈螺酮的产品似乎具有更好的耐受性。然而，本书作者在应用炔雌醇环丙孕酮片方面有很多好的经验，严重高雄激素血症的 PCOS 患者也可选用炔雌醇环丙孕酮片。

关于采用 COC 增加深静脉血栓(deep venous thrombosis, DVT)风险的讨论仍然很多,尤其是在中国应用的 COC。然而,在中国发生 DVT 的风险非常低:在 5 年内就诊于首都医科大学附属北京妇产医院的 50 万门诊患者中,没有发现DVT。

因为中国所有的 COC 都含有炔雌醇(EE),因此在许多心血管风险增加的情况下禁用。对于这些患者,尽管这是超适应证的或长效避孕药,仍可以采用单纯孕激素制剂来激素避孕,如单纯合成孕激素(炔诺酮片 0.625mg 或地诺孕素片2mg),尤其是采用左炔诺孕酮宫内节育器。

需要注意的是,在一些西方国家,市场上有 2 种 COC,它们含有生理性的雌二醇而不是炔雌醇(EE),被认为具有较低的心血管风险和 DVT 风险。其中一种产品,另一种是孕酮衍生物醋酸诺美孕酮。这两种 COC 在西方国家都很重要,尽管还需要更多的研究来从药理学角度证实预期,仍有可能进入中国。另外,一项大型研究已经证实,与其他 COC 相比,采用含有地诺孕素作为孕激素成分产品的 DVT 风险较低(见表 9-4)。

6. 长效避孕针 中国只有 MPA 150mg 可供肌内注射。虽然在一些西方国家有更多的药物,但这些注射剂已经在几乎所有西方国家和其他国家应用了很长时间。在非洲,这种注射避孕药是最常用的避孕方式。注射必须每 3 个月进行1 次。因为大量 MPA 被注入肌肉,初始药物浓度非常高,可能导致重要的副作用和风险。

(1)有很强的血管收缩作用,会增加心血管风险,尤其是卒中。因此,这种注射液在有心血管风险的患者中是禁忌的,并且绝不能应用于吸烟者。

(2)甘油三酯可明显升高,因此建议密切监测(每 6~9 个月)。有胰腺炎病史的患者禁用,因为高甘油三酯可诱发进一步的急性发作。

（3）有研究表明，与所有其他单纯孕激素药物相比，这种 MPA 注射液会增加 DVT 的风险。

（4）18 岁以下的女性不宜应用，因为会减少骨量，女性以后患骨质疏松症的风险增加。

笔者只在某些需要确保可靠避孕的情况下应用这些特殊药物，如智力低下的女性或需要长期避孕但拒绝其他形式的长效避孕措施，如宫内节育器。此外，最重要的是，这种 MPA 注射剂可用于需要服用其他可能降低 COC 疗效的药物的女性，例如各种精神药物和抗癫痫药物，尤其是不喜欢采用 IUD 的女性。

7. 皮下埋植剂　这些产品在中国和西方国家很少应用。植入和取出需要一定的技术，大多停留在较浅的皮肤或肌肉区域 2~3 年，并且已经观察到许多出血问题，尤其是在中国。与西方女性相比，中国女性出血问题更常见，但相比之下，西方女性更容易发生静脉血栓。在一些西方国家，依托孕烯植入物常用于需要长期避孕但拒绝采用左炔诺孕酮宫内节育系统等 IUD 的女性。采用一定的技术，将植入物放入上臂 3 年。有时取出很困难，这是很少采用植入物的另一个原因。

然而，依托孕素埋植剂具有优异的 3 年避孕效果，可用于禁用 COC 的高危患者。可以治疗出血问题，例如，如果子宫内膜增厚，则采用合成孕激素 10~14 天以诱导孕激素撤退性出血，或者有低度的子宫内膜增生或子宫内膜萎缩，采用雌二醇口服或经皮来稳定子宫内膜。

8. 左炔诺孕酮宫内节育系统　目前在中国上市的只有左炔诺孕酮宫内节育系统，5 年避孕。左炔诺孕酮宫内节育系统在欧洲的应用比在中国多，可能是因为和皮下埋植剂一样，中国女性更容易出现出血问题。左炔诺孕酮宫内节育系统不仅可以避孕，还适用于月经过多，这意味着可以治疗严重的出血。然而，如果用于围绝经期患者，通常需要很长时间（长达 1 年）才能停止不规则出血。

在欧洲,左炔诺孕酮宫内节育器常用于中年女性,如围绝经期女性虽然已经出现更年期症状,但仍然需要避孕。对于这些女性,可采用左炔诺孕酮宫内节育系统联合口服和经皮雌二醇。这种疗法的作用类似于连续联合 HRT(见图 9-1),即从左炔诺孕酮宫内节育系统释放的左炔诺孕酮是 HRT 中所需的孕激素成分。这是临床实践的一个重要方案,因为左炔诺孕酮的全身作用非常低,预计不会增加乳腺癌风险,尽管一些观察性研究表明,在采用左炔诺孕酮宫内节育系统期间,孕激素会诱发乳腺癌风险,但仍是有争议的。需要进一步的研究证明,与传统 HRT 疗法相比,左炔诺孕酮宫内节育系统联合口服或经皮雌二醇具有更低的乳腺癌风险,甚至可以预防乳腺癌。

作为一种单纯孕激素的药物,左炔诺孕酮宫内节育系统可以像 NET 片剂或地诺孕素一样应用,也可以像孕激素埋植剂一样用于心血管风险患者,根据 WHO 的建议,这是一个非常重要的适应证。出血问题可以如上述进行治疗,应用期间的出血问题可以依托孕烯埋植剂,采用孕激素 10~14 天或通过添加雌二醇来稳定子宫内膜。

三、雌激素 / 孕激素剂量和出血问题的建议

1. 序贯 HRT 方案 序贯 HRT 方案(表 9-5)是指在雌激素应用过程中至少 10 天添加孕激素,周期序贯(用药 3 周,停药 1 周)或连续序贯(不停药),目的是通过孕激素将雌激素诱导的子宫内膜增殖转变为分泌期。通过这种效应,分泌期子宫内膜容易脱落,在孕激素停药后大多数患者会发生孕激素撤退性出血。然而,并非所有患者都能有撤退出血,尤其是在绝经后的患者中应用序贯 HRT 方案。规律的撤退出血可以预防子宫内膜癌的发生。

表 9-5 HRT 药物的成分及用量

通用名	成分	含量
戊酸雌二醇片 / 雌二醇环丙孕酮片	戊酸雌二醇和醋酸环丙孕酮	戊酸雌二醇 2mg，11 片 戊酸雌二醇 2mg+ 醋酸环丙孕酮 1mg，10 片
雌二醇片 / 雌二醇地屈孕酮片	雌二醇和地屈孕酮	雌二醇 1mg/2mg，14 片 雌二醇 1mg/2mg+ 地屈孕酮 10mg，14 片
雌二醇屈螺酮片	雌二醇和屈螺酮	雌激素 1.0mg+ 屈螺酮 2.0mg
替勃龙片	替勃龙	2.5mg/ 片

　　戊酸雌二醇片 / 雌二醇环丙孕酮片是周期序贯的雌孕激素方案，雌二醇片 / 雌二醇地屈孕酮片是连续序贯的雌孕激素方案。在服用戊酸雌二醇片 / 雌二醇环丙孕酮片期间，规律的撤退出血最好发生在激素停药阶段，雌二醇片 / 雌二醇地屈孕酮片方案在开始服用雌激素阶段。然而，出血通常会提前 1~3 天发生，但不应该发生在开始服用孕激素的阶段，因为这提示孕激素对子宫内膜的转化效应不充分。若出现早期出血，应增加孕激素的剂量，或改用其他孕激素。单用雌激素中间出血通常为突破性出血，提示子宫内膜增殖不足，应增加雌激素的剂量。

　　序贯 HRT 的适应证为在绝经前启动 HRT。序贯 HRT 多用于围绝经期患者，但也可在绝经后患者中启动和继续。在绝经后晚期的患者中有时仍能有规律的撤退出血，但随着用药时间延长，出血时间会缩短、出血频率会减少，最终无撤退出血。如果患者接受撤退出血，则无须改为连续联合方案。如果患者不愿意有撤退性出血，建议在绝经后早期启动连续联合方案，但不推荐围绝经期患者应用连续联合方案。

　　在有出血问题的年轻女性中通常建议应用序贯 HRT，尤其是早绝经患者,从诊断后开始,至少持续到约 50 岁。此类患者的 HRT 需要更高剂量的雌激素,雌二醇至少 2mg/d(应用雌二醇片 / 雌二醇地屈孕酮片 2mg/10mg,而不是雌二醇片 / 雌二醇地屈孕酮片 1mg/10mg)或经皮雌二醇(凝胶或贴剂)至少 50μg/d。

如果在围绝经期患者中应用序贯 HRT,建议用较低剂量的雌激素,因为在围绝经期仍有雌激素产生(例如,应用雌二醇片 / 雌二醇地屈孕酮片 1mg/10mg)。然而,低雌激素 / 高孕激素的序贯方案,有时会发生突破性出血。在这种情况下,建议采用更高剂量的雌激素(例如,应用雌二醇片 / 雌二醇地屈孕酮片 2mg/10mg)。因此,如果雌激素和孕激素自由组合,则可以进行这种剂量调整。

需要考虑各种孕激素成分对子宫内膜的不同效应,特别是在自由组合时,在已上市的复方 HRT 制剂中也应考虑。例如,对于子宫内膜的效应,戊酸雌二醇片 / 雌二醇环丙孕酮片中 1mg 的醋酸环丙孕酮相对较低,因此与雌二醇片 / 雌二醇地屈孕酮片 1mg/10mg 和雌二醇片雌二醇地屈孕酮片 2mg/10mg 相比,更容易出现点滴出血或在周期中过早地发生孕激素撤退性出血。在长期治疗中这种现象需要管理,因为提示子宫内膜转化效果不充分,导致发生子宫内膜癌的风险较高。序贯 HRT 期间的出血应该规律,变化应在 3 天左右。因此,对于口服序贯 HRT,最常推荐的是雌二醇片 / 雌二醇地屈孕酮片 1mg/10mg 或雌二醇片 / 雌二醇地屈孕酮片 2mg/10mg,不仅因为醋酸环丙孕酮对子宫内膜的效应弱于地屈孕酮,而且与雌二醇片 / 雌二醇地屈孕酮片方案相比,戊酸雌二醇片 / 雌二醇环丙孕酮片的孕激素阶段持续时间更短(11 天 *vs.*14 天)。

如果应用经皮雌激素,建议与地屈孕酮 10mg/d 或者黄体酮 200mg/d 进行组合,以 28 天为 1 周期,在每周期的后 14 天序贯添加孕激素。如果可能的话,黄体酮应阴道用药,或者应用经阴道黄体酮凝胶。这可以显著增强黄体酮对子宫内膜的转化效应,与所有其他孕激素相比,黄体酮的子宫内膜转化效应最低。由于黄体酮有镇静作用,对于睡眠有问题的患者,黄体酮建议口服,序贯治疗时剂量可增加到 400mg/d。

2. 连续联合 HRT　连续联合 HRT(见表 9-5)定义为每天应用雌激素和孕激素。该方案的目的是达到和维持子宫内膜萎缩而不出血。围绝经期患者不应该应用连续联合方案,因为经常发生严重的出血问题。

在中国只有雌二醇屈螺酮片是口服复方制剂,雌二醇屈螺酮片是绝经后患者启动 HRT 的非常好的药物,因为其孕激素成分屈螺酮与所有其他孕激素相比具有特殊的性质:由于其"抗盐皮质激素"活性,可以阻断醛固酮受体,因此可以增加肾脏的钠、水排泄,可降低血压,甚至有更多其他优势。一项大型研究显示,与研究中的所有其他连续联合 HRT 相比,缺血性卒中的风险较低。

与序贯 HRT 方案一样,对于连续联合方案,应用黄体酮和／或经皮雌二醇(凝胶、贴剂)需要自由组合,因为没有复方制剂可用。对于自由组合,建议黄体酮起始剂量为 100mg/d。如果有不规则出血或子宫内膜增生,建议增加至 200mg/d。一般建议阴道应用黄体酮胶囊或黄体酮凝胶。

如果在序贯或连续应用黄体酮时出现出血问题,最好改用地屈孕酮,它具有类似的代谢、血管和肝脏效应,且可能会降低乳腺癌的险。与黄体酮相比,地屈孕酮对子宫内膜转化效应更强。对于连续联合方案,添加 5mg 地屈孕酮通常就足够了。然而,10mg 地屈孕酮片也可以用于连续联合治疗,因为地屈孕酮的耐受性总体上是极好的。如果应用经皮雌二醇,与黄体酮或地屈孕酮的自由组合总是必要的。

需要注意的是,连续联合方案如雌二醇屈螺酮片不应出现出血。在长期治疗中应达到并维持子宫内膜萎缩状态。然而,根据笔者的临床实践和一些研究,多达 30% 的患者在开始应用这些方案时会有出血,因为当子宫内膜仍具有增殖能力时,特别是在绝经早期开始启动 HRT,子宫内膜的萎缩需要一定的时间。研究显示:绝经后患者在连续联合方案(如雌二醇屈螺酮片)开始阶段有出血时其子宫内膜癌风险并未增加,所以早期出血不需要进一步的侵入性诊断。然而,如果在连续联合 HRT 治疗较长时间后出现出血,则需要进一步的诊断,如诊断性刮宫或宫腔镜检查,以评估子宫内膜组织学并排除其他原因引起的出血,如息肉,尤其是子宫内膜癌。

3. **替勃龙**　替勃龙(见表 9-5)是一种“前体药物”,即它本身没有活性,而是通过其代谢产物发挥作用。当口服给药时,它在第一次通过肝脏期间转化为具有强雌激素作用的强代谢物,这就是为什么替勃龙与所以 HRT 一样适用于绝经相关症状,并且还具有很好的骨保护作用。此外,在代谢过程中形成 2 种具有孕激素作用的代谢产物,它们作为 NET 的衍生物,对子宫内膜有良好的效应。因此,替勃龙不必与其他孕激素联用。然而,在“百万妇女”研究中发现:子宫内膜癌和乳腺癌的风险更高,这与随机安慰剂对照研究“THEBES”相反,后者没有发现子宫内膜癌的风险;LIFT 试验没有发现乳腺癌的风险。在 LIFT 中,与安慰剂相比,乳腺癌的风险实际上降低了约 70%。THEBES 和 LIFT 都是随机安慰剂对照试验,与“百万妇女”研究不同。“百万妇女”研究尽管分析了 100 万女性,但由于各种原因,这是 HRT 中最糟糕的观察性研究之一。

LIBERATE 研究发现,治疗后乳腺癌患者复发风险增加40%,因此乳腺癌确诊后不应采用替勃龙。然而,这必须与乳腺癌的原发风险分开,乳腺癌的原发风险并不比传统的 HRT高。乳腺癌治疗后复发风险的增加是因为仍然存在的乳腺癌细胞可被替勃龙的具有强雌激素效应的代谢物刺激,同时形成的孕激素代谢物进一步增强了这种效应。

在临床实践中,孕激素代谢物具有部分雄激素作用,这一点很重要,并且替勃龙会降低 SHBG。这就增加了游离睾酮。

因此，如果需要雄激素作用，例如性功能障碍或伴有抑郁情绪、焦虑、倦怠等症状时，替勃龙是 HRT 的绝佳选择。由于替勃龙通过同时产生的雌激素和孕激素代谢物发挥作用，因此替勃龙相当于一种连续联合 HRT，也就是说，它只能用于已确诊的绝经后患者，否则会出现严重的出血问题。如上所述，由于有关于子宫内膜癌风险增加的争论，在笔者诊室，如果给药剂量超过 2.5mg/d，笔者至少每 3 个月添加 10mg 地屈孕酮 14 天以上。一般来说，没有必要添加孕激素。然而，任何不规则出血都必须应该进行检查。

也有文献提到替勃龙对脂质代谢的特殊效应，这与雄激素作用有关：会大大降低高密度脂蛋白，这就是为什么应该在用药约 6 个月时检查。如果对代谢没有其他负面影响，又有替勃龙的明确适应证，这是可以接受的。一个非常积极的效果是 LPa 可以降低，它被认为是静脉和动脉疾病的独立危险因素。高 LPa 的患者通常其家族史中心脏病发作或大脑损伤的发生风险增加，并且患者本人这方面也有很大的风险。由于没有任何药物可降低 LPa，服用替勃龙至少 6 个月可能是可行的。

四、HRT 的适应证、预防性额外获益和禁忌证

HRT 的适应证、预防性额外获益和禁忌证见表 9-6 和表 9-7。

表 9-6　HRT 的适应证及预防性额外获益

目前列出的适应证（说明书）	绝经及泌尿生殖道症状 绝经后骨质疏松[*] 早发性卵巢功能不全
治疗指征	异常子宫出血 绝经症状（血管舒缩和精神神经症状） 泌尿生殖道萎缩 泌尿系统症状（排尿困难、疼痛） 特定的脂蛋白血症

续表

被证实的预防性用药指征(风险降低)	泌尿生殖道萎缩 绝经后骨质疏松* 早发性卵巢功能不全(早绝经,卵巢切除) 糖尿病 结直肠癌
可能的预防用药适应证(早期启动及个体化HRT)	代谢综合征 冠状动脉性心脏病 阿尔茨海默病 各种萎缩性-退行性疾病(皮肤、黏膜、结缔组织) 风湿性疾病 某些形式的精神分裂症

* 目前预防骨质疏松症的指征有限。

表 9-7　HRT 的禁忌证

绝对禁忌证* (列出的禁忌证)	不明原因阴道流血、子宫内膜增生 乳腺癌、子宫内膜癌(以及既往史) 急性和既往静脉血栓栓塞 先天性凝血障碍 急性心肌梗死、不稳定型心绞痛 急性脑卒中、不稳定高血压 急性偏头痛发作伴有视觉障碍 已知的对有效成分过敏 妊娠
相对禁忌证**	严重肝病、胆汁淤积、胆结石 易栓症 卟啉症、系统性红斑狼疮 严重高血压、严重心肾疾病 严重糖尿病伴血管改变 胰腺炎、Ⅳ、Ⅴ型高脂蛋白血症 子宫肌瘤、子宫内膜异位症 癫痫、小舞蹈症
有争议的禁忌证	哮喘、多发性硬化、耳硬化症、黑色素瘤、肝脏肿瘤

* 例外必须以法医学可证实的方式证明;** 个体化 HRT 和在密切监测时有可能采取治疗。

病例 52　子宫内膜癌患者的绝经激素治疗

一、病历摘要

53 岁女性，一般健康状况良好，血压 125/75mmHg，BMI 26kg/m²，生育 4 个孩子，51 岁绝经，未采用绝经激素治疗（MHT）。52 岁时出现绝经后出血，宫腔镜下刮宫检查发现复杂性非典型性子宫内膜增生，进行了机器人辅助子宫切除术和双侧输卵管、卵巢切除术。术后病理：复杂性子宫内膜增生，Ⅰa 期子宫内膜癌，子宫及输卵管正常，无其他盆腔病变。目前出现了严重的血管舒缩症状，患者已进行生活方式改善，非激素治疗，但症状无缓解。患者想采用 MHT，这样做安全吗？

二、病例分析

关于子宫内膜癌治疗后的 MHT，2016 年 O'Donnell 等人在一项系统综述中阐明了采用 MHT 的女性相比于对照组没有增加癌症复发的风险，综述中有很多研究，也采用了很多干预方式，其中大多是系统治疗，多采用结合雌激素联合或不联合醋酸甲羟孕酮。早期子宫内膜癌患者治疗后，应用 MHT 长达 13 年，肿瘤复发风险没有增加。MHT 在术后数周至 2 年启动，结局无明显差异。肿瘤激素受体状态的常规组织学检测可能有助于将患者进一步分成 MHT 的低风险组和高风险组。

2018 年 Cochrane 的一项系统综述，通过随机对照研究和观察性研究发现，早期子宫内膜癌术后采用 MHT 没有造成明显不良影响,这是一个重要的信息。当然,基于这个问题的数据是相当有限的,还需要继续研究,但此系统综述未发现孕激素有保护作用的证据,肿瘤专家也可能有不同的意见。基于目前的证据,一种保守的方法可能是在术后两年内以最低有效剂量的雌激素和孕激素开始治疗,此后如果需要继续MHT,则单用雌激素。

(Rod Baber 教授提供病例

程姣姣　翻译

阮祥燕　审校)

病例 53　静脉血栓栓塞患者的绝经激素治疗

一、病历摘要

51 岁女性,已婚,生育 3 个孩子,无孕期并发症,既往史:10 年前行复杂的膝关节手术后小腿深静脉血栓形成(DVT)。无明显家族史,BMI 27kg/m^2,血压正常,不吸烟,严重的血管舒缩症状对非激素疗法或一系列替代疗法无效,告知她不能采用 MHT,真的是这样吗?

二、病例分析

血栓栓塞性疾病有很多危险因素,包括年龄、活动受限、吸烟、妊娠、超重或肥胖、家族史或血栓形成倾向,既往有静脉血栓栓塞(venous thromboembolism, VTE),口服 MHT 或口服避孕药。来自 WHI 的数据表明,单用雌激素增加女性 VTE 的相对危险度(risk ratio, RR)为 1.34(1.01, 1.77),对于采用雌激素加醋酸甲羟孕酮(MPA)的女性,其 VTE 风险增加更多,

RR 为 2.09（1.59，2.74），并且两组之间的差异有统计学意义。因此，雌激素可能会增加 VTE 风险，雌激素联合 MPA 可能进一步增加 VTE 风险。

在 50~59 岁的女性中，VTE 的绝对风险为 1~2/（1 000 女性·年）。口服 MHT 会将风险增加到 2~4/（1 000 女性·年），绝对风险的改变较小，也意味着大多数女性无须担心 VTE 风险，可安全地采用雌二醇治疗。

但是，应该减少 VTE 的风险因素，该患者 BMI 27kg/m²，超重。应建议患者减重以降低潜在的 VTE 风险。2007 年 Canonico 等人发表了一项研究表明，仅仅是超重，不采用激素治疗，VTE 的风险也增加了 1 倍。如果采用雌激素疗法，VTE 的风险将升高 5 倍，当然，如果采用经皮雌激素，不增加高于基线的 VTE 风险。

2019 年英国发表了观察性研究的数据，1998—2017 年 80 396 名年龄 40~79 岁的女性初诊为 VTE，391 494 名女性作为对照组。根据人口统计数据、吸烟状况、饮酒情况、合并症、最近的医疗事件和其他处方药调整了比值比（odds ratio，*OR*）。单用口服雌激素进行 MHT 与 VTE 风险增加有关，*OR*=1.58（1.52，1.64）。采用联合 MHT 与 VTE 风险增加也有关，*OR*=1.73（1.65，1.81）。经皮制剂与 VTE 风险增加无关。

2019 年这项相对较大的研究有很多重要的发现，口服结合雌激素的 *OR* 为 1.49，口服雌二醇的 *OR* 为 1.27，两者差异有统计学意义。因此，为了减少 VTE 的风险，应该采用雌二醇而不是结合雌激素。VTE 的风险也受应用孕激素的影响，孕激素的选择同样重要。此研究也能够展示风险差异取决于口服雌激素加上孕激素，口服结合雌激素与 MPA 的 *OR* 为 2.1，口服雌二醇加地屈孕酮的 *OR* 为 1.18。目前建议采用天然孕激素，例如地屈孕酮或微粒化黄体酮将是一个好的选择。经皮制剂的 *OR* 仅为 0.93，与安慰剂组的 VTE 风险相当。因此，选择经皮制剂时应尽可能选择天然制剂。VTE 风险与剂量、雌激素和孕激素的种类、患者年龄、BMI 和病史有关。

很多女性想知道她们在 VTE 后是否可以采用激素治疗，2015 年国际内分泌学会发布了推荐，要详细询问病史、既往 VTE 的详细情况以及进行血栓筛查。由于过去限制活动、手术或骨折导致的 VTE 不一定是经皮治疗的禁忌证。口服避孕药或 HRT 引起 VTE 的患者应避免使用。本例患者可以采用 MHT 最低有效剂量，最好选择经皮吸收且选择天然雌激素加地屈孕酮或黄体酮。此建议也适用于肥胖、高血压、吸烟者和糖尿病患者。

（Rod Baber 教授提供病例

程姣姣 翻译

阮祥燕 审校）

病例 54　代谢性疾病患者的绝经激素治疗

一、病历摘要

52 岁女性，LMP：13 个月前。生育 2 个孩子，目前分别 25 岁和 22 岁，血压 135/90mmHg，BMI 28kg/m²，2 型糖尿病，血脂正常，其他方面也无异常。目前患者出现了严重的潮热、夜间盗汗、失眠与焦虑。曾试过多种草药制剂，但效果不佳，您有什么建议？

二、病例分析

该患者处于围绝经期，心血管疾病的风险在绝经后会增加。主要有 2 个原因：第 1 个原因是衰老，缺乏身体锻炼，少肌症，肥胖，导致动脉粥样硬化，从而发生缺血性心脏疾病和卒中;第2个原因是围绝经期雌激素下降,对心血管疾病风险因素有直接和间接作用,主要包括内脏脂肪过多,血脂异常,胰岛素抵抗,血压升高,慢性炎症,一氧化氮合酶水平下降,导致动脉粥样硬化,从而导致缺血性心脏疾病。

管理该患者的心血管健康和绝经症状,生活方式干预可能会有帮助。定期锻炼、健康饮食和BMI正常都有助于降低心血管疾病风险和改善骨骼健康。要定期筛查,如子宫颈防癌筛查和乳腺X射线摄影。该患者有更年期症状,您认为什么可用于改善症状? 避免压力、咖啡因、酒精等刺激因素,还有另一个选择即MHT,MHT对患有代谢性疾病的女性是否安全?

WHI关于雌激素联合孕激素的随机对照研究中,与安慰剂组相比,治疗组2型糖尿病的发病率降低。校正了年龄、BMI及BMI的变化后,风险比率(hazard ratio, HR)为0.79,$P=0.004$,差异有统计学意义。与WHI中单纯雌激素研究的数据类似,WHI的长期随访中单纯雌激素的HR为0.86(0.76,0.98),雌激素联合孕激素HR为0.81(0.70,0.94)。这与HERS二级预防激素与血管疾病的研究和法国的E3N研究数据类似。

2015年Boardman等人发表的Cochrane数据库系统综述明确表明如果绝经10年内开始激素治疗,会降低全因死亡率、冠心病的发生率。如果是采用口服激素治疗,可能会稍稍增加VTE风险。但激素治疗不会增加卒中的风险。

该患者是绝经后,不想有撤退性出血。MHT的选择是连续联合口服MHT,如每天雌二醇1mg,地屈孕酮5mg或者黄体酮100mg。另一种选择是每天经皮雌二醇和一种天然的孕激素如地屈孕酮或黄体酮。尤其重要的是,如果患者超重,有已知的甘油三酯升高,或者没有甘油三酯的升高但有其他危险因素,个人建议给予经皮雌二醇和微粒化黄体酮。随访非常重要,必须确定患者是规律服药的,并且患者知情可能的副作用。记住,MHT 用药时间没有限制。

（Rod Baber 教授提供病例

程姣姣　翻译

阮祥燕　审校）

病例 55　偏头痛患者的绝经激素治疗

一、病历摘要

48 岁女性,已婚,生育 2 个孩子,血压正常,115/75mmHg,且无家族史,BMI 26kg/m²,超重。有明显的潮热、出汗、睡眠障碍。LMP 是 13 个月前。有左侧或右侧局部头痛并伴有呕吐和恶心的病史。起初这些症状与月经周期有关,但现在与月经周期无关。该患者被建议不要采用联合口服避孕药;家庭医生认为她不能采用绝经激素治疗。

二、病例分析

青春期后女性偏头痛的发病率是男性的 3 倍,偏头痛发病率约为 18%,40 岁左右,偏头痛的发病率可高达 30%。无先兆性偏头痛是最普遍的,占偏头痛的 70%~80%,主要表现为畏光、恶心、呕吐,持续时间最长达 72 小时的头痛。有先兆的偏头痛在发作前伴有局灶性神经体征,持续时间为 5~60 分钟。视觉先兆是最常见的一种。

女性最常见的偏头痛是月经期相关偏头痛,发病于月经来潮前 2 天,可能持续到月经第 3 天,在 3 个月经周期中至少有 2 个月经周期会出现。偏头痛通常与激素水平的波动有关。激素相关偏头痛通常是局灶性的。偏头痛在围绝经期更常见,月经期相关偏头痛在绝经后减少,而伴有先兆的偏头痛可能持续。

有很多可以选用的治疗方法，如 MHT、选择性 5- 羟色胺再摄取抑制药（selective serotonin reuptake inhibitor，SSRI）、5- 羟色胺 - 去甲肾上腺素再摄取抑制剂（serotonin-norepinephrine reuptake inhibitor，SNRI）和 α 肾上腺素能受体激动剂，以及生活方式的改善。

你会考虑给该患者 MHT 吗？该患者有更年期症状和严重的偏头痛，有时有先兆。该患者除了超重，其余均体健，你会怎么治疗呢？

当更年期症状和偏头痛同时出现时，生理剂量的低剂量经皮雌二醇或联合天然孕激素是有效的一线治疗。生理剂量经皮雌二醇或联合天然孕激素对有先兆偏头痛的女性没有禁忌。开始 MHT 后首次出现先兆偏头痛的女性应评估卒中风险。在这种情况下，如果排除短暂性脑缺血发作（transient ischemic attack，TIA），可尝试减少 MHT 剂量，但如果先兆性偏头痛持续，可停止 MHT 并考虑非激素疗法。非甾体抗炎药（nonsteroidal anti-inflammatory drug，NSAID）或曲坦类药物可用于有规律的偏头痛的预防。

该患者接受每天应用雌二醇贴剂 25μg 联合地屈孕酮 5mg。在 3 个月后的检查中，患者偏头痛不那么频繁了，但仍然每 3 周发生 1 次。患者的血管舒缩症状已减轻，但仍有夜间盗汗，你有什么建议？

建议偏头痛发作时采用曲坦类等药物。增加患者的经皮雌激素剂量到 37.5μg，仍然是生理剂量，孕激素仍采用地屈孕酮 5mg。随访 6 个月时，患者绝经期血管舒缩症状稳定，偏头痛频率进一步降低。这是一个理想的结局，但也有一些女性可能发现 MHT 加重了偏头痛，需要密切随访。

（Rod Baber 教授提供病例

程姣姣　翻译

阮祥燕　审校）

病例56 三阴性乳腺癌患者完成化疗 / 放疗后能否进行激素替代治疗

根据所有激素替代治疗（HRT）药物说明书，乳腺癌是禁忌证。然而，这是一个典型的病例，如果采取了一定的预防措施，可以超说明书用药。

医生往往要决定：药物说明书有禁忌证或无适应证时是否还进行治疗，因为根据自己的经验或专门的研究预期会有疗效。如果治疗是迫切需要的，尽管有所谓的"警告"也要进行治疗。HRT 等治疗在少数有禁忌证的情况下也可以进行，如低级别子宫内膜癌手术及治疗后超过 2 年的女性、三阴性乳腺癌治疗后的女性、确诊卵巢癌的女性（除外子宫内膜样类型，需要咨询肿瘤专家）；既往有静脉血栓病史，只能应用经皮雌二醇和黄体酮。

在所有超适应证用药或者有用药禁忌时，以下必须注意：①严格权衡风险与获益；②患者症状严重，至少已尝试几个月其他替代治疗无效；③如果进行治疗，应用最低有效剂量，并且治疗的持续时间应该短；④缩短复查时间；⑤详细告知患者风险；⑥详细记录已进行的替代治疗；⑦在西方国家，医生通常要求患者签署知情同意书，尽管治疗是超适应证的和 / 或禁忌证。然而，根据法律专家，需要有完整的书面文件说明超适应证用药的原因，且患者知情同意。

（Alfred O.Mueck 教授提供病例

杨 瑜 翻译

阮祥燕 审校）

病例 57 50 岁围绝经期女性，肥胖、代谢综合征要求激素治疗预防心血管疾病

一、问题

50 岁围绝经期女性，肥胖、吸烟、血脂异常、糖尿病、代谢综合征，没有绝经症状，能否考虑用激素替代治疗来预防心血管疾病？

二、答复

目前，在 HRT 药物说明书中心血管疾病预防并不是进行激素替代治疗的适应证。这是因为相关部门主要用 WHI 研究的结果作为依据，这没有反映实际情况。WHI 的主要终点目标是心血管疾病。至少对于联合激素替代治疗来说，这项研究没有显示出该方面的任何预防效果。虽然糖尿病（冠心病的最重要风险）的风险降低了，但激素替代治疗也不应主要用于预防糖尿病，因为这种疾病不是 WHI 的主要终点（即病例数量的计算与糖尿病无关）。尽管由于 WHI 研究和相关部门的评估而出现了这种情况，但笔者想就以下几点发表评论：

（1）数以百计的体外、体内和临床试验研究表明，雌激素对代谢系统（特别是脂质和葡萄糖代谢）有良好的作用，合成孕激素可以剂量依赖性地拮抗这种作用，而孕酮及其反式异构体地屈孕酮对代谢和血管的作用基本上是中性的。因此，孕激素成分的选择至关重要。在 WHI 中，只研究了 MPA，已知这在血管和代谢上都非常不利。

（2）关于卒中的风险，主要是合成孕激素增加了这种风险。如果使用黄体酮和地屈孕酮，这种风险较低或根本不存

在。这在高血压患者中尤其常见,即使他们正在接受降压药治疗,用药量不规范和/或个别情况下(例如,压力引起)可能血压升高特别明显,因此尽管使用了降压药,血压仍会上升。这意味着有高血压病史的患者,如 WHI 研究中约 40% 的患者有卒中的风险。在 WHI 研究中,尽管在研究期间使用了降压药物,但血压仍然升高,这也解释了 WHI 研究中脑损伤发生率增加的原因。

(3)关于冠心病的风险,至少 30 个观察性研究发现,如果 HRT 在绝经 5~10 年内开始(机会窗口),不依赖 HRT 的种类,未表现出冠心病风险增加,反而有预防作用。但是如果 HRT 开始较晚(绝经超过 10 年),则预期风险增加。

(4)识别"机会窗口",在最佳时段启动 HRT 时风险低,HRT 启动时机的评估非常重要:在绝经过渡期及围绝经期,由于年龄、糖脂代谢变化导致的动脉斑块尚未形成。早期用药,雌激素可以引起血管舒张,降低心脏负荷,对心血管有保护作用,从而降低心血管病风险。如果晚期启动 HRT,动脉斑块已经形成,雌孕激素可导致不稳定的动脉斑块脱落,导致栓塞,引起缺血性卒中和心肌梗死。

这在临床上得到了证实,例如,在安慰剂对照的"雌二醇早期干预与晚期干预临床试验(ELITE)"(n=643)中雌二醇联合黄体酮治疗,与长于 6 年开始启动比,绝经短于 6 年者动脉粥样斑块的进展减少。丹麦 DOPS 研究前瞻性随访 10 年显示,在围绝经期早期或在绝经后 2 年内联用雌二醇与醋酸炔诺酮(NETA),尽管 NETA 对代谢和血管有不利影响,但研究结果显示早期启动,心力衰竭、心肌梗死和心血管死亡率显著降低(52%)。因此,早期启动,而不是孕激素成分的选择,是避免 MHT 心血管风险或保持雌激素成分对冠心病良好预防效果的决定性步骤。至少 4 项 meta 分析和 1 项 Cochrane 系统综述证实了这一点。

(5)当 HRT 用于心血管疾病高风险女性时,例如肥胖和吸烟女性,及早启动 HRT,对心血管疾病仍有预防作用(例如,在大规模护士健康研究已经证实)。如果及早开始,不需要禁止这类患者应用 HRT。然而,重要的是保持血压稳定。HRT 还能改善血脂异常和糖代谢,可以有效预防糖尿病和代谢综合征,因为这不仅在 WHI 研究中得到了证明,而且在许多观察性研究中也得到了证实。

(6)目前没有仅仅为了预防作用而启动 HRT。然而,这是一个重要的额外益处,因为冠心病如心肌梗死是老年发病和死亡的最常见原因,不仅对男性如此,对女性也是如此。另一方面,通过 HRT 预防卒中的可能性较小,必须通过选择中性孕激素成分和避免高血压来降低风险。

(Alfred O.Mueck 教授提供病例

许　新　翻译

阮祥燕　审校)

病例 58　53 岁绝经女性潮热出汗症状严重,恐惧激素治疗得乳腺癌

一、问题

53 岁女性,体检未见明显异常,有严重的潮热出汗更年期症状,门诊咨询后医生建议激素替代治疗,但患者恐惧乳腺癌风险。

我们能确切地说采用黄体酮或地屈孕酮时不存在乳腺癌风险吗? 一项大型研究(LIFT)表明替勃龙不存在乳腺癌风险,其治疗有可能是一种替代方案吗? 可以采用豆制品或其他没有乳腺癌风险的非激素替代品吗?

二、答复

1. HRT 最重要的益处 这些问题是合理的,笔者都已经意识到医生和患者最担心的是 HRT 导致的乳腺癌风险,患者经常因此拒绝 HRT。乳腺癌确实是 HRT 最重要的风险,没有任何 HRT 能够排除增加乳腺癌的风险,即使采用黄体酮或地屈孕酮作为孕激素也是如此。

应告知患者,绝经后女性乳腺癌的发病率和死亡率不是最高的,心血管疾病如心肌梗死发病率以及结肠癌导致的死亡率均高于乳腺癌。如果早期进行个体化 HRT 治疗,每种 HRT 方案均可使这些疾病的风险降低(30 个观察性研究,其中一些是大规模的),结肠癌导致的死亡率已经在采用 HRT 3 年后显著降低了(护士健康研究)。如今,早期检查发现乳腺癌通常可以获得良好的治疗效果。

此外,预防骨质疏松症是 HRT 的重要获益。根据 WHO 的数据,骨质疏松症是最重要的疾病,股骨颈骨折后的血栓形成或椎体骨折后心肺疾病的高风险等,也可能是致命的。糖尿病风险的降低也是一个非常重要的额外获益,且糖尿病是冠心病最重要的病因,应该强调这些额外的"获益"。

2. 尊重患者意愿 讨论 HRT 的获益通常不会让一些拒绝应用的患者放心,比如患者因为害怕乳腺癌而拒绝任何形式的 HRT,尽管她们有绝经症状,并且没有禁忌证。基本原则是尽量像这样具体地展现 HRT 的获益,患者被告知后仍然拒绝,就进一步讨论非 HRT 方案。

3. 子宫切除患者应用单一雌激素疗法风险降低 应用 HRT 乳腺癌风险较低。因为单纯雌激素疗法降低了乳腺癌的风险。这是在 CEE 作为雌激素的 WHI 研究中证实的,并且在观察性研究中,雌二醇亦是如此。

就单用雌激素可降低乳腺癌的风险而言,口服和经皮给药途径没有差异。然而,根据笔者的研究,如果要预防某些致癌雌激素代谢物的作用,用经皮雌二醇更有利,因为这些代谢物主要通过口服雌激素给药后经肝脏代谢产生。只有当存在附加的外源因素,如吸烟、空气污染或暴露于具有相应环境毒素的工业环境,才会导致过度氧化应激,产生致癌性的雌激素代谢物。

有一些观察性研究表明,如果延长治疗时间,单用雌激素疗法并没有显示出风险的降低,例如在治疗周期超过15年的大型护士健康研究中,这可以用不同的乳腺癌发生机制来解释。雌激素有促凋亡、促增殖的双重机制,促凋亡效应可以破坏细胞,具有癌症保护作用,双重效应是一种对过量效应的自我调节。如果单用雌激素,即使有促增殖作用,从1个乳腺癌细胞增殖到临床上可检测到的癌(大约10亿个癌细胞),约需要10年时间。在没有孕激素的情况下,增殖非常缓慢。在缓慢的增殖过程中,凋亡机制可发挥作用。所以,HRT中发现的乳腺癌比非HRT发现的乳腺癌预后更好。

4. 联合应用黄体酮或地屈孕酮可降低风险 激素不会导致乳腺癌,这是给患者的一个重要信息。乳腺癌细胞已存在,雌激素可促进其增殖。重要的是,某些合成的孕激素(MPA,NET)可明显增强雌激素的促乳腺癌增殖作用。由于联合应用孕激素而不是单用雌激素治疗的10~15年,导致的增殖速度更快,5年可克隆出10亿个癌细胞,即联合应用孕激素后,癌症出现更快。因此,HRT治疗5年后应仔细评估HRT的获益与风险。如果存在导致乳腺癌细胞快速增殖的其他危险因素(如遗传因素、严重肥胖、吸烟、过量饮酒、环境毒素等),应尽早停止HRT。但不应突然停药,而应逐步优化给药方式,减少剂量。

国际绝经学会的官方声明证实黄体酮和地屈孕酮这2种孕激素的乳腺癌风险比合成孕激素低,至少在长达5~8年的治疗期内是这样。

应该注意的是,最近发表了大型meta分析,证实了不同种类、不同方案的 HRT 的乳腺癌风险,研究了近 109 000 名乳腺癌患者,其中 50% 应用了 HRT。然而,这篇 meta 分析中只有 50 例患者应用了黄体酮,253 例患者应用了地屈孕酮,因此不能提供关于应用黄体酮及地屈孕酮与乳腺癌风险的信息。因此,需要进一步研究以评估黄体酮和地屈孕酮的乳腺癌风险。

5. 通过应用左炔诺孕酮宫内节育系统降低风险 由于在子宫切除术后患者的治疗中单用雌激素可降低乳腺癌风险,因此为未行子宫切除术患者子宫腔内放置左炔诺孕酮宫内节育系统是有意义的,宫内节育系统释放的孕激素在子宫内膜局部提供了对雌激素诱导的增殖的必要保护,即防止雌激素诱导的子宫内膜癌,但是全身风险如乳腺癌风险较低。通过口服或经皮雌激素联合左炔诺孕酮宫内节育系统,HRT 可用于治疗绝经症状、预防骨质疏松症等。

然而,应用左炔诺孕酮宫内节育系统的方法只进行过少数观察性研究,是超适应证的。如果同时需要避孕,特别是在围绝经期,原则上是一个很好的选择,因为围绝经期也有妊娠的可能。可靠的避孕是必要的,因为这个年龄段的妊娠充满风险。从左炔诺孕酮宫内节育系统局部释放的左炔诺孕酮主要进入子宫内膜,全身效应比较低,此方法被 WHO 推荐,但不能排除全身性影响。应用左炔诺孕酮宫内节育系统时,滤泡囊肿、抑郁情绪以及偏头痛和其他副作用更常见,这只能用左炔诺孕酮在体循环中的作用解释。同样不确定的是,应用左炔诺孕酮宫内节育系统是否会增加患乳腺癌的风险? 有一项研究观察到了乳腺癌风险,然而,其他研究并没有观察到乳腺癌风险。因此,在这个问题上同样需要进一步的研究,但原则上左炔诺孕酮宫内节育系统与口服或经皮雌二醇的组合似乎是 HRT 的良好选择,特别是在围绝经期。

6. 替勃龙是值得考虑的另一种选择 关于正常绝经女

性的 LIFT 研究,是一个历时 3 年的安慰剂对照研究,大约包含了 4 500 名绝经后患者,结果发现替勃龙降低了近 70% 的乳腺癌风险;但关于已患有乳腺癌患者的 LIBERATE 研究,结果发现替勃龙增加了约 40% 的乳腺癌患者复发率。乳腺癌患者治疗后可能仍有乳腺癌细胞,这些细胞可能因某些替勃龙代谢物的强效雌激素作用而高度增殖,当用替勃龙时,产生的 NET 类孕激素代谢物可进一步增强这种增殖。

需要强调的是,对于正常健康的绝经后女性,替勃龙可降低乳腺癌风险。对已患乳腺癌的患者,替勃龙可增加乳腺癌治疗后的复发风险。乳腺癌患者仍然是替勃龙治疗的禁忌证。

7. 对非激素替代药物乳腺癌风险的不同评估 关于非激素替代药物的问题,从文献中可以看出,这些替代药物具有显著的其他风险,尤其是心血管疾病,并且它们的应用是超适应证的。

相比之下,某些来自传统中医药的草药制剂有较好的效果,而没有乳腺癌的风险。然而,这不适用于大豆、异黄酮、红三叶和木脂素,因为这些物质是所谓的"植物雌激素",即它们通过雌激素受体发挥作用。已有研究证实这种作用是通过雌激素受体 β 产生的,与通过雌激素受体 α 的刺激相反,不产生促增殖而是发生促凋亡作用。然而,根据剂量,不能排除 2 种受体都受到刺激。如果一种受体受到刺激,药理学中只有很少的例子表明对受体亚群有安全的选择性作用。因此,不能排除"植物雌激素"的原发性乳腺癌风险低于常规激素替代治疗。

8. 乳腺癌确诊后采用哪种疗法 植物雌激素不应用于患有或曾经患有乳腺癌的女性。然而,某些不通过雌激素受体起作用的其他草药制品,如黑升麻(美类叶升麻,莉芙敏),不通过雌激素受体起作用,但以血清素代谢为目标。这也是治疗乳腺癌女性绝经症状的理想制剂,尽管缺乏激素替代治疗的其他效果,如预防骨质疏松症。另一种新的制剂是花粉提取物,它刚刚作为 Serelys 在各个西方国家推出,在不刺激乳腺癌细胞的情况下,对绝经症状有很好的效果,这是笔者研究发现并发表的。这种花粉提取物也不通过雌激素受体起作用,而是通过对血清素代谢的影响起作用,因此不仅在诊断为乳腺癌后,而且在其他禁止激素替代治疗的情况下(如在血栓形成风险增加时),也是一种替代疗法。

（Alfred O.Mueck 教授提供病例

许　新　翻译

阮祥燕　审校）

病例 59　既往深静脉血栓形成史是否能够激素替代治疗

一、问题

46 岁女性,既往 15 年前曾有不明病因的深静脉血栓史。近期检查无血栓形成证据,也没有明确的血栓风险因素或家族史。这个患者是 HRT 的禁忌吗?患者 LMP 是 3 年前,各种非激素替代治疗如文拉法辛或草药制剂都无效。患者绝经症状严重,特别是由于夜间潮热引起的睡眠障碍,严重影响了患者的工作。患者迫切寻求一种有效的疗法。

二、答复

1. 急性深静脉血栓和深静脉血栓病史实际上是任何激素替代治疗的禁忌证。但是,迄今为止,没有研究证实经皮雌二醇(凝胶、贴剂)会增加血栓形成或复发的风险。研究表明,经皮雌二醇不增加深静脉血栓(DVT)或肺栓塞(pulmonary embolism,PE)的风险。一项对 1 000 多名曾有 DVT 或 PE 病史的绝经后女性的研究显示,口服雌激素的血栓复发率增加了 6 倍,经皮雌激素的血栓复发率没有增加。

2. 观察性研究表明,贴片或凝胶与黄体酮联用并未增加 DVT 或 PE 的风险,这与合成孕激素联用形成对比。据推测,当与地屈孕酮联用时,这种风险也不会增加。

3. 虽然证据来自观察性研究,但以下情况下可以考虑采用经皮雌激素:① DVT 是很久以前的病史,且原因不明;②非激素替代治疗效果差;③患者有明显的更年期症状。应联合采用口服或阴道黄体酮。已绝经患者,建议从每天 50μg 雌二醇贴片或凝胶开始,同时口服 100mg 微粒化黄体酮,或阴道放置黄体酮栓。如果有出血,微粒化黄体酮剂量可以增加到 200mg。

4. 与合成孕激素相比,天然孕酮的子宫内膜效应较弱,这也是其更容易发生点滴/突破性出血的原因。如果患者接受,在前 2~3 个周期黄体酮可经阴道给药,包衣片也可直接置入阴道。因为大量黄体酮可以通过阴道-子宫循环直接渗透到子宫内膜中,这大大提高了黄体酮的子宫内膜功效。如果黄体酮方案有出血情况,可以选择子宫内膜效力更强的地屈孕酮。

5. 采用这种治疗方法,经皮雌二醇联合黄体酮或地屈孕酮,肯定比其他 HRT 方案的 DVT 风险更低,但也不能完全排除血栓风险,但目前证据尚不充分,应告知患者深静脉血栓的临床表现,以便在出现症状时立即就医。

（Alfred O.Mueck 教授提供病例

许 新 翻译

阮祥燕 审校）

病例 60　55 岁绝经后肥胖女性经皮雌二醇降低深静脉血栓和肺栓塞的风险

一、问题

经皮雌激素（贴片或凝胶）可降低甚至完全避免深静脉血栓（DVT）形成的风险。55 岁绝经后肥胖女性，绝经相关症状明显，体检未见明显异常，医生建议激素治疗，但患者恐惧静脉血栓的风险，问如果口服雌激素会增加 DVT 风险吗？如果用贴片或凝胶，有子宫，需联用孕激素，会增加血栓形成的风险吗？

二、答复

这些年一直有很多关于采用 E_2 贴片或 E_2 凝胶降低高危女性 DVT 或肺栓塞（pulmonary embolism，PE）风险的问题。一些观察性研究表明，与口服雌激素相比，E_2 贴片或 E_2 凝胶可能降低高危女性 DVT 或 PE 风险。虽然没有随机对照安慰剂试验来证明这一点，但所有专家都认识到这一风险降低，对于高危人群建议应用经皮雌激素。

1. 以下情况提示患者血栓形成风险增加

（1）曾有 DVT 或 PE（如妊娠期）病史的患者。

（2）母亲在 50 岁以下出现血栓的患者。

（3）肝脏代谢紊乱。

（4）活动受限的患者。

2. 病理生理学上 DVT 的原因

（1）肝脏凝血系统激活。

（2）血管壁直接损伤。

（3）静脉血流减慢。

1）应用经皮雌二醇而非口服雌二醇，只能避免肝脏凝血系统激活，因为经皮途径避免了雌激素大量入肝。这避免了肝脏的首过效应。

原因（1）是迄今为止 DVT/PE 最常见的原因。在西方国家其原因主要是凝血变化，如凝血因子 V 莱登突变和凝血酶原基因突变。所以在西方国家，患者如果有血栓形成病史或有血栓栓塞家族史，应检测基因突变。即使这些有凝血基因突变的女性血栓形成的风险很高，但如果有严重绝经症状，仍可给予经皮雌激素，但在任何情况下都不应采用口服雌激素。然而，任何形式的 HRT 都有一个相对禁忌，如应用经皮雌二醇是一种超适应证用药，必须告知患者。

2）由于（2）如严重血栓性静脉炎（延伸至深静脉）和 / 或原因（3）血瘀原因，如事故后严重制动、（半）轻瘫、卒中后，不应给予经皮 HRT。这些病例被认为是绝对禁忌证，即使经皮雌激素治疗也是如此。

3）到目前为止，在中国还没有对这种基因突变进行常规检测，因为中国血栓形成的发生率比西方国家低得多。根据首都医科大学附属北京妇产医院的一项研究，在 5 年内 50 万门诊患者未发现或报告 DVT/PE。而在同一时期，德国的一家医院至少会观察到 2 000~5 000 例深静脉血栓。尽管如此，即使在中国开始 HRT 治疗之前，也应该询问患者是否有血栓形成的危险因素。牢记询问家族史，这也适用于口服避孕药（COC）治疗。由于实验室技术的不断提高，中国未来还应更频繁地进行凝血因子基因突变检测。中国在这方面的进一步研究是很有必要的，因为许多证据证实了由基因表达决定的差异。

4）合成孕激素可能有负面作用，尤其是静脉壁。黄体酮和地屈孕酮是"血管中性"的，因此，在高危的患者中，应选择这两种孕激素与 E_2 贴片或 E_2 凝胶联用。

5）HRT 应用经皮雌二醇（凝胶、贴片）代替口服雌二醇可以大大降低 DVT 的风险。这是因为口服雌二醇在通过胃肠道后立即进入肝脏,可在肝脏诱发凝血因子,从而增加血栓形成的风险。经皮雌二醇制剂是没有避孕效果的,在某些西方国家有避孕贴片,但它们的成分是炔雌醇和合成孕激素,所以这些贴片不能降低 DVT 的风险。因为炔雌醇在口服和经皮给药时保持稳定,以与应用 COC 时相同的剂量进入肝脏。被批准用于避孕的阴道制剂也含有炔雌醇和合成孕激素,并且在大多数西方国家可以买到。但阴道给药炔雌醇仍保持稳定,也以与 COC 相同的剂量从阴道通过体循环进入肝脏。由于炔雌醇比雌二醇更能有效地诱导肝脏凝血因子,所以任何含有炔雌醇的激素避孕制剂(西方国家的 COC、贴片和阴道制剂)应用时最大的风险都是 DVT。

由于孕激素成分的不同,各种制剂的差异程度很大,所以学术会议对此也有巨大的争议。所有这些制剂都含有合成孕激素,与黄体酮和地屈孕酮不同,只有合成孕激素才能以正常剂量抑制排卵。它们主要起到避孕效果,与炔雌醇联用时,这一作用增强。有 DVT 病史的患者即使存在凝血系统紊乱,也可以单用孕激素(在中国,炔诺酮片剂 0.625mg/d 或地诺孕素 2mg/d),但不能与炔雌醇联合应用。迄今为止单用孕激素,仅有注射醋酸甲羟孕酮(MPA)3 个月后观察到 DVT 的报道。

（Alfred O.Mueck 教授提供病例

谷牧青　翻译

阮祥燕　审校）

病例 61　子宫肌瘤伴胆石症、高甘油三酯血症的患者可以长期激素替代治疗吗

一、问题

有明显绝经症状和 HRT 相对禁忌证的高危患者,由于突

破性出血无法以任何其他方式止血,采用周期序贯 HRT(雌二醇片/雌二醇地屈孕酮片 2mg/10mg)。53 岁女性,2 次妊娠,有子宫肌瘤、月经过多和缺铁性贫血病史,现已通过序贯 HRT 缓解。还患有胆石症(2 个大结石),γ-谷氨酰转移酶(γ-GT)升高,其他肝功能指标正常,甘油三酯(TG)高。夜间潮热、性交困难和明显阴道萎缩。无吸烟史,体形偏瘦,无明显家族史,可以长期采用 HRT 吗?如果可以,用哪种比较合适?

二、答复

1. 口服雌激素有加重胆结石疾病的风险。经皮雌激素(贴剂、凝胶)也存在这种风险,但风险要低得多。建议采用经皮雌二醇代替口服雌二醇。但该患者只有 γ-GT 升高,可以采用经皮雌二醇。由于该患者 TG 升高,应采用超声监测结石是否继续增大。

2. 经皮给予雌激素可以避免 SHBG 增加,有利于改善性交困难,而口服 HRT 能增高 SHBG,这会导致游离睾酮水平降低。

3. TG 升高是本病例的一个重要补充诊断,可导致胰腺炎的风险增加。与口服雌激素相比,经皮雌二醇(贴片、凝胶)不会增加 TG,甚至可以降低 TG,TG 应每 3 个月检查 1 次。如果改用经皮雌二醇不能降低 TG,则应咨询内科医师,可采用苯扎贝特或他汀类药物降低 TG。此外,因 TG、α-淀粉酶和脂肪酶是胰腺炎发病的最重要的指标,应注意测定 α-淀粉酶和脂肪酶,以除外胰腺炎的发生。

4. 不仅口服雌激素,某些孕激素也会以剂量依赖性的方式影响肝脏/胆汁功能,会对脂质代谢产生负面影响,建议将黄体酮或地屈孕酮与雌激素贴片/凝胶结合应用(因为这些孕激素对肝功能是中性的)。

(Alfred O.Mueck 教授提供病例

谷牧青　翻译

阮祥燕　审校)

病例 62　有卒中、高血压、癫痫病史，可以应用激素替代治疗吗

一、问题

48 岁女性，BMI 31kg/m²。10 年前诊断癫痫，卒中，高血压（用降压药治疗），高甘油三酯，高极低密度脂蛋白（very low density lipoprotein，VLDL），低 HDL 血症。由于绝经症状严重，用大豆、黑升麻治疗，无明显改善。可以给予 HRT 吗？

二、答复

癫痫病史和脑损伤史不是 HRT 的禁忌证，但最好先尝试非激素治疗。口服 HRT 尤其会增加老年患者的卒中风险，但由于该患者的 2 个病史都发生在 10 年前，HRT 可以选择口服或经皮给药。应注意以下几点：

1. HRT 是治疗绝经症状最有效的方法。此外，选择合适的 HRT 可以稳定血压和改善血脂。

2. 口服雌二醇可降低癫痫发作阈值，这意味着癫痫发作可能再次发生，因此有必要应用抗癫痫药物进行治疗。因此，雌二醇剂量应尽可能低（不超过 1mg），或应用经皮雌二醇（贴片、凝胶，不超过 50μg/d）。

3. 孕激素会增加癫痫发作阈值，然而合成孕激素会收缩动脉血管，从而增加缺血性卒中风险。因此，孕激素只能选用地屈孕酮或黄体酮。

4. 雌二醇屈螺酮片很适合该患者，因为雌二醇的剂量很低，为 1mg，屈螺酮可以稳定血压。在一项大型研究中，雌二醇屈螺酮片与其他 HRT 制剂相比显示较低的卒中风险。其

原因是屈螺酮具有抗盐皮质激素作用,它可阻断肾素-血管紧张素系统中的醛固酮受体,使得更多的钠随水从肾脏排出,可降低血压或使血压正常的患者保持血压稳定。

由于阻断醛固酮受体的同时会导致更多的钾在肾脏被重新吸收,如果采用可能导致钾流失的抗高血压药物,应检查血钾水平,应确保患者有良好的肾功能。此外,因屈螺酮可使更多的水从肾脏排出,因此服用雌二醇屈螺酮片或含有屈螺酮的COC的患者应饮用足够的水。脱水作用可能是屈螺酮制剂治疗中血栓形成风险较高的原因。然而在中国,血栓形成的总体风险远低于西方国家。尽管如此,在选择这些制剂时,仍应确认患者是否有其他血栓风险因素(肥胖、制动、妊娠期血栓形成、家族史等)。

5. 雌二醇屈螺酮片能使血压降低,应用时可降低降压药的剂量。患者血压必须保持稳定,应定期检查。有卒中病史的患者可能有动脉斑块,这些斑块可能由于不稳定的高血压而不稳定从而再次导致卒中。与其他HRT制剂相比,雌二醇屈螺酮片的卒中风险较低,但卒中史至少应被视为相对禁忌证。

6. 口服雌激素可增加高密度脂蛋白(HDL)和VLDL,具有积极作用,因可能使甘油三酯升高,且胰腺炎的风险可能会增加,在治疗过程中应进行检查。此外,负面的血脂变化会增加心血管风险。采用地屈孕酮或黄体酮与口服/经皮雌二醇联用,几乎不会发生任何血脂变化。

7. 如有疑问,风险较高时应采用经皮雌二醇(与黄体酮或地屈孕酮联用),因为在一项研究中发现高剂量可能会增加卒中风险,因此剂量不应超过50μg/d。

(Alfred O.Mueck 教授提供病例

谷牧青　翻译

阮祥燕　审校)

病例 63　子宫内膜癌术后伴 1 型糖尿病与高血压是否可应用激素替代治疗

一、问题

45 岁女性,BMI 38kg/m², 3 年前子宫内膜癌病史(Ⅱ期,无转移),行子宫及双附件切除术,1 型糖尿病,应用抗高血压药物治疗高血压,根据家族史考虑卒中风险高(父亲和母亲有缺血性卒中病史),严重的绝经症状,草本制剂无改善,文拉法辛略有改善。是否能应用 HRT?

二、答复

1. 根据药物说明书,子宫内膜癌后,HRT 是禁忌证。然而,研究中几乎没有描述任何相关的复发,因此,如果是在超过 2 年前诊断,低级别组织学和无转移的情况下,HRT 可超适应证用药。但是,应告知患者为超适应证用药,并以书面形式记录。

2. 以往认为,因为如果存在未被识别的子宫内膜癌转移灶,任何形式的联合 HRT,其孕激素成分都有预防复发的作用。但现在不推荐这样做,因为患子宫内膜癌后,乳腺癌作为继发性癌症的风险可能会增加。任何孕激素的添加都会增加患乳腺癌风险,但观察性研究表明,如果采用黄体酮或地屈孕酮,其风险低于合成孕激素。因此,子宫切除术后,甚至子宫内膜癌治疗后,可单用雌激素治疗。

3. 任何 HRT 都可以很大限度地改善糖尿病的代谢状态。WHI 和 HERS 这些重要的研究甚至讨论了采用 HRT 预防糖尿病。然而几乎没有关于 1 型糖尿病的数据,所以密切监测仍是必要的。黄体酮或地屈孕酮应优选作为孕激素成分。

4. 卒中和高血压的风险增加,可以推荐雌二醇屈螺酮片,因为在一项大型观察性研究中,其脑卒中的风险低于其他形式的 HRT。也推荐黄体酮或地屈孕酮联合经皮雌二醇(但不超过 50μg/d)。在这两种形式的 HRT 下,血压都会下降,应重新评估抗高血压药的剂量。应用屈螺酮制剂时,必要时应检查电解质(有高钾血症的风险),并且由于屈螺酮的抗盐皮质激素作用,通过阻断醛固酮受体更大限度地排出钠、水,但增加了钾的重新吸收。

5. 严重低血糖发作时,应考虑鉴别诊断——短暂性脑缺血发作(transient ischemic attack,TIA),可有相同症状,可能是缺血性脑卒中的前兆。

6. 每一种 HRT 都可以降低患糖尿病的风险。但如果存在微血管病变或大血管病变,糖尿病患者应用 HRT 也应谨慎,应首选含有黄体酮或地屈孕酮联合经皮雌二醇。

(Alfred O.Mueck 教授提供病例

谷牧青　翻译

阮祥燕　审校)

病例 64　心脏病、骨质疏松症、阿尔茨海默病患者服用结合雌激素的好处或副作用

一、问题

70 岁女性,BMI 28kg/m²,有间歇性房颤、二叶式主动脉瓣、高血压、子宫切除术史。疑似阿尔茨海默病的早期痴呆症。由于骨质疏松症(股骨颈骨折),患者 3 个月前接受了结

合雌激素 0.6mg,患者自诉心悸加重。这是否与 HRT 相关,如果有,您有什么建议?

二、答复

即使在这个年龄,应用结合雌激素也可以作为骨质疏松症的治疗,因为 WHI 研究显示了其预防和治疗效果。然而,结合雌激素会增加心血管疾病风险,并增加阿尔茨海默病的加重风险(在 WHI 研究的部分评估中,针对 65 岁以上女性,发现患阿尔茨海默病的风险增加)。不建议 65 岁以上的患者启动 HRT,可用双膦酸盐治疗骨质疏松症。

然而,芬兰一项大型研究(超过 400 000 名患者)发现,如果结合雌激素仅用 3 个月后停止,可能会增加心脏病发作甚至卒中风险。这可能是由于当雌激素停止作用时,血管突然收缩,已形成的动脉粥样硬化斑块不稳定而脱落,导致缺血性卒中甚至心脏病发作。

1. 房颤加剧时心悸加重可以用微栓塞来解释,因为 CEE 可以使血压升高,从而引起血管收缩导致斑块不稳定。WHI 研究中联用 CEE,血压升高,研究者认为这是卒中发生率增加的原因。

2. 目前最佳的解决方案是继续 HRT,但从结合雌激素转换为风险较低的 HRT。该患者可改用经皮雌二醇(贴剂或凝胶),剂量不应超过 50μg/d,更高的剂量会增加卒中风险。与 CEE 不同,经皮雌二醇不会增加血压,且还可能会降低血压。

3. 因为患者已有骨质疏松症,建议与双膦酸盐联合应用。雌激素治疗可以增加双膦酸盐的骨保护作用。

4. 可以通过超声测量颈内动脉的内膜中层来确定是否存在动脉硬化斑块。当改用经皮雌二醇时,这不是必须的,因为经皮雌二醇不会导致动脉斑块不稳定。原因如下:斑块的不稳定是通过斑块中金属蛋白酶的上调发生的,但前提是肝脏中产生的炎症标志物(如 C 反应蛋白)同时起作用。然而,由于经皮雌二醇没有肝脏作用(与口服雌二醇相反),因此炎症标志物不会上调。所以已存在的动脉斑块在经皮雌二醇替代时不受影响。

5. 如果 HRT 突然停止,动脉斑块也会变得不稳定。如果要停止 HRT,应在 1~2 个月内逐步停用:延长应用间隔,减少剂量。这是停止任何 HRT 非常重要的基本规则。

6. 尽管认为雌二醇具有心血管保护作用,但仍应继续对该患者进行心脏监测。

7. 结合雌激素是第 1 个可用的 HRT,自 1960 年开始应用。它是美国重要研究 WHI 和 HERS 中的 HRT 用药。这种 HRT 在欧洲从未被广泛应用。结合雌激素是一种马尿提取物,含有至少 10 种不同的雌激素物质和多达 200 种其他类固醇,包括皮质激素。这些物质的很大一部分在人体中没有被发现,该混合物具有可变成分。

此类药物在药理规则方面存在禁忌,在如此多的物质混合的情况下,尚不可能预测单个病例的临床效果,因此应慎用。

(Alfred O.Mueck 教授提供病例

谷牧青　翻译

阮祥燕　审校)

病例 65　骨质疏松、重度吸烟的早绝经患者可否应用激素替代治疗

一、问题

38 岁女性,月经稀发和绝经症状严重(尤其是严重的睡

眠障碍),由于家族史(母亲患骨质疏松症合并股骨颈骨折),利用双能 X 射线吸收法(dual energy X-ray absorptiometry, DEXA)进行了骨密度测定并诊断出严重的骨质减少。患者为重度吸烟者(>10 支 /d),已处于围绝经期。可进行序贯 HRT 治疗吗?

二、答复

不建议给该患者应用戊酸雌二醇片 / 雌二醇环丙孕酮片或雌二醇片 / 雌二醇地屈孕酮片(1mg/10mg)。重度吸烟者,并且由于家族史,患骨质疏松症和心血管疾病的风险很高,因此需要 HRT。众所周知,吸烟者通常会导致早绝经,并深受绝经症状的困扰。建议应用经皮雌二醇(贴剂、凝胶),后半周期序贯黄体酮胶囊(口服 200mg/d),患者睡眠障碍明显,晚上服用黄体酮胶囊,镇静效果好,如果 3~4 个月后没有规律性出血,可增加黄体酮剂量至 300~400mg/d 或改用地屈孕酮(10mg/d),地屈孕酮无镇静作用,但对子宫内膜有更强的转化作用。

关于女性吸烟者的特殊情况,有以下建议:

1. 吸烟不是 HRT 的禁忌证。由于吸烟者患心血管疾病的风险增加,HRT 可起到预防作用。

2. 口服雌激素在肝脏代谢增加,这会降低功效,改善绝经症状效果降低,骨保护作用减少甚至缺失,对血脂的良性作用减少或缺失等。

3. 吸烟者肝脏代谢增加产生的雌激素代谢物更多的是异常代谢物,即所谓的"儿茶酚雌激素",它与吸烟引起的氧化应激可进一步代谢成特殊的"半醌 / 醌",可破坏复制过程中的 DNA,会增加患乳腺癌的风险。

4. 由于吸烟者卒中和冠心病的风险增加,与采用口服雌激素相比,经皮雌二醇(与黄体酮或地屈孕酮联用)可以降低这种风险。

5. 因吸烟对健康还有很多其他的负面影响,因此最重要的建议是吸烟者应该戒烟。

（Alfred O.Mueck 教授提供病例

谷牧青　翻译

阮祥燕　审校）

病例 66　宫颈癌术后绝经的纤维性乳腺病伴抑郁症患者可采用激素替代治疗吗

一、问题

52 岁女性,身高 168cm,体重 64kg,骨量减少,疑似骨质疏松症,8 年前宫颈癌手术(子宫及双侧卵巢切除术)后,反复发作抑郁。由于纤维性乳腺病存在 HRT 治疗风险,一直接受抗抑郁药及文拉法辛治疗。患者出汗、性欲减退和阴道干涩,可采用 HRT 吗?

二、答复

1. 宫颈鳞状细胞癌不是 HRT 禁忌证。双侧卵巢切除术导致医源性绝经,这是更年期症状和骨质疏松症风险增加的原因。鉴于可能发生进一步的雌激素缺乏症状,原则上建议应用 HRT。

2. HRT 对治疗抑郁状态是否有效是有争议的。可以肯定的是,HRT 不会加重抑郁。如果抑郁症是内源性的,则应采用抗抑郁药进行治疗。鉴于这些症状是在手术后出现的,因此可以推断抑郁是由于雌激素缺乏引起的,该患者是 HRT 的适应证。

3. 乳腺良性疾病不是 HRT 的禁忌证,当 HRT 治疗应用具有部分雄激素作用的孕激素(例如 NET、NETA、LNG)时,症状可得到改善。经皮雌二醇不会增加 SHBG,所以游离睾酮水平更高。这(如 NETA)对乳腺疾病有益,也有利于治疗"抑郁情绪",此项已在研究中得到了充分证明。

4. 对于该病例,更好的方案是应用替勃龙治疗,它是一种"前体药物",即本身不发挥作用,但在体内代谢为强雌激素和炔诺酮类孕激素衍生物,且具有部分雄激素作用。因此,替勃龙作为连续联合 HRT 治疗方案,用于绝经后患者。但由于频繁阴道出血症状而不适用于围绝经期。

由于替勃龙可以代谢为雄激素、孕激素,因此有研究表明可以很好地缓解乳腺疾病。替勃龙是一个很好的治疗方案的另一个原因是:可明显降低 SHBG,从而使内源性睾酮被利用。因此,替勃龙具有很强的雄激素作用,可改善情绪、消除抑郁并增强性欲。替勃龙可用于预防骨质疏松症,因其代谢物具有非常强的雌激素作用,与经典 HRT 相比可能其作用可能更强。总的来说,患者对替勃龙治疗非常满意,长期接受度也很高。然而,由于卒中风险增加(LIFT 研究),不应在 60 岁以上的女性中应用替勃龙。另一方面,与传统的 HRT(LIFT研究)相比,患乳腺癌的风险可能更低。

5. 对于阴道干涩者,如果患者接受,除了应用复合贴剂或替勃龙治疗外,还可以经阴道应用雌激素。子宫切除术后不会出现阴道出血问题,可应用雌三醇。

(Alfred O.Mueck 教授提供病例

李妍秋　翻译

阮祥燕　审校)

病例 67 脑膜瘤可以采用激素避孕或激素替代治疗吗

一、问题

58 岁女性,脑膜瘤术后 1 年,MRI 显示肿瘤已完全切除,没有其他并发症。患者有阴道萎缩引起的性交困难。有研究发现脑膜瘤可能对雌激素敏感,甚至对孕激素更敏感,激素可能会刺激脑膜瘤生长和复发,这些患者能否应用 HRT ? 年轻脑膜瘤女性患者的激素避孕方式有哪些?

二、答复

1. 在脑膜瘤患者中应用 MHT 是有争议的,即使是脑膜瘤完全切除术后。一般来说,因为几乎所有脑膜瘤都有孕激素受体,孕激素是禁忌证。对于没有子宫的女性,即使有数据表明雌激素可刺激脑膜瘤生长,但刺激作用非常缓慢。如果通过 CT 或 MRI 定期密切监测脑膜瘤,则在子宫切除的女性中允许单用雌激素。但是,仅监测临床症状(头痛、视力问题等)是不够的。

2. 有子宫的女性只能应用雌孕激素联合 HRT 方案。然而,对脑膜瘤患者,孕激素是禁忌的,只能应用非激素类药物。

3. 非激素替代药物不作用于激素受体,可用于治疗更年期症状,例如黑升麻或文拉法辛(一种抗抑郁药,但对潮热有良好的作用)等。黑升麻和文拉法辛不作用于雌激素或孕激素受体,但会干扰 5- 羟色胺递质代谢,因此这 2 种药物也可用于有更年期症状的乳腺癌患者。不能应用含有大豆或红三叶草的草药,因为它们含有类黄酮,可作用于激素受体。因此,日常饮食中不应摄入过多的大豆,应限制在每周2~3次。

4. 该患者由于阴道萎缩引起泌尿生殖系统症状,推荐局部雌三醇治疗,阴道萎缩几周内可缓解,尿痛、多尿或尿失禁等泌尿系统症状均可缓解。雌三醇在体循环中未见明显吸收,即使少量再吸收,也没有相关风险,不会刺激原有的脑膜瘤,也可对乳腺癌化疗后出现严重阴道萎缩的患者采用低剂量雌三醇。

5. 关于脑膜瘤女性采用激素避孕药,COC 都含有合成孕激素,所以绝对禁用 COC 和口服孕激素(例如炔诺酮、地诺孕素)。因体循环内的所有药物均有良好的再吸收功能,因此埋植剂也禁用。左炔诺孕酮宫内节育系统也不推荐应用,因为在应用过程中可能会产生全身反应,例如偏头痛、卵泡囊肿、脂代谢紊乱等,并且一项研究表明患乳腺癌的风险增加。低剂量的左炔诺孕酮进入体循环也可能会刺激脑膜瘤,尽管风险可能很低,但也不推荐应用。

6. 如果神经科医生监测脑膜瘤术后情况,并且知道潜在风险,但仍试图 HRT,可考虑对有子宫的患者进行雌孕激素联合治疗,可以选择每 3 个月 1 次,必须每 3 个月进行阴道超声监测内膜厚度。更好的选择是在雌激素治疗期间经阴道监测子宫内膜厚度,并且在子宫内膜厚度>5mm 时添加孕激素。然而,必须考虑到单用雌激素也有刺激脑膜瘤生长的风险,因此建议仅在手术后应用这种雌孕激素联合方案,并密切复查 CT 或 MRI。

（Alfred O.Mueck 教授提供病例

李妍秋　翻译

阮祥燕　审校）

病例 68 口服激素替代治疗无效时能否换成凝胶或贴片

一、问题

49 岁女性,BMI 32kg/m²,严重潮热伴出汗和心悸,无 HRT 禁忌证,也没有肥胖以外的其他危险因素。已用雌二醇片 / 雌二醇地屈孕酮片 (2mg/10mg) 治疗 4 个月,但血管舒缩症状无缓解。改用雌二醇凝胶是否能改善症状? 或者改用戊酸雌二醇 / 雌二醇环丙孕酮片、雌二醇屈螺酮片或替勃龙? 或者应用大豆制剂或黑升麻?

二、答复

1. 任何形式的 HRT 在治疗 3~4 个月后血管舒缩症状应该缓解或消除,并且没有其他更有效的疗法。该患者症状不是由雌二醇缺乏所引起的,可能是由于吸收不良或代谢增强引起的药物作用减弱。HRT 缓解血管舒缩效果可靠,建议试用 3 个月的 HRT,以鉴别其他疾病。

因围绝经期患者肯定有月经周期不规律的症状,该患者应用雌二醇片 / 雌二醇地屈孕酮片 (2mg/10mg) 后,应随访月经周期的改善情况,如果月经周期改善,则应排除吸收障碍或其他激素失活的可能性,不建议改用其他 HRT 制剂。

口服 HRT 改为凝胶或贴剂在疗效上无差异,任何足量的 HRT 都能达到相同疗效。

因患者处于围绝经期,可能会出现不规则出血,因此不建议改用雌二醇屈螺酮片和替勃龙,但既往用雌二醇片 / 雌二醇地屈孕酮片 (2mg/10mg) 改善了月经周期。另一种制剂是戊酸雌二醇/雌二醇环丙孕酮片,但由于其较低的雌激素作用,疗效不如雌二醇片/雌二醇地屈孕酮片(2mg/10mg)。

2. 与雌二醇片/雌二醇地屈孕酮片(2mg/10mg)相比,戊酸雌二醇/雌二醇环丙孕酮片的疗效较低是因为每周期只有21天用雌激素治疗,而前者每周期是28天。此外,戊酸雌二醇与雌二醇存在差异,戊酸雌二醇在胃肠道中裂解为雌二醇和戊酸,2mg戊酸雌二醇相当于1.5mg的雌二醇。

为了评估疗效,推荐可耐受的最大雌激素剂量,即戊酸雌二醇5mg/d,全身给予3.75mg/d的雌二醇。预计可能增加静脉血栓的风险,但对中国女性来说血栓风险非常低。如果该患者每天服用戊酸雌二醇5mg/d,后半周期联用10mg地屈孕酮,血管舒缩症状无缓解,那么必须考虑是吸收障碍还是其他(非雌二醇缺乏相关的)原因。

3. 如果女性服用泻药治疗便秘(在肥胖的中年女性中并不少见)、抗酸剂或结合胃中盐酸的木炭片或应用阻断盐酸的药物,则口服制剂的吸收问题很常见。治疗便秘、腹胀等的草药制剂也可以产生这种作用。此外,吸收障碍可由疾病如克罗恩病、乳糜泻或胃肠道手术引起。对于HRT治疗,如果怀疑有吸收障碍,应改用经皮雌二醇(凝胶、贴剂)。尽管孕激素必须口服(通常是黄体酮或地屈孕酮),但孕激素不是HRT对更年期症状改善的原因。

雌二醇凝胶和贴剂的吸收障碍极为罕见。雌二醇可被皮肤很好地吸收,很少观察到皮肤中雌二醇代谢增强。应该注意的是,凝胶储存在皮肤中,其作用是通过从皮肤贮库中持续释放雌二醇而产生的。采用贴剂时,皮肤中雌二醇的储存量较低,这意味着贴剂的疗效对皮肤状况的依赖性较小。在药代动力学上,雌二醇的释放主要由贴剂基质技术控制,而不是由皮肤中的贮库释放。另一方面,贴片可能会导致黏附问题或局部皮肤刺激,尤其是在炎热和潮湿的气候中,这就是为什么凝胶在全球范围内比贴片应用更广泛的原因。

4. 鉴别诊断。在围绝经期,如果出现血管舒缩症状,其他疾病导致该症状的可能性很小,但也不能排除,因功能性心脏疾病特别常见,如该患者"心悸",应请心血管病专家会诊。此外,甲状腺功能亢进会导致类似的症状,尤其是类癌肿瘤,这往往容易被忽略。在西方国家,这种疾病在绝经后女性中约占5%,与5-羟色胺代谢紊乱有关,由于5-羟色胺降解增加,5-羟基吲哚乙酸的肾脏清除增加。类癌患者有"潮红样"症状,这与雌激素缺乏引起的潮热完全一样。在大多数情况下,这些患者需要对类癌进行手术治疗,从而使症状消失。

(Alfred O.Mueck 教授提供病例

李妍秋 翻译

阮祥燕 审校)

病例 69 早发性卵巢功能不全、癫痫伴桥本甲状腺炎患者应用炔雌醇环丙孕酮片引起肝脏疾病

一、问题

28 岁女性,BMI 26kg/m²,自分娩二胎后诊断为早发性卵巢功能不全(FSH 52mIU/ml)。高雄激素血症的临床体征(严重的痤疮和脂溢性脱发,无多毛症状),但没有其他证据表明可能存在 PCOS(无胰岛素抵抗,血脂正常,睾酮和 SHBG 正常)。该患者存在闭经症状。

其他诊断:癫痫(颞叶手术治疗后,拉莫三嗪 600mg 治疗)、桥本甲状腺炎(给予左甲状腺素片 125μg,q.d.)、抗 ds-DNA 抗体阳性系统性红斑狼疮(SLE)病史(持续性发热史,现无临床症状)。该患者由神经科、风湿免疫科及妇产科共

同管理。

该患者应用炔雌醇环丙孕酮片 6 个月,以缓解痤疮、绝经症状以及预防因卵巢功能不全引起的骨质疏松症,然而,目前发现转氨酶轻度升高。应该如何继续治疗该患者?

二、答复

目前该患者最重要的诊断是早发性卵巢功能不全和肝功能异常。可能存在多种病因,如由于长期应用炔雌醇环丙孕酮片,增加了醋酸环丙孕酮的暴露。根据 WHO 的建议,由于磷脂抗体阳性,不应给 SLE 患者服用 COC。目前建议经皮雌二醇(凝胶或贴剂)与黄体酮和地屈孕酮联合治疗。应注意以下几点:

1. 经皮雌二醇代替口服雌二醇,因为口服雌二醇会刺激甲状腺素结合球蛋白,导致游离甲状腺素(活性甲状腺激素)下降,这意味着桥本甲状腺炎其甲状腺功能减退会进一步加重。如果决定给予口服雌二醇,须增加甲状腺素剂量。

2. 雌二醇降低癫痫发作阈值,可能引起癫痫发作,但由于早发性卵巢功能不全,需要足够剂量的雌二醇(口服 2mg 雌二醇,经皮至少 50μg 贴剂或更高剂量的凝胶)。由于孕激素会增加癫痫发作阈值,可选择每天 200mg 黄体酮或 10~20mg 地屈孕酮。无论如何,当从炔雌醇环丙孕酮片改为 HRT 时,神经科医生都应重新评估抗癫痫药的剂量。

3. 痤疮可以由皮肤科医生治疗。由于严重痤疮,更多地应用了具有致畸性的皮肤科药物,因此必须采取可靠的避孕措施。尽管该患者不太可能怀孕,但治疗期间仍应采取避孕措施,例如用避孕套。另外,由于患者还很年轻,应考虑是否应置入宫内节育器。

4. 用药 6 个月内,应复查肝功能。如果肝功能没有恢复正常,则需要进一步分析原因,SLE、抗癫痫药、桥本甲状腺炎也可能是影响肝脏功能的原因。

（Alfred O.Mueck 教授提供病例

李妍秋　翻译

阮祥燕　审校）

病例 70　复方口服避孕药诱导肝局灶性结节性增生，可选择激素替代治疗吗

一、问题

39 岁女性，未育，已行绝育手术，溢乳、闭经及严重潮热。雌二醇<10pmol/L，FSH 100IU/L，催乳素正常，患者绝经早，症状重，建议 HRT，但存在 COC 引发的肝脏局灶性结节性增生，可以推荐 HRT 吗？

二、答复

1. 当肝脏中已发现滤泡性结节增生，且已明确分型，例如来自肝腺瘤，COC 实际上不再是禁忌证。然而，该患者显然是由 COC 引起的滤泡性结节增生，这种情况非常罕见，因此停用 COC 是正确的。鉴于该患者 39 岁，考虑改用 HRT 也是正确的，特别是已经有明显的绝经症状。

2. 炔雌醇环丙孕酮片含有炔雌醇可能引起滤泡性结节增生，但含有雌二醇的 HRT 不是滤泡性结节增生的禁忌证。然而，这方面的研究仍然相对较少，因此应密切监测应用雌二醇制剂时临床上滤泡性结节增生的相关生长情况。最重要的是，不能排除由孕激素成分引起的生长刺激作用。HRT 推荐应用黄体酮或地屈孕酮，应告知患者即使应用 HRT 也不能排除肝脏滤泡性结节增生的影响。

3. 因可能会影响肝功能,强烈建议不要应用结合雌激素。这种由 10 种雌激素物质组成的可变混合物的作用无法在个体病例中预测,其中一些雌激素仅在马中发现,而在人类中没有。CEE 的肝脏作用与炔雌醇相似,能比雌二醇更强烈地刺激凝血因子、SHBG,并更强烈地刺激肝血管紧张素原。后者解释了为什么 CEE 会导致血压升高,因为通过肾素 - 血管紧张素调节系统刺激肝血管紧张素原产生,同时肾醛固酮产物持续增加可导致增加肾钠、水重吸收,从而导致血压升高。这意味着只能应用雌二醇作为雌激素来源。雌二醇应以贴剂或凝胶的形式经皮给药。

4. 该患者虽然闭经,但子宫内膜仍可能增生,因此雌激素与孕激素持续联合应用,由于处于绝经后状态,应每天服药。鉴于滤泡性结节增生,应首选地屈孕酮或黄体酮。

（Alfred O.Mueck 教授提供病例

李妍秋　翻译

阮祥燕　审校）

病例 71　耳硬化症伴严重多毛、痛经的治疗

一、问题

28 岁女性,BMI 35kg/m^2,怀孕期间的高激素水平导致耳硬化症。既往有严重的多毛症,尤其是面部。患者需要可靠的避孕方法。由于糖耐量试验结果异常,怀疑胰岛素抵抗,接受二甲双胍治疗(500mg,t.i.d.),多毛加重。下一步如何治疗?

二、答复

1. 耳硬化症与妊娠期间激素增加和 HRT、COC 的相关性尚未被证实。因此,该病史不是 COC 避孕的禁忌证。建议该患者采用炔雌醇环丙孕酮片,有时需要治疗 12 个月以上才能达到较好的治疗多毛症的效果。

2. 多毛症一般较难治疗,推荐长周期应用炔雌醇环丙孕酮片,可减少出血和痛经。连续给药 6 个月后停药 4~7 天,以减少激素撤退性出血的频次。COC 可以不间断地长时间应用,炔雌醇环丙孕酮片长周期应用是超说明书的,必须详细记录,痛经是临床用药指征。在长周期应用 COC 时,前 3 个月可能出现轻微点滴出血。

3. 炔雌醇环丙孕酮片具有避孕作用,与最高 50mg 的醋酸环丙孕酮联合应用,可以增加效果。然而,更重要的是,炔雌醇环丙孕酮片中的炔雌醇可以增加 SHBG,从而减少游离睾酮。耳硬化症应由专家继续检查,但炔雌醇环丙孕酮片不太可能导致疾病恶化。

4. 二甲双胍可加重多毛症,虽然副作用很罕见,但这种影响是剂量依赖性的,应该监测睾酮水平。添加低剂量的口服雌二醇(1mg/d)可增加 SHBG,减少二甲双胍的副作用。激素替代治疗对耳硬化症的负面影响尚未确定。相反,雌二醇引起的动脉血管扩张导致耳部血流增加,甚至可能改善听力。

5. 因严重多毛非常危险,临床有报道严重抑郁和自杀者,如果应用炔雌醇环丙孕酮片 6 个月内多毛仍未改善,应讨论应用非激素抗雄治疗。非激素抗雄治疗:①螺内酯 50~200mg/d,效果良好,可降低血压,应监测血压及电解质。②氟他胺 63.5~250mg/d,效果最好。因有一些致命的肝功能衰竭的病例报道,必须密切监测肝功能。③非那雄胺 1~5mg,与氟他胺相比效果更弱。这 3 种药物治疗多毛症都是超适应证的,应书面告知患者,这 3 种药物都不能排除致畸作用,并且有报道出现男性胎儿的女性化,因此必须同时应用可靠的避孕措施,建议应用宫内节育器避孕。

（Alfred O.Mueck 教授提供病例

王月姣 翻译

阮祥燕 审校）

病例 72 肥大细胞增多症伴肺结核患者可用口服激素治疗吗

一、问题

18 岁女性,BMI 37kg/m^2,皮肤肥大细胞增多症,因严重瘙痒采用经皮和口服抗组胺药,口服甲泼尼龙治疗间歇性严重发作,采用利福平治疗肺结核,月经过少,TCT 提示 CIN Ⅲ。父亲和祖父都患有结肠癌。母亲有卵巢功能早衰,未及时诊治后患骨质疏松症。该患者可用 COC 吗?

二、答复

1. 仅影响皮肤的肥大细胞增多症预后良好,目前可应用低剂量 COC。然而,累及全身的肥大细胞增多症是非常复杂的,包括恶性肿瘤,可能发生肝脏受损和心血管并发症。如果怀疑存在这种情况,则不应给予 COC。另外,如果进行了常规阴道镜检查和 TCT 检查,即使在 CIN Ⅲ 的情况下,如本例患者,也可以给予 COC。

2. 应告知患者肥大细胞增多症相关的风险,肥大细胞增多症会增加宫颈癌的风险,而 COC 的应用会增加这种风险。这就是为什么要定期进行子宫颈脱落细胞学检查。

3. 目前应用利福平治疗,大多数 COC 的作用会被削弱,所以应在结核病治疗后再给予 COC。抗菌药物治疗通常只持续 6~12 个月,在此期间可应用非激素避孕(如避孕套)。如果男方拒绝工具避孕,可注射 MPA(每 3 个月 1 次),即使与利福平同时应用,仍有避孕效果。因可能存在药物的相互作用,抗结核药物有可能降低 COC 避孕的效果,因此,临床上很少采用这种方法。此外,因可能导致甘油三酯急剧升高,应注意监测甘油三酯。注射 MPA 会严重收缩动脉血管,增加卒中风险。

4. 一些口服抗组胺药也可能与 COC 发生相互作用。然而,局部应用抗组胺药不会产生全身效应。目前有治疗皮肤肥大细胞增多症的新方法,应明确其是否有致畸作用,是否需要避孕。

5. 由于肥大细胞增多症有心血管风险,年轻患者应减肥,并定期进行体检。

6. 肥大细胞增多症的病因可能有遗传因素,患有家族性免疫性肥大细胞增多症的患者患家族性结肠癌的风险增加。在这类家庭中,由基因决定的早绝经也较常见。

7. 长期应用非激素节育器或左炔诺孕酮宫内节育系统比用 COC 效果更好。

8. 对于月经少的治疗,可连续联合 HRT,也可预防医源性早绝经。激素替代治疗应该长期应用,如果可能的话,用到绝经年龄。雌激素可以增强免疫防御,缓解皮肤症状,尤其重要的是,在这种情况下还可以预防骨质疏松症。

9. HRT 对结肠癌有预防作用。这是 HRT 一个重要的额外好处,但不推荐 HRT 用于预防结肠癌。

10. 肥大细胞增多症患者改变治疗方案时,应注意过敏反应,包括过敏性休克的风险增加。这种风险也可能存在于应用宫内节育器时。

(Alfred O.Mueck 教授提供病例

王月姣　翻译

阮祥燕　审校)

病例 73 代谢综合征患者的避孕建议

一、问题

28 岁女性,BMI 36kg/m²,有生育需求,患有严重的内脏肥胖,代谢综合征(高血压控制良好),脱发明显,明显雄激素增多的体征,但睾酮水平正常。由于月经少需要进行序贯HRT,该患者 HRT 和今后避孕的建议是什么?

二、答复

1. 代谢综合征的特征是高血压、血脂异常,主要是高甘油三酯和低 HDL,糖耐量降低,常伴有高胰岛素血症、胰岛素抵抗和内脏肥胖。代谢综合征目前还没有全球统一的定义。通常,多囊卵巢综合征患者中多见。

此患者有妊娠需求,减重是所有治疗的首要任务,首先应改变饮食和锻炼,减重,因肥胖可能增加妊娠期疾病风险,门诊应有标准化的程序以精确评估代谢和能量代谢。

该患者脱发可能是"雄激素性脱发",表明雄激素过多,如果游离睾酮或脱氢表雄酮升高,即使睾酮正常,也可能存在雄激素过多。当 SHBG 较低时,更多的睾酮会从蛋白质结合中释放出来,建议监测脱氢表雄酮、SHBG 及超声检查以排除肾上腺产生雄激素的肿瘤。

2. 在这种情况下,进行雌激素、孕激素 HRT 序贯治疗,口服雌激素诱导 SHBG,联合抗雄激素的孕激素,如地诺孕素。建议每天 1mg 戊酸雌二醇片,联合地诺孕素 2mg。然而,在口服雌激素的情况下,甘油三酯会继续升高,但不应超过 250mg/dl。甘油三酯水平过高有胰腺炎风险,在这种情况下,应该检查 α- 淀粉酶和脂肪酶。添加地诺孕素对脂质代谢影响不大。

应用雌激素可改善糖代谢。WHI 和 HERS 研究发现雌激素可降低糖尿病风险。口服 1mg 戊酸雌二醇片血栓形成风险很低。口服雌激素会增加肝脏分泌的血管紧张素原,通过刺激肾上腺醛固酮导致水、钠潴留增加,从而导致血压升高。因此,必须监测血压,必要时,调整降压药。

3. 根据实验室检查结果或既往治疗经验,选择合适的 HRT 方案。如果 SHBG 正常,无其他高雄激素血症的表现,可以选择地屈孕酮联合口服雌二醇。如果患者有高血压或甘油三酯增高,建议应用经皮雌激素(凝胶、贴剂),如果联用天然孕激素,地屈孕酮或黄体酮,不会继续增加甘油三酯,反而可能使之降低。

建议进行个体化的长期 HRT,因为持续的经量减少可能导致雌二醇缺乏相关疾病,如骨质疏松症,特别是与代谢综合征相关的心血管疾病。

4. 应用激素避孕的建议,可采用 COC 避孕,在抗雄激素的孕激素选择上,可推荐屈螺酮炔雌醇片。很少应用左炔诺孕酮宫内节育系统来降低心血管疾病风险。如果出现更严重的血管问题,如糖尿病伴微血管或大血管病变,应避免应用 COC。如果需要激素避孕,也可单用孕激素。

有高雄激素症状存在时,口服低剂量孕激素是可取的,如 0.625mg 的炔诺酮片、地诺孕素 2mg/d。但需要注意这种避孕方法会增加出血问题。不适合采用 3 个月的高剂量 MPA,因为它有很强的血管收缩作用,会显著增加现有的心血管风险。

(Alfred O.Mueck 教授提供病例

王月姣 翻译

阮祥燕 审校)

病例74　56岁绝经后女性,静脉窦血栓史、脑出血卒中史患者是否可以激素替代治疗

一、问题

56岁绝经后女性,有静脉窦血栓史、脑出血卒中史,现更年期症状严重,尝试非激素治疗后效果不佳,咨询是否可以激素治疗?

二、答复

1. 静脉窦血栓形成的病理生理过程发生在动静脉交界区,这意味着存在动脉内皮损伤和血液高凝状态,尤其是发生在眼部毛细血管附近的区域,即使病情长期稳定,也不推荐任何激素治疗。急性发病的患者,激素治疗应当停止。不建议有静脉窦血栓病史的患者应用左炔诺孕酮宫内节育系统,因为不能完全排除全身效应,并且孕激素在这种情况下如何发挥作用尚不清楚。

2. 对于出血性卒中则不同,出血性卒中的患者血液处于低凝状态,由于激素避孕和HRT中雌激素成分有促凝机制,可以稳定病情,无论是用COC避孕,还是HRT中的单用雌激素或雌激素、孕激素联合治疗,都不是禁忌。在有出血性卒中病史的情况下,孕激素的剂量不应过高,因为它们的动脉血管收缩作用会增加血压,而高血压是出血性卒中的重要危险因素之一。

3. 吸烟和肥胖是缺血性卒中的高危因素,单用孕激素也可以用于激素避孕,即孕激素植入、低剂量的炔诺酮0.625mg/d、地

诺孕素 2mg/d 以及左炔诺孕酮宫内节育系统。然而,与出血性卒中相反,COC 是禁忌的。但是,如果不是近期内有缺血性卒中病史,单用孕激素出现不规则出血,并且不接受左炔诺孕酮宫内节育系统,可以考虑 COC。急性缺血性卒中应停止应用激素。

但上述建议仅适用于能明确区分的出血性卒中和缺血性卒中,此外,两者之间还有紧密的关系和无缝的过度。例如,当对原发性缺血性卒中实施抗凝治疗时,出血性卒中的风险增高。此外,出血性卒中通常由微动脉瘤发展而来,但较大的动脉瘤较罕见。因动脉瘤是 COC 的禁忌,如果不能确诊就不能应用 COC。

总而言之,当有这些疾病时,神经科、内科、放射科和妇科医生之间进行密切的跨学科合作是很重要的。

(Alfred O.Mueck 教授提供病例

王月姣　翻译

阮祥燕　审校)

病例75　55 岁动脉瘤、血管畸形、血管性水肿(血管神经性水肿)绝经女性是否可以激素治疗

一、问题

55 岁绝经后女性,患动脉瘤、血管畸形、血管性水肿(血管神经性水肿),有潮热、出汗,咨询是否可以激素替代治疗?

二、答复

如果在血管专科进行了明确的诊断,可有如下建议:

1. **动脉瘤**　由于血管壁改变,引起这种局限性局部动脉扩张可能是先天性或后天获得的。尤其是年轻女性,通常病因未知。研究发现在妊娠后、严重高血压或重度吸烟者中更常见。孕激素对动脉瘤壁有负面影响,由于所有激素类避孕药都含有孕激素,包括孕激素植入物或左炔诺孕酮宫内节育系统均被认为是禁忌证。

反之,雌激素的作用尚不清楚,尽管它们有动脉血管扩张的作用,但可以通过稳定血管壁的作用降低动脉瘤破裂的风险。这些是由实验研究和流行病学调查所证实的,根据这些调查,动脉瘤在绝经早期更容易被发现。推荐应用天然孕激素如黄体酮或地屈孕酮。

2. **血管畸形**　血管畸形常伴有严重的复发性出血,特别是胃肠道出血。发病机制尚不清楚。血管畸形通常是先天性或遗传决定的,但也可以后天获得,通常在中年时期(30~45岁)被诊断。雌激素有积极的作用,这种作用不仅通过激活凝血过程,还可以直接对血管壁产生积极的作用(类似于动脉瘤)。应用 COC 或 HRT 甚至可以停止血管畸形相关的出血,也就是说,如果不能通过急性胃镜手术控制出血,它们可以用于治疗出血。对于 COC 来说,一个较长的治疗周期是更为可靠的,即连续几个月给药不中断,以及应用天然孕激素进行HRT 序贯治疗。

3. **血管性水肿(血管神经性水肿)**　由常染色体显性遗传引起的疾病。3 种类型之间存在区别,应当用专业术语来定义,因为不同的结果与激素治疗相关。所有类型都相对罕见,在欧洲发病率为 1/5 万,但对妇科内分泌科很重要,因为超过60% 的 I 型和 III 型在应用雌激素(COC 或 HRT)后发作增加。症状表现为皮肤肿胀,特别是面部(眼睑、黏膜),胃肠道肿胀,伴有腹痛、呕吐、腹泻和上呼吸道肿胀,有喉部水肿的风险,通常持续几天。

因此,COC 和 HRT 中的雌激素在 I 型和 III 型中都是禁忌的。但可以单用孕激素制剂(例如,NET 片剂 0.625mg,地诺孕素 2mg),如左炔诺孕酮宫内节育系统,对急性血管性水肿发作具有保护作用和长期预防作用。

(Alfred O.Mueck 教授提供病例

王月姣　翻译

阮祥燕　审校)

病例 76　深静脉血栓形成可以用单纯孕激素制剂避孕吗

一、问题

28 岁女性,自发性腿部静脉血栓后接受抗凝治疗,可以采用单纯孕激素避孕吗?

二、答复

大多数抗凝剂具有致畸作用,在治疗期间避孕是必要的。根据 WHO 的建议,在抗凝期间任何激素避孕都是被允许的,即 COC、左炔诺孕酮宫内节育系统或单纯孕激素。应注意以下几点:

1. DVT 后,抗凝治疗通常只持续 1 年。停用时,由于抗凝剂的半衰期很长,必须继续避孕至少 2 周,避免致畸作用。

2. 停用抗凝剂后,不再采用 COC,只允许采用单纯孕激素,例如左炔诺孕酮宫内节育系统、孕激素植入物或单纯孕激素,如左炔诺孕酮片。

3. 单纯孕激素可能会出现出血问题。3 个月内都可能出现点滴出血,但超过 3 个月,或者存在更严重的出血问题的情况下,可以进行如下处理:

(1)在子宫内膜增厚的情况下,短期服用孕激素如地屈孕酮,10mg/d,10~14天,孕激素撤退性出血,可能需要重复2~3个周期。

(2)在子宫内膜厚度正常或薄的情况下,应用雌二醇贴片或雌二醇凝胶4~7天,以修复子宫内膜并防止突破性出血。

(3)在子宫内膜萎缩(厚度<5mm,通常采用左炔诺孕酮宫内节育系统)的情况下,四环素100mg,q.d.,持续10天,重复2~3个周期。四环素结合金属蛋白酶,抑制金属蛋白酶活性。金属蛋白酶会损伤子宫内膜的毛细血管,从而导致出血。

(4)在子宫内膜萎缩的情况下,应用四环素3个周期后仍不起作用,则将四环素与氨甲环酸联合应用,这会抑制纤维蛋白溶解,但可能会再次增加DVT风险。根据最新的文献,这是有争议的。

因抗纤维蛋白溶解会不利于抗凝,在目前情况下,不推荐应用氨甲环酸。然而,应用四环素加氨甲环酸治疗出血可以良好地解决常规治疗方案无法控制的出血问题,无须手术干预,尤其是对于应用左炔诺孕酮宫内节育系统的长期出血问题。

(Alfred O.Mueck 教授提供病例

蒋玲玲　翻译

阮祥燕　审校)

病例 77　用于偏头痛发作的长周期复方口服避孕药

一、问题

43岁女性,偏头痛病史,放置左炔诺孕酮宫内节育系统,同时长期服用屈螺酮炔雌醇片,服药期间无偏头痛发作,没有服用 COC 的禁忌证。MRI 发现 1 个 10cm 的肝血管瘤。能否继续应用左炔诺孕酮宫内节育系统和 COC 的组合？

二、答复

1. 左炔诺孕酮宫内节育系统可以继续应用,因为全身效应的风险非常低,但也不能排除,应继续密切监测肝血管瘤,但 COC 应停止应用。

炔雌醇可以刺激肝腺瘤,但对血管瘤的影响尚不清楚。如"血管瘤"已确诊,可以通过超声进一步监测血管瘤的生长情况。但"非典型肝腺瘤"(炔雌醇已确认的禁忌证)有时在超声下很难与血管瘤相鉴别。在这种情况下,血管增强 CT 比 MRI 更有助于确诊,可请专科医生会诊确诊。如果确诊为肝腺瘤,避免应用炔雌醇、COC。

2. 如果继续保留左炔诺孕酮宫内节育系统,可能会再次出现规律月经,从而导致经期偏头痛发作。对于这些周期依赖性疾病,如果激素避孕是必要的,并且没有禁忌证,那么应该采用长周期。这种方案对于 COC 来说是超适应证用药的。长周期 COC 一般是应用 6 个月然后停药 4 天左右,引起撤退性出血。

在临床上有周期依赖性疾病的情况下采用长周期 COC。除了经期偏头痛,还包括子宫内膜异位症、某些特殊的哮喘、多发性硬化症等。如果存在缺铁性贫血风险的出血问题和严重痛经,长周期是有用的。此外,长周期可提高避孕安全性,同时建议排除与 COC 相互作用的药物。

3. 建议该患者停止应用 COC,但由于恢复正常月经周期,可能会再次发生经期偏头痛,可连续服用低剂量孕激素,NET 0.625mg/d 或地诺孕素 2mg/d,但可能会出现点滴出血,应引起注意。

(Alfred O.Mueck 教授提供病例

蒋玲玲　翻译

阮祥燕　审校)

病例 78　先兆偏头痛和高雄激素血症伴出血性疾病可用复方口服避孕药或激素替代治疗吗

一、问题

不孕症患者采用微刺激后宫腔内人工授精,成功妊娠并分娩 1 子,现要求避孕约 2 年。月经稀发,伴有明显的高雄激素血症和胰岛素抵抗(BMI 27kg/m^2)。无痤疮,但有脂溢性皮炎、脱发、腹部和腿部多毛。每季度发作一次偏头痛,其中一些有明显的先兆,头痛发作前,自诉视觉异常,可见蔓延的色斑。应用阿司匹林和 β 受体拮抗剂后,偏头痛发作减少了,可采用 COC 或 HRT 治疗月经吗?

二、答复

1. 患者可能存在 PCOS,如果有先兆偏头痛病史,则不应给予 COC。与 COC 相比,偏头痛不是 HRT 的禁忌证。建议口服雌二醇,因会增加 SHBG,需结合游离睾酮,改善 PCOS。

2. 对于出血性疾病的治疗,口服雌激素必须与孕激素联合应用。由于患者要求避孕,因此必须通过孕激素来避孕。因为黄体酮或地屈孕酮不抑制排卵,所以不能给予黄体酮或地屈孕酮。在这种情况下,它们实际上是有利的,因为这些孕激素是代谢中性的,即不会对胰岛素抵抗产生负面影响。

然而,由于 PCOS,具有抗雄激素作用的孕激素更有利,CPA 有避孕作用。序贯 HRT 对治疗月经稀发更有利,但必须每天给予孕激素以达到预期的避孕效果。适当增加每日剂量可使子宫内膜萎缩,但需要治疗 3 个月以上,从而消除出血性疾病。

3. 对于 CPA,剂量应至少为 5mg,b.i.d.,以实现子宫内膜萎缩。在这种大剂量下,CPA 具有部分糖皮质激素效应,会对糖代谢产生负面影响。因为胰岛素抵抗可能会恶化,因此用药 6 个月后应复查。在这种情况下,可与另一种抗雄激素作用的孕激素联合应用,如地诺孕素,目前仅用于治疗子宫内膜异位症。

(Alfred O.Mueck 教授提供病例

蒋玲玲　翻译

阮祥燕　审校)

病例 79　吉尔伯特综合征、原发性胆汁淤积性肝硬化患者可用激素治疗吗

一、问题

23 岁女性,患有吉尔伯特综合征。之前口服 COC,但严重感冒后出现黄疸,停止应用 COC,后期是否可以再次服用 COC ? 还是最好改用左炔诺孕酮宫内节育系统? 如果计划妊娠,会有什么风险?

二、答复

1. 出现黄疸后停用 COC 是正确的,因为 COC 可引起肝内胆汁淤积伴黄疸,发现血清中的间接胆红素升高,而没有其他病理性肝脏问题。吉尔伯特综合征是一种功能性高胆红素血症,一种分解胆红素的酶功能障碍。吉尔伯特综合征可以应用包括 COC 在内的所有激素避孕药,同样可应用 HRT。

2. 大多数吉尔伯特综合征患者没有任何症状。有些患

者表现为严重疲劳、难以集中注意力、情绪低落、腹痛或恶心，症状通常是短暂的。如果胆红素水平升高，可能会暂时导致皮肤和巩膜黄疸，如果出现黄疸，通常没有瘙痒的症状，如果出现瘙痒，应至少暂时停用 COC 并寻找其他原因，看是否由某些其他药物引起。

3. 酶缺陷作为疾病的原发病因，既不能治疗，也不能用其他方式替代，饮酒、吸烟、睡眠时间不规律和长时间饥饿会引起疾病发作，因此尽量调整生活方式。目前尚不明确妊娠是否会引起发作。

4. 妊娠期肝内胆汁淤积症是肝内胆汁淤积为主要表现的肝脏损伤，只要肝功能没有恢复正常，胆汁淤积性黄疸就是 COC 的禁忌证。之后，建议单用孕激素，如 NET。也可以在适当的肝脏监测下给予 COC，如采用仅含 20μg 炔雌醇的避孕药。

如果患者希望应用左炔诺孕酮宫内节育系统，建议在应用 COC 几个月后再将其置入，以便先确定激素避孕的耐受程度。

5. 如果有妊娠期肝内胆汁淤积史，可以给予任何含有雌二醇的激素替代治疗。不应采用结合雌激素，因为该提取物中所含的雌激素在人体中不存在，在肝脏活性方面的表现可能与炔雌醇相似。即使应用雌二醇激素替代治疗，因不能完全排除孕激素成分的副作用，仍应监测肝功能。如果肝功能检查出现病理变化，应停止 HRT。肝功能正常后，建议将经皮雌二醇(凝胶、贴剂)与肝中性孕激素(最好是黄体酮或地屈孕酮)联合应用。如果应用这种药物再次发生胆汁淤积，则应明确其他原因。

6. 在确认 COC 引起胆汁淤积的情况下，继续采用 COC 是禁忌的，或者只有在出血问题、PCOS 治疗等才可以应用。胆汁淤积通常是由炔雌醇引发的，可考虑单用孕激素避孕，但目前缺乏关于个体孕激素之间可能存在差异程度的证据。

含有生理雌二醇非炔雌醇的 COC,因雌二醇与炔雌醇不同,它不会引发胆汁淤积,但临床缺少这些特殊避孕药的试验。不能排除两种制剂中的新型孕激素(醋酸诺美孕酮和地诺孕素)引发胆汁淤积的可能。

7. 如果诊断出肝硬化,则必须进行有针对性的进一步诊断以确定该疾病的严重程度(不仅是肝硬化程度,还有功能诊断)。轻度(代偿性)肝硬化不是激素避孕药或 HRT 的禁忌证,但任何严重的肝硬化都是。

在原发性胆汁淤积性胆管炎中,经皮雌二醇(凝胶、贴剂)可与黄体酮或地屈孕酮联合应用,因为尽管疾病严重,但预期寿命通常仍超过 10 年。通过采用熊脱氧胆酸作为标准疗法或奥贝胆酸等新制剂的治疗,在许多情况下可以避免肝移植。另一方面,在雌二醇缺乏的情况下,会出现相当多的更年期症状,应引起注意。此外,临床发现复发性泌尿生殖系统感染或骨质疏松症的风险在这种疾病中显著增加,虽 HRT 可起到预防作用,但对绝经后女性应频繁地监测这种严重疾病。如果需要避孕,只能采用非激素方法避孕。

(Alfred O.Mueck 教授提供病例

蒋玲玲　翻译

阮祥燕　审校)

病例 80　胆石症、胆囊炎患者可采用激素治疗吗

一、问题

39 岁女性,BMI 36kg/m^2,患胆结石多年。一直服用 COC(含有 30μg 炔雌醇),没有出现任何严重的胆结石症状。GGT

增加,其余肝脏指标正常,慢性胆囊炎,建议患者停止服用COC。在这种情况下是否可改用 HRT 或放置左炔诺孕酮宫内节育系统?

二、答复

1. 尽管含有高于排卵抑制剂量的孕激素制剂可能具有避孕作用,但也不应将 HRT 用于避孕。

2. 在欧洲,天然雌二醇与地诺孕素或诺美孕素联合的复方避孕药适用于 HRT,即治疗更年期症状和预防骨质疏松症,它是围绝经期治疗的理想方案,适用于已经存在更年期症状,但仍需要避孕的女性。

3. 置入左炔诺孕酮宫内节育系统确实是一个很好的解决方案,这在欧洲对于仍需要避孕的围绝经期妇女非常普遍,但属于超说明书应用,应在患者病历记录中注明:左炔诺孕酮宫内节育系统可用作 HRT 的孕激素成分,并且与口服或经皮雌激素自由组合。左炔诺孕酮宫内节育系统对子宫内膜的分泌转化和萎缩有效,子宫内膜在雌激素的作用下增殖,可能会有数周到数月的点滴出血发生,应在放置左炔诺孕酮宫内节育系统前告知女性。

通过周期性雌二醇的组合,即每周期中断 1 周,可以减少或避免左炔诺孕酮宫内节育系统产生的点滴出血。在休息期间,大约 3 个周期后可能会发生雌激素 / 孕激素撤退性出血,从而使子宫内膜保持在较薄的水平。然而,在围绝经期,有时雌二醇水平可能会很高(尤其是在存在卵泡囊肿的情况下,即使应用左炔诺孕酮宫内节育系统)。在这种情况下,除了联合雌二醇外,还可以进行"药物刮宫",即给予孕激素超过 14 天(例如地屈孕酮 10mg),转化增殖子宫内膜,然后停用孕激素撤退性出血。

4. 关于胆囊炎,只要肝功能在正常范围内,COC 就不需要停药(GGT 的轻微升高没有临床意义)。尽管雌激素会增加结石发病率,可以在不停用 COC 的情况下对胆结石进行药物治疗。然而,这种促进胆结石形成的作用通常只在 COC 开始时才相关。长期应用 COC 导致胆结石进一步增大的可能性很小。肥胖通常与异常脂蛋白血症和糖代谢紊乱有关,更可能对胆石症产生负面影响。

5. 如果雌激素以较高剂量进入肝脏(如口服给药的情况),它们会改变肝脏中胆汁酸的比例,会导致胆汁的成石性增加,并最终导致胆结石。然而,雌二醇的这种效果似乎比炔雌醇更强,因为应用 HRT 的患者比应用 COC 的患者更容易出现胆结石,因此,如果改用 HRT,应考虑到这种雌激素的副作用。

对于 HRT,可以通过雌二醇凝胶或雌二醇贴剂代替口服雌二醇治疗,然后与孕激素自由组合来避免这种不利的肝脏雌激素效应。雌二醇的经皮应用可降低静脉血栓形成甚至卒中的风险,在欧洲采用率越来越高。大约 20% 的绝经后妇女受到与慢性胆囊炎相关的胆石症的影响,并且通常没有对此进行治疗,因此降低胆结石疾病风险是经皮雌二醇的一个重要优势。

6. 雌二醇经皮应用避免了肝脏首过效应;小剂量的雌二醇(每剂约 50μg)从凝胶或贴剂中直接通过皮肤毛细血管释放到静脉循环中,其中大约 10% 进入肝脏,即大约 5μg 雌二醇进入肝脏。相比之下,口服雌二醇 1mg,直接进入肝脏的剂量要高 200 倍(通过胃、空肠、门静脉)。这解释了为什么与应用口服雌二醇相比,经皮的雌激素所有肝脏作用小得多或几乎不发生。

（Alfred O.Mueck 教授提供病例

蒋玲玲　翻译

阮祥燕　审校）

病例 81　重度吸烟、间歇性重度不规则出血者可否应用避孕药

一、问题

24 岁年轻女性，重度吸烟者（＞10 支 /d），月经稀发，偶尔有不规则连续出血，有避孕需求，拒绝应用宫内节育器，是否可以应用避孕药来止血？患者工作压力大，多次尝试无法戒烟。患者了解吸烟的危害，但不了解与激素避孕的关系。该患者可否应用 COC 治疗不规则出血？

二、答复

1. 采用屈螺酮炔雌醇片等 COC 可以止住不规则出血，可以治疗难治的出血问题。大量吸烟会增加内源性（卵巢）雌二醇的肝脏代谢，从而破坏子宫内膜的稳定性，是出血的主要原因。吸烟不仅可以增加雌二醇的代谢，还可以增加炔雌醇的代谢。因为 COC 的主要成分是合成孕激素，因此这种效果在 HRT 中更重要。出血也可能有其他原因，建议进行门诊宫腔镜检查。

2. 采用 COC 时，吸烟是增加心脏病发作和卒中风险的最重要原因。因此，重度吸烟者（＞10 支 /d）不建议 COC 解决出血问题。

3. 吸烟对合成孕激素的代谢影响较小，即孕激素抑制排卵产生的避孕效果没有明显降低，建议左炔诺孕酮片剂量调整为 2 片 /d。

4. 该患者最好的选择是左炔诺孕酮宫内节育系统，有妊娠计划时择期取出左炔诺孕酮宫内节育系统。

5. 不推荐注射醋酸甲羟孕酮（MPA），因为它对动脉血管有强烈的收缩作用，进一步增加了心血管风险（心脏病发作、卒中）。MPA 还会增加骨质疏松症的风险，对吸烟者来说还增加了静脉血栓形成的风险。

6. 原则上，依托孕烯植入物或其他皮下孕激素植入物是安全的避孕方案。这些植入物不仅通过抑制排卵具有避孕作用，而且通过使子宫颈黏液变稠而具有持续且良好的避孕效果。但植入物并不能消除出血性疾病，甚至会增加点状出血和严重不规则出血的风险，应注意。

7. 患者可以尝试通过皮下植入与口服雌二醇联合来止血（雌二醇 2mg 口服 3 周，吸烟患者最好是选择贴剂、凝胶，每周期停用 1 周）。也可以选择序贯疗法 HRT 如雌二醇 / 雌二醇地屈孕酮（2mg/10mg）。大约 3~4 个周期后，有规律性出血而非不规则大出血。

8. 单用口服孕激素联合雌二醇或序贯 HRT，口服孕激素可以尝试应用合成孕激素片剂，如炔诺酮片 0.625mg/d。尽管吸烟对上述代谢的影响相对较小，但可能会降低药物活性。炔诺酮 0.625mg 的剂量略高于其抑制排卵剂量（0.5~0.6mg），并且炔诺酮的半衰期很短，因此应每天服用 2 片，并联合雌二醇或序贯 HRT。

除炔诺酮片，地诺孕素 2mg 片剂也可用于口服避孕，应给予 2 片 /d，特别是对于吸烟者，因为药片中的剂量为 2mg，这也仅略高于抑制排卵剂量（约 1.5mg）。炔诺酮片和地诺孕素片均未被批准用于避孕，这在医学上是超说明书应用，用于不应给予 COC，并且拒绝应用左炔诺孕酮宫内节育系统的患者。

9. 应努力鼓励年轻女性戒烟。

（Alfred O.Mueck 教授提供病例

蒋玲玲　翻译

阮祥燕　审校）

病例 82 28 岁服用口服避孕药期间妊娠女性是否需要终止妊娠

一、问题

28 岁女性因排卵功能障碍性异常子宫出血间断服用口服避孕药,近日发现月经超期未来,检测发现 β-hCG 阳性。患者咨询是否有致畸风险,是否需要终止妊娠?

二、答复

除黄体酮和地屈孕酮外,妊娠期禁用 COC 和合成孕激素治疗。如果怀疑妊娠,在妊娠前不应给予这 2 种激素,应该首先进行超声检查,尽管在临床实际中通常会立即给予更高剂量(400~800mg)的黄体酮(尤其是阴道给药)。众所周知,受精后的前几天对药物作用特别敏感,效果有时很难评估。这实际上也适用于 COC 中的合成孕激素。然而,不建议终止妊娠。

10 年前,根据 FDA 指南,由于担心畸形,在服用 COC 时发现怀孕是"医学流产指征",但这只是基于动物实验。男性化症状也可见,尤其是与有类雄激素作用的孕激素联合应用时,但仅限于动物研究。此后这种警告被删除。正如我们所知,含有左炔诺孕酮药物 1.5mg,可用于紧急避孕,比普通的激素避孕药高 10 倍以上,有时甚至每个周期给药几次。如果在服用孕激素、COC 或 HRT 时发现怀孕,没有理由建议终止妊娠。

(Alfred O.Mueck 教授提供病例

程姣姣 翻译

阮祥燕 审校)

病例 83 有肺栓塞病史及子宫内膜异位症手术史如何治疗高雄激素血症及避孕

一、问题

25 岁女性,BMI 36kg/m²,在 10 年前有肺栓塞病史。根据药物说明书,禁用 COC。患者有避孕需要,拒绝宫内节育器和植入物。患者有子宫内膜异位症,接受过手术治疗,有间歇性严重痛经,月经量大、性交困难和下腹部不适。月经稀发,雄激素正常,但痤疮及多毛症(脐、耻骨、下肢)严重,无卵巢多囊样改变,极低密度脂蛋白及甘油三酯高,糖耐量异常。对于既往有血栓病史、有避孕需求的 PCOS 患者如何治疗?

二、答复

1. 子宫内膜异位症 首先,应该通过腹腔镜检查明确子宫内膜异位症病灶是否复发,必要时进行手术治疗。

2. 血栓形成风险 如果有肺栓塞史,则禁用 COC。但是,患者肺栓塞的病因不明。应进行详细的凝血功能检查,以确定是否存在遗传因素造成凝血代谢异常,如凝血因子 V 莱登突变、凝血酶 -2 突变、抗凝血酶 -3 突变等。在中国女性静脉血栓形成的风险很低,罕见病例应咨询血液科专家。如果没有病理性凝血的迹象,可以采用含有抗雄激素的孕激素的 COC,如炔雌醇环丙孕酮片和屈螺酮炔雌醇片 Ⅱ,也是高雄激素血症的一种治疗方法。

原则上,PCOS 引起血栓形成的风险较低,因为高雄激素血症激活纤维蛋白溶解。该患者雄激素水平不高;但应完善 DHEA 和雄烯二酮的检查。研究显示 PCOS 患者静脉血栓风险增加,心血管风险主要在动脉。

3. COC 的选择　如果可以给予 COC,主要的选择有炔雌醇环丙孕酮片、屈螺酮炔雌醇片和屈螺酮炔雌醇片 Ⅱ。该患者没有发现凝血代谢的遗传变化,因此不推荐 COC。

关于 COC 的选择,应注意以下几点:

由于炔雌醇环丙孕酮片中炔雌醇的剂量较高,更适用于高雄激素血症,因为 SHBG 增加,从而结合游离睾酮,进而使其失活。然而,当采用屈螺酮炔雌醇片 Ⅱ 时,与屈螺酮炔雌醇片或炔雌醇环丙孕酮片的"21+7"方案相比,"24+4"的方案在很大程度上抵消了这种差异,因为应用时间越长,肝效应越大。然而,屈螺酮炔雌醇片 Ⅱ 20μg 的炔雌醇剂量低于屈螺酮炔雌醇片 30μg 和炔雌醇环丙孕酮片 35μg,所以笔者认为与屈螺酮炔雌醇片 Ⅱ 相比,炔雌醇环丙孕酮片对 SHBG 的刺激更大。如果患者有雌激素相关的副作用,特别是乳房疼痛和水钠潴留,屈螺酮炔雌醇片 Ⅱ 中极低剂量的 20μg 炔雌醇可能有优势。

然而,屈螺酮炔雌醇片和炔雌醇环丙孕酮片都可以作为一个长周期超适应证给药,即几个月没有激素中断,SHBG 减少。与常规周期相比,在长周期中血栓形成的风险并没有增加,因为 COC 血栓形成风险主要在药物开始和停止时间窗。

PCOS 患者的动脉风险更高,即心脏病发作、卒中、糖尿病和代谢综合征的风险。与具有部分糖皮质激素作用的醋酸环丙孕酮(CPA)相比,屈螺酮的耐受性更好。这会降低葡萄糖耐量,增加甘油三酯。该患者不建议采用炔雌醇,不推荐 COC。

4. 单用孕激素避孕　该患者可单用孕激素治疗,因为单用孕激素不会增加 DVT 形成的风险,但除外 MPA 注射制剂(3 个月 1 次的肌内注射)。因为患者拒绝含孕激素的宫内节育器和孕激素植入物,该患者唯一避孕选择是炔诺酮片 0.625mg/ 片或地诺孕素片 2mg/ 片。这些药物的剂量只是勉强抑制排卵,用于避孕是超适应证的,由于剂量仅略高于抑制排卵剂量,应服用 2 片用于避孕。这 2 种孕激素在该剂量下仍有良好的耐受性,并且对子宫内膜异位症的治疗也是有效的,尤其是地诺孕素。单用孕激素治疗也适用于血栓形成风险增加的情况。

需要提到的是,MPA 注射制剂(3 个月 1 次的肌内注射)理论上也还是可以用来避孕的,在西方国家也经常用于避孕,但因它是唯一增加静脉血栓风险的孕激素制剂,对于该患者是非常不利的。此外,由于 MPA 剂量非常高,长效注射剂引起强烈的血管收缩,将大大增加患有肥胖症和代谢紊乱的患者发生心肌梗死,尤其是卒中的风险。

5. 多毛症 /PCOS 由于该患者的痤疮和多毛症应与 PCOS 和子宫内膜异位症同时治疗,因此只能推荐地诺孕素,因为它具有良好的抗雄激素作用,与 NET 的类雄激素作用相反。就痤疮而言,也可以推荐采用单用醋酸环丙孕酮(CPA)剂量 10mg,最大 50mg。由于上述部分糖皮质激素作用,对代谢不利,有抗炎作用。几乎所有的痤疮都有炎症发生或由炎症过程加重。这导致地诺孕素具有优异效果,尤其是对于痤疮,即除了痤疮治疗中所需的抗雄激素作用外,CPA 还提供了抗炎作用。然而,地诺孕素也可以被推荐用于这种疗法,因为它具有抗雄激素作用,而不是 NET 的类雄激素作用。

6. 单用孕激素的出血问题 单用孕激素时,经常出现不规则出血、点滴出血的问题,不仅是在采用左炔诺孕酮和植入依托孕素植入物时,而且在口服低剂量孕激素如地诺孕素片 2mg 或炔诺酮片 0.625mg 时也常出现,但这些出血问题很容易处理。

对此有 2 种不同的治疗原则:①在子宫内膜增加的情况下,每天服用 10mg 地屈孕酮、炔诺酮片 0.625mg 2 片或地诺孕素 2mg 1~2 片进行药物刮宫,用药大约 10~14 天,停药后出现撤退性出血;②在正常或萎缩的子宫内膜的情况下,经常采用左炔诺孕酮宫内节育系统,通过在出血后 7 天口服戊酸雌二醇片或经皮雌二醇(凝胶或贴剂)来保持子宫内膜稳定。其他选择包括应用四环素 50~100mg 短期治疗 10 天,这可能导致子宫内膜毛细血管微出血的金属蛋白酶复合,最后加入氨甲环酸作为抗纤维蛋白溶解药,必要时重复 2~3 个周期。应特别注意地诺孕素的出血问题,尤其是开始给药时,通常可以通过简单地中断地诺孕素 3~4 天而减少出血。但这会降低预期的避孕效果,因此不推荐。

采用炔诺酮片 0.625mg 和地诺孕素片 2mg 作为单用孕激素避孕是超适应证的,但在该患者有应用指征。

该病例显示了如何评估 COC 或单用孕激素的血栓形成风险,建议用于子宫内膜异位症的后续治疗,高雄激素血症的最佳治疗,以及如果单用孕激素治疗如何处理出血问题。单用孕激素是该患者的最佳解决方案(地诺孕素 4mg/d),并提出针对出血问题的治疗方案。

(Alfred O.Mueck 教授提供病例

程姣姣　翻译

阮祥燕　审校)

病例 84　年轻女性竞技运动员如何激素避孕

一、问题

17 岁女性,一名竞技运动员。患者将要参加高山滑雪。患者有月经稀发、严重痛经,应该采用哪种可靠的避孕方法?如何推迟月经周期保证患者不会在比赛当天月经来潮?服用避孕药是否会影响运动发挥?

二、答复

1. 极限运动可导致下丘脑 - 垂体 - 卵巢轴的紊乱,从青春期延迟到继发性闭经,特别是极寒运动。女竞技运动员的表现可能强烈依赖于月经周期,为建立规律月经周期可选择COC。COC 最重要的风险是静脉血栓形成,在竞技运动员中,只要没有制动如骨折,静脉血栓形成的风险就很低。

2. COC 可以稳定肌肉骨骼系统。研究表明:采用 COC 的青少年与未采用 COC 的相比,交叉韧带损伤的发生率更低。

3. COC 可能导致低雄激素状态,由于 SHBG 增加,游离睾酮减少,皮质醇的产生也相应减少,这可能确实会降低运动员的急性反应。这种不利的雌激素效应可以通过应用具有雄激素样作用的孕激素的药物,如 NET 或左炔诺孕酮,或仅含有低水平炔雌醇的药物如屈螺酮炔雌醇片Ⅱ来弥补。

4. 孕激素成分可能会对心理产生负面影响。但在无保护性交或不可靠避孕的情况下,对怀孕的恐惧也会显著降低急性反应。

5. 若有长期安全避孕需求,并且要尽量减少全身副作用,还可以考虑放置左炔诺孕酮宫内节育系统。与序贯 HRT相结合,以治疗月经稀发,并预防与雌二醇缺乏相关的风险。然而,不能完全排除左炔诺孕酮宫内节育系统的全身效应,如抑郁情绪或偏头痛。目前尚不清楚是激素作用还是纯粹的心理作用。

6. 女运动员的健康应该是第一位的。从妇科内分泌的角度来看,长期月经稀发应该用 HRT 或适当的 COC 治疗,该患者建议采用 COC。

7. COC 很容易推迟月经,可以长周期连续服用。COC的点滴出血和突破性出血大多发生在用药初期的 3~4 个月。主要发生在月经的前半周期,随着周期的延长,出血会减少。

采用这种方法可能推迟月经。或者,在 COC 给药后,可以在周期结束时给予更高剂量的口服孕激素。

对于没有特殊风险因素或禁忌证的患者,可以用复方口服避孕药,如左炔诺孕酮炔雌醇片或更安全的屈螺酮炔雌醇片 Ⅱ(低炔雌醇 20μg 和代谢基本中性的屈螺酮)。这提供了安全的避孕方法,骨骼保护,并有规律的月经。患者可以主观地评估运动发挥,如果影响发挥,则放置宫内节育系统。不建议单用孕激素,容易出现间歇性出血。单用孕激素缺乏对骨骼的保护作用。

(Alfred O.Mueck 教授提供病例

程姣姣　翻译

阮祥燕　审校)

病例 85　骨量减少伴卵巢癌家族史的甲状腺功能减退患者是否可用雷洛昔芬治疗

一、问题

患者因多发性子宫肌瘤伴持续出血,行子宫切除术,术后绝经 2 年,由于卵巢癌家族史(母亲),也切除了卵巢。母亲患有严重的骨质疏松症并伴有股骨颈骨折,患者目前由于结节性甲状腺肿伴甲状腺功能减退症,应用高剂量的甲状腺素(150μg/d)治疗,因此有继发骨质疏松症的风险,患者骨密度测定提示:严重的骨量减少。因此患者应用双膦酸盐预防骨质疏松。患者有绝经相关症状,可忍受,性交痛较明显。30 年前,妊娠期间有血栓病史。患者诊断为 *BRCA1* 突变,是否可以应用雷洛昔芬治疗?

二、答复

雷洛昔芬对预防股骨颈骨质疏松非常有效,但对预防椎体骨质疏松作用不大。它降低了患乳腺癌的风险。出于以下原因,笔者建议用雌激素替代雷洛昔芬进行单药治疗。

1. 雷洛昔芬对绝经相关症状没有改善作用,可能会加重这些症状,心血管风险可能会增加。

2. 子宫切除术后,可单用雌激素治疗,不会增加乳腺癌风险,甚至有可能预防乳腺癌(WHI 研究)。

3. 患者双侧卵巢切除术后,因为雌激素减少,骨质疏松症、冠心病的风险增加,应尽快应用雌激素。

4. 尽管有血栓形成史,但距今已有 30 年,仍可给予雌激素治疗。可以口服雌激素,但更建议经皮治疗(贴剂、凝胶),可以很大程度降低血栓形成的风险。因为患者子宫已切除,无须添加孕激素,即使采用黄体酮或地屈孕酮,HRT 疗法也不能排除乳腺癌风险。

5. 因口服雌激素的肝脏效应会增加甲状腺素结合球蛋白的产生,从而减少游离甲状腺素,这会加重甲状腺功能减退,不建议口服雌激素治疗。

6. 患者 *BRCA1* 突变,有患卵巢癌的风险。HRT 可能会增加这种风险,但与乳腺癌风险相比风险非常低。联合 HRT 的风险较高,而单用雌激素风险较低,应该定期进行妇科检查。

7. *BRCA1* 突变的患者患结肠癌的风险增加。任何 HRT 都可以降低这种风险,包括单用雌激素治疗。

8. 阴道萎缩可局部应用雌激素治疗。雌二醇制剂可被全身吸收,但患者子宫已切除,不会发生子宫内膜增生和连续出血问题。阴道雌激素治疗也补充了经皮雌激素在预防绝经泌尿生殖系统综合征方面的作用。

雌三醇几乎没有任何相关的全身作用,更适合于有子宫的患者。对于有子宫的患者,如果没有雌三醇,也可采用雌二醇或 CEE 阴道给药治疗,但有 DVT、子宫内膜增生、不规则出血和子宫内膜癌的风险,因此需要联合孕激素应用,每周期至少 14 天。有乳腺癌病史的患者禁用阴道雌二醇制剂,如阴道 CEE,尽管这些患者出现放化疗后阴道萎缩需要阴道雌激素治疗,这些患者可阴道给予低剂量雌三醇制剂。

（Alfred O.Mueck 教授提供病例

程姣姣　翻译

阮祥燕　审校）

病例 86　儿童青少年妇科内分泌会诊

儿童青春期妇科以及性发育障碍（disorders of sex development,DSD）门诊的妇科内分泌会诊,对原发性闭经进行病例讨论。

病例报告 1

17 岁女性,3 年前被诊断为儿童类风湿病疾病,原发性闭经。

1. **病史**　13 岁乳房发育,14 岁乳房生长 1 倍。

2. **全身检查**　乳房发育 B3,阴毛 P3（Tanner 分期）。

3. **生殖器检查 + 唇缘牵引**　非雌激素化生殖器。

4. **超声**　子宫小,未见子宫内膜回声和卵巢。

5. **激素水平**　FSH 94IU/L,LH 36IU/L,E_2 7pg/ml,睾酮 0.3ng/ml,AMH <0.01ng/ml。

6. **染色体核型**　46,XX。

7. **诊断**　高促性腺素性原发性闭经。

8. **治疗**　雌孕激素周期序贯治疗。

病例报告 2

16 岁女性,原发性闭经。

1. **病史** 14 岁乳房发育和阴毛初现,1 年来快速生长。

2. **全身检查** 乳房发育 B4,阴毛 P3~4(Tanner 分期)。

3. **生殖器检查 + 唇缘牵引** 雌激素化生殖器。

4. **超声** 子宫和卵巢小,可见子宫内膜回声。

5. **激素水平** 正常促性腺激素状态(FSH 4IU/L,LH 1.5IU/L),正常雄激素,正常催乳素,甲状腺功能正常。

6. **诊断** 体质发育迟缓。

观察青春期发育标志的时间轴:雌激素诱导子宫颈黏液,快速生长和雌激素影响,预期在 1 年内月经初潮。

病例报告 3

16 岁女性,原发性闭经,当地医生怀疑处女膜闭锁。

1. **病史** 11 岁乳房初长和阴毛初现,生长和体重正常,近 2~3 年周期性轻微下腹部疼痛(1 天)。

2. **全身检查** 乳房发育 B4,阴毛 P5(Tanner 分期)。

3. **生殖器检查 + 唇缘牵引** 无阴道。

4. **超声** 无可见的子宫,不明显的卵巢,正常卵泡。

5. **诊断** MRKH 综合征。

6. **治疗** 不需要激素治疗。处女膜闭锁,由于阴道积血增加,疼痛会周期性加重。

病例报告 4

15 岁高中生,原发性闭经。

1. **病史** 患者主诉乳房小,BMI 20kg/m^2,身高 163cm。

2. **全身检查** 乳房发育 B2,阴毛 P3(Tanner 分期)。

3. **生殖器检查和唇缘牵引** 非雌激素化生殖器。

4. **超声** 子宫和卵巢不能可靠地检测到。

5. **MRI（骨盆）** 子宫发育不全,卵巢检测不到,怀疑有条纹性腺。

6. **激素分析** FSH 150IU/L,LH 46IU/L,E_2 <5pg/ml,AMH <0.1ng/ml,睾酮 0.3ng/ml(无功能性腺,睾酮和 AMH 低或不能检测出)。

7. **染色体分析** 46,XY。

8. **诊断** 纯 46,XY 性腺发育不全。

9. **治疗**

(1)因为染色体核型中的 Y 部分,切除有 30% 恶变风险的性腺(在儿童时期和青春期)。

(2)在该病例中,对双侧无性细胞瘤进行了组织学检测,并随后行开腹子宫切除术和辅助化疗 2 个周期以上。

(3)开始用经皮雌二醇凝胶进行激素替代治疗。

分析

1. **原发性闭经** 原发性闭经是指直到 16 岁或者乳房开始发育后 2.5 年以上没有第 1 次自发性出血(初潮),造成的影响包括:

(1)无青春期发育,尤其是乳房发育。

(2)骨量减少 / 骨质疏松的出现。

(3)不孕。

(4)健康受损,更年期综合征,阴道干涩。

排除体质发育迟缓后,原发性闭经可能有以下病理生理原因:

(1)生殖道异常(解剖异常、米勒管畸形)。

(2)内分泌系统的原因(高雄激素血症,高催乳素血症,高促性腺激素或低促性腺激素或下丘脑性卵巢功能不全)。

通常,原发性闭经是由遗传学疾病(染色体异常,遗传缺陷)引起的。在高促性腺素性原发性闭经(高 FSH)的情况下,必须行染色体分析。

2. 高促性腺素性闭经

(1) 暂时或永久性：如化疗、放疗、慢性系统性疾病、自身免疫性疾病。

(2) 永久性：乌尔里希 - 特纳综合征和其他性腺发育异常（gonadal dysgenesia，GD）（46，XX-GD、46，XY-GD、45，X/46，XY-GD）。

性腺发育异常是一种先天发育不良，其结果是性腺功能、阴道和子宫的女性表型完全丧失。男性染色体核型也是如此，因为睾酮缺失，这是形成男性生殖器官和睾丸 AMH 所必需的，AMH 防止男性子宫发育。具有正常的体型，通常没有相关畸形（除了特纳综合征），没有乳房发育的原发性闭经是患者注意到的第 1 个症状，患者常因此去妇科门诊进行咨询。

高促性腺激素性卵巢功能不全很少涉及具有 FSH 受体缺陷（抵抗性卵巢综合征）的功能性卵巢。

3. 正常 / 低促性腺素性闭经 功能性下丘脑闭经（functional hypothalamic amorrhoea，FHA）占主要原因。它可以由任何形式的身体或精神压力引起，这些身体或精神压力以及进食障碍、竞技体育、严重的普遍疾病和药物后闭经，通过下丘脑影响月经周期。

促性腺激素 FSH 和 LH 通常在正常范围内。严重疾病如神经性厌食症或 Kallman 综合征（当 GnRH 受体突变时，缺乏 GnRH 脉冲式分泌）患者会出现低促性腺激素的情况（FSH <1IU/L，LH <0.5IU/L）。

饮食障碍和体重过轻使得性腺轴被抑制，从而导致闭经。芭蕾舞等体育中的饮食行为可以加强过度运动 / 体能运动对下丘脑 - 垂体功能不全的影响，导致女性运动三联症（饮食障碍、闭经、骨质疏松症）。

异常的甲状腺功能如严重和持续的甲状腺功能亢进或甲状腺功能减退症，可能会对卵巢功能有影响。应评估和调节基础 TSH 水平,特别是患者有生育意愿时。

在先天性解剖发育异常,如宫颈、阴道或处女膜周围区域闭锁和 MRKH(Mayer-Rokitansky-küster-hauser)综合征(子宫和阴道发育不全),性腺是女性,不会引起注意,这就是为什么在 MRKH 综合征中卵巢周期排卵存在,疼痛症状在闭锁(子宫积血)中进行性加重。

4. 基础激素分析　包括 FSH、LH、LH/FSH 比值、雌二醇、催乳素、睾酮(或雄烯二酮)、DHEAS、TSH、T_4。

进一步诊断高促性腺激素:

(1)AMH 作为卵巢储备功能的指标,或为 46,XY 性腺发育不全和雄激素不敏感综合征的差异诊断。

(2)在高促性腺素性原发性闭经中强制进行染色体核型检测。如有必要,在特殊实验室(如 SRY+)行进一步遗传检测。

5. 激素治疗原则

(1)如果闭经不能病因治疗或没有自发的周期调节,则表明需要激素疗法

1)通常用激素替代治疗。

2)如果避孕是必要的,则使用排卵抑制剂。

(2)激素治疗的适应证

1)青春期发育诱导,尤其是乳房发育。

2)骨矿化或骨保护。

3)总体幸福感。

(3)关于激素替代治疗的说明

1)如果有子宫,雌二醇必须与孕激素联合应用,直到正常的绝经年龄。

2)如果没有子宫,可以用单纯雌二醇治疗。

3)经皮治疗优于口服治疗,因为血栓形成风险低。

4)有效的每日剂量,口服是 1~2mg 戊酸雌二醇或 1~2mg 微粒化雌二醇,当经皮(贴剂或凝胶)应用时是 50μg。

5）如果出现不希望或不合理的周期性出血（如痛经、周期性偏头痛、身体残疾等），在高促性腺素性闭经中持续摄入雌二醇和孕激素是可能的。

6）对于性腺发育不全的女孩，在联合治疗前 1~2 年的 E_2 单纯治疗可诱导乳房发育。

6. 进一步治疗措施　生活方式改变，必要时通过心理治疗或行为治疗（饮食失调、过度运动）支持。

7. 原发性闭经为隐藏的药后闭经　在实践中，有时会在最终确诊前给予 1 个或多个周期的激素制剂。停止激素制剂后，月经可能会停止半年，在某些情况下会更长（药后闭经）。出于这个原因，原发性闭经只有在详细诊断后才能进行激素给药。药后闭经中下丘脑 - 垂体 - 卵巢轴的自发重建已被反复证明，但需要更长时间的无激素观察和等待。

（Petra Frank-Herrmann，Thomas Rabe 供稿

程姣姣　翻译

阮祥燕　审校）

参考文献

［1］EDEY K A, RUNDLE S, HICKEY M. Hormone replacement therapy for women previously treated for endometrial cancer. Cochrane Database Syst Rev, 2018, 5 (5): CD8830.

［2］VINOGRADOVA Y, COUPLAND C, HIPPISLEY-COX J. Use of hormone replacement therapy and risk of venous thromboembolism: nested case-control studies using the QResearch and CPRD databases. BMJ, 2019, 364: k4810.

［3］GAMBACCIANI M, CAGNACCI A, LELLO S. Hormone replacement therapy and prevention of chronic conditions. Climacteric, 2019, 22 (3): 303-306.

［4］MAC GREGOR. Menstrual and perimenopausal migraine: A narrative review. Maturitas, 2020, 142: 24-30.

[5] RUAN X, MUECK AO. The choice of progestogen for HRT in menopausal women: breast cancer risk is a major issue. Horm Mol Biol Clin Investig, 2018, 37 (1).

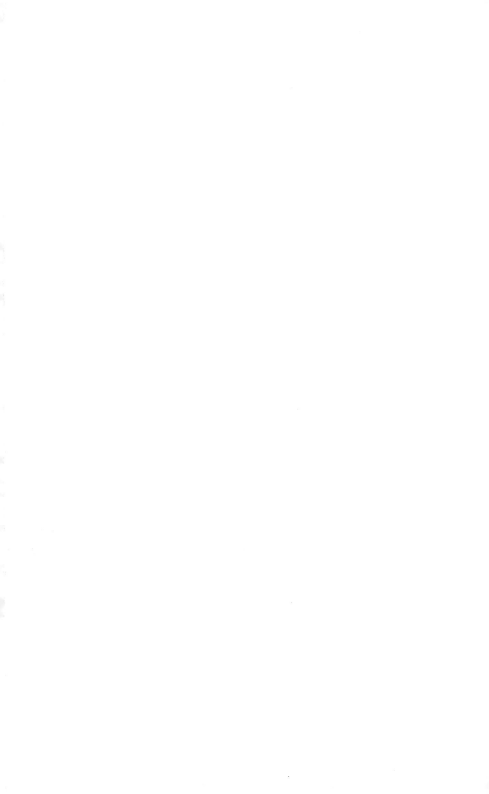